Doris Friedrich
Inkontinenz
Multiple Sklerose

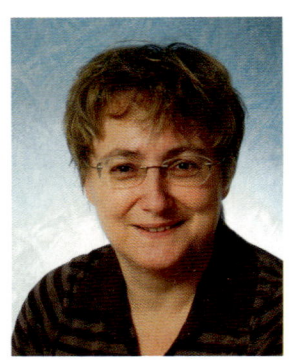

Die Autorin

Doris Friedrich (*1958) erkrankte im Alter von 27 Jahren an Multipler Sklerose. Sie arbeitete mehrere Jahre in einer MS-Schwerpunktpraxis und inzwischen in einer urologischen Netzwerk Organisation. Sie hat sich intensiv mit der Krankheit und den Therapiemöglichkeiten auseinandergesetzt. Nach ihrem ersten Buch »Multiple Sklerose – Das Leben meistern« ist dies nun ihr zweiter Patientenratgeber.

Doris Friedrich

Inkontinenz
Multiple Sklerose

Ein Ratgeber bei Blasen- und Darmstörungen

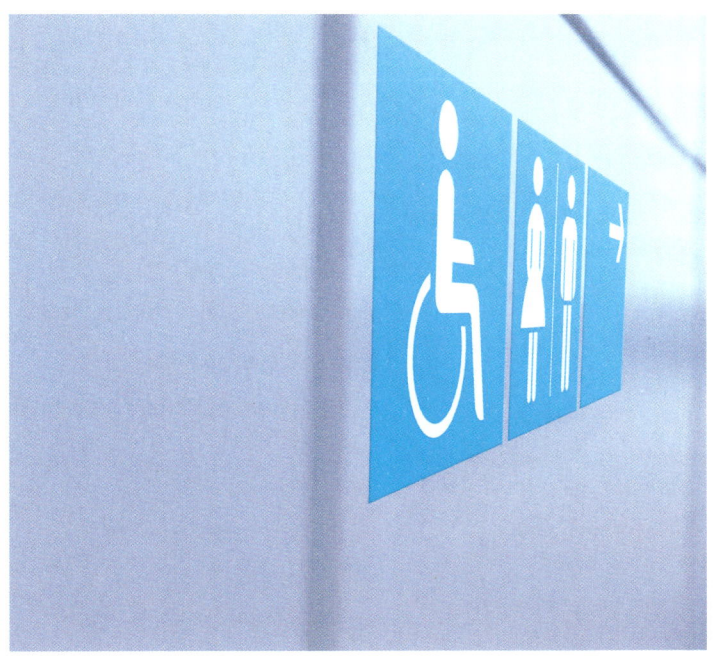

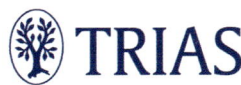

Inhalt

Liebe Leserin, lieber Leser,

Multiple Sklerose (MS) und Urologie – wie gehört das zusammen? Bei ca. 10 Prozent der MS-Patienten sind Blasenfunktionsstörungen das Erstsymptom dieser Erkrankung. Mehr als 80 Prozent aller Betroffenen leiden im Verlauf ihrer Krankheit unter neurogenen Blasenfunktionsstörungen und wissen, wie quälend und behindernd diese sein können. So kann es zu plötzlichem oder häufigem Harndrang kommen oder Betroffene müssen wiederholt die Toilette aufsuchen. Auch unwillkürlicher Harnabgang, Probleme beim Wasserlassen, obwohl die Blase voll ist, und Harnweginfektionen zählen zu den häufigen Beschwerden. Welche Symptome auftreten, hängt davon ab, welcher Teil des Nervensystems betroffen ist, was bei MS auch von Schub zu Schub unterschiedlich sein kann.

Oft empfinden MS-Betroffene nicht die motorische Behinderung durch eine Lähmung oder Spastik als besonders belastend, sondern die Blasenfunktionsstörung beeinträchtigt die sozialen und beruflichen Aktivitäten weitaus stärker. Unkontrollierbarer, häufiger Harndrang fesselt an die Wohnung und führt zu Partnerschaftskonflikten. Viele Menschen schämen sich und ziehen sich aus dem gesellschaftlichen Leben zurück. Eine wesentliche Einschränkung der Lebensqualität bis hin zu sozialer Isolation ist nicht selten die Folge.

Störungen der Blase treten aber nicht nur bei MS oder anderen neurologischen Erkrankungen auf, sondern sie sind vielseitig und können jeden von uns treffen. Allein in Deutschland leiden zwischen 5 bis 8 Millionen Menschen an Inkontinenz. Bezieht man die Dunkelziffer mit ein, sind in Deutschland schätzungswei-se 10 Millionen Menschen inkontinent. Diese Zahlen sind alarmierend. Daher möchte ich in diesem Buch auf ein Problem eingehen, das zwar weit verbreitet ist, aber leider nach wie vor als gesellschaftliches Tabuthema gilt: »Blasen- und Darmstörungen – Inkontinenz«. Es wird selten in der Öffentlichkeit darüber gesprochen und nur wenige Erkrankte reden mit ihrem Arzt darüber. Viele stehen der Situation hilflos gegenüber.

Die Therapieformen der Inkontinenz sind vielfältig und erstrecken sich bis hin zum operativen Bereich. Zum Beispiel zählen zu den effizienten und erfolgreichen Behandlungsmöglichkeiten das Beckenbodentraining, die -entspannung sowie richtiges Blasentraining. Auch Medikamente oder neue Therapieverfahren kommen zum Einsatz.

Basis für eine wirksame Therapie ist zunächst das ausführliche, offene Gespräch zwischen Arzt und Patient – gerade über Themen, die in der Regel tabuisiert werden. Da bei Blasen- und Darmstörungen eine sehr persönliche und intime Körperpartie betroffen ist, trauen sich viele nicht, zum Arzt zu gehen. Aber nur wenn die richtigen Fragen gestellt werden, besteht die Möglichkeit, die Beschwerden durch geeignete Therapiemaßnahmen langfristig zu verbessern oder sogar zu beseitigen. Viele Betroffene versuchen sich selbst durch eine Verringerung der Trinkmenge zu therapieren und riskieren damit weitere folgenreiche Komplikationen, insbesondere an Nieren und Harnblase. Daher ist es auch wichtig, frühzeitig und regelmäßig, und ggf. auch vorsorglich, zu Kontrolluntersuchungen (z.B. zur Restharnmessung) zum Urologen zu gehen. Nur so lassen sich mögliche schwer-

Vorwort

wiegende Folgeerkrankungen vermeiden bzw. frühzeitig behandeln.

Ich möchte an alle an Inkontinenz betroffenen Frauen und Männer appellieren, ihre Scham zu überwinden und sich ihrem Arzt anzuvertrauen. Denn ihre Probleme haben eine Ursache, die sich feststellen und behandeln lässt.

Auch wenn ich selbst nicht unmittelbar davon betroffen bin, war es mir doch wichtig, mich einmal mit dem Thema intensiver auseinanderzusetzen und mit Ursachen, Formen sowie Diagnostik, Therapiemöglichkeiten und Hilfsmittelversorgung zu beschäftigen. Dieser Patientenratgeber liefert Ihnen nicht nur wichtige Basisinformationen zum Krankheitsgeschehen, sondern einen Gesamtüberblick über das komplexe Thema; beginnend beim Aufbau unseres Harnwegsystems, bis hin zu allen Formen von Blasen- und Darmstörungen. Darüber hinaus enthält er viele praktische Ratschläge sowie Tipps und Tricks für den Alltag und Antworten auf die häufigsten Fragen.

Das Buch ist kein »Do-it-yourself-Ratgeber« und will auch keiner sein. »Ohne den Arzt und das Vertrauen in sein Wissen, seine Erfahrungen und Fähigkeiten geht es nicht!«

Der Patient soll sich jedoch auch selbst über seine Krankheit informieren. Und dazu möchte ich beitragen. Die Lektüre soll aber auch Angehörigen, Betreuern und Pflegepersonal gleichermaßen Hilfestellung bieten. Und vor allem möchte ich eines: Die Sprachlosigkeit aufheben – Inkontinenz sollte kein Tabuthema sein!

Meine Erfahrungen auf dem Gebiet der Multiplen Sklerose konnte ich zunächst in einer großen neurologisch-psychiatrischen Gemeinschaftspraxis, die auch DMSG-zertifizierte MS-Schwerpunktpraxis ist, sammeln. Aufgrund dieser Kenntnisse und meiner eigenen – inzwischen über zwanzigjährigen – Erkrankung an MS veröffentlichte ich bereits einen allgemeinen Patientenratgeber zu diesem Thema (Multiple Sklerose – Das Leben meistern, erschienen im TRIAS-Verlag). Zwischenzeitlich arbeite ich als Assistentin der Geschäftsführung in einer urologischen Gemeinschaftspraxis, die einer großen urologischen Netzwerk Organisation angehört. Mein neu gesammeltes Wissen habe ich in diesem Buch festgehalten, um es ebenfalls an Betroffene und Interessierte weiterzugeben.

Alles in der Welt kommt auf einen gescheiten Einfall und einen festen Entschluss an.
(Johann Wolfgang v. Goethe)

Danksagung

Mein besonderer Dank gilt Dr. med. Alwin Weber und Dr. med. Ingo Drehmer, die es mir durch den Einblick in ihre urologische Praxistätigkeit und deren Arbeit auf dem Gebiet des ärztlichen Networking überhaupt erst ermöglicht haben, dieses Buch zu schreiben.

Des Weiteren bedanke ich mich bei Dr. med. Joachim Weiß, Urologe mit Schwerpunkt Neurourologie und Konsiliararzt der Universitätsmedizin Mannheim (UMM) Urologie und deren Direktor, Prof. Dr. med. Maurice-Stephan Michel, die sich freundlicherweise bereit erklärten, mein Buch von medizinischer Seite fachlich zu redigieren und somit wesentlich zum Gelingen dieses Werkes beitrugen.

Ganz besonders danke ich aber auch Dr. med. Gerhard Bittenbring, Facharzt für Neurologie und Psychiatrie, den ich als Patientin kennen- und schätzen gelernt habe, sowie Dr. med. Erika Ober, Gynäkologin, für ihre Geleitworte zu meinem Buch.

Nicht vergessen und danken möchte ich aber auch Carmen Alt und Julia-Shirin Mackert vom TRIAS-Verlag, die mich vom Manuskript bis zum fertigen Buch hervorragend betreuten.

Was immer du tun kannst oder träumst, es zu können, fang damit an.
(Johann Wolfgang v. Goethe)

Erbach, im Oktober 2009
Doris Friedrich

Geleitwort

Multiple Sklerose – die Krankheit mit den 1000 Gesichtern. Als langjähriger Facharzt für Neurologie und Psychiatrie bin ich mit all diesen Facetten vertraut. Mit den vielen unterschiedlichen Symptomen und Verläufen. Und natürlich auch mit den unzähligen Schicksalen der einzelnen Patienten.

So habe ich auch Doris Friedrich vor ca. 25 Jahren kennen gelernt. Als sie mit Sehstörungen in meine Praxis kam und ich sie nach eingehender Untersuchung mit der Diagnose MS konfrontieren musste. Und sie aufgrund der schwerwiegenden Erkrankung zunächst das Vertrauen verlor und mit ihrem Schicksal haderte. In bewundernswerter Weise hat sie inzwischen ihr Leben gemeistert – aber auch

von Tief- und Rückschlägen blieb sie nicht verschont.

Schon bei ihrem ersten Buch »Multiple Sklerose – Das Leben meistern« bewunderte ich die Autorin, welch Fachwissen sie sich mit der Zeit angeeignet hatte. Aber ich staunte auch über ihren Mut, dies alles in einem Buch festzuhalten und zu veröffentlichen, um damit anderen Betroffenen zu helfen, ebenfalls ihr Leben mit MS positiv zu gestalten.

Es freut mich, dass Doris Friedrich sich jetzt an ein weiteres MS-spezifisches Problem gewagt und das Tabuthema »Blasen- und Darmstörungen – Inkontinenz« aufgegriffen hat. Mit Akribie hat sie sich als »Nicht-

Geleitwort

medizinerin« in die Materie eingearbeitet, recherchiert und eindrucksvoll diesen umfassenden und komplexen Themenbereich in verständliche Form aufbereitet und niedergeschrieben.

Ich hoffe – nein, ich bin davon überzeugt –, dass das Buch viele Leserinnen und Leser finden wird und vielen Betroffenen ein Leitfaden für mehr Lebensqualität bietet.

Doris Friedrich zolle ich meine Anerkennung und wünsche ihr weiterhin viele gute Ideen und Erfolge bei ihrer Autorentätigkeit und vor allem auch für die Zukunft eine stabile Gesundheit bei ihrer inzwischen neu gewonnenen positiven Lebenseinstellung.

Erbach, im September 2009

Dr. med. Gerhard Bittenbring
Facharzt für Neurologie und Psychiatrie

Geleitwort

Wozu ein Buch über Blasen- und Darmstörungen bei Multipler Sklerose? Sind diese Menschen nicht schon geplagt genug durch Spastiken, Lähmungen, Sprachstörungen und mehr, so dass ein wenig Urinverlust, oder auch Inkontinenz genannt, eines gesamten Buches bedarf? Die Antwort ist ein klares Ja. Denn es geht bei diesem Thema um weit mehr als nur um Unannehmlichkeiten im Alltag. Noch bis in die zweite Hälfte des vorigen Jahrhunderts sind Menschen mit chronischen Nervenkrankheiten sehr häufig an Nierenversagen gestorben, bis man herausgefunden hat, dass die Ursache in nervlichen Fehlfunktionen bei der Steuerung des unteren Harntraktes liegt. So kann ein leichtgradiger Urinverlust durchaus nur die Spitze des Eisberges sein, wenn er beispielsweise Ausdruck einer lähmungsbedingten Überlaufblase ist, die wiederum zum Rückstau des Urins in die Nieren führen kann.

An der urologischen Klinik der Universitätsmedizin Mannheim (UMM) besteht traditionell eine eigene Sektion Neurourologie, die sich ganz speziell mit den urologischen Komplikationen neurologischer Krankheitsbilder beschäftigt. Diese wurde von Prof. Dr. med. K.-P. Jünemann begründet, der seit vielen Jah-

ren auch in der Deutschen Kontinenzgesellschaft als Vorsitzender aktiv ist. Hier werden sämtliche modernen Untersuchungs- und Behandlungsmethoden angewendet, wenn der Patient sie benötigt und der betreuende Arzt, sei es der Hausarzt, Gynäkologe oder Urologe, es für erforderlich hält.

Doris Friedrich schafft es in bewundernswerter Weise, Betroffene, Angehörige und interessierte Laien in eine komplexe medizinische Materie einzuführen, sie schreibt in einer gut verständlichen Sprache und schafft so ein Bewusstsein für deren Wichtigkeit, ohne sich dabei in die medizinische Terminologie zu verlaufen. Es ergeben sich nahezu wie von alleine klare Anleitungen, wie man als Betroffener mit der Thematik umzugehen hat, wann und inwieweit entsprechende Ärzte/Spezialisten hinzugezogen werden müssen und was man eben auch selbst machen kann. Wie bei allen anderen Beeinträchtigungen des Krankheitsbildes MS ist auch hier von entscheidender Bedeutung das Bewusstsein für und die Mitarbeit des Patienten an der Krankheit.

Wir möchten an dieser Stelle allen Betroffenen Mut machen. MS ist nicht heilbar, aber durch entsprechendes Management können nicht nur Komplikationen vermieden, sondern es kann auch die Lebensqualität in erheblichem Maß gesteigert werden.

Mannheim, im Sommer 2009

Prof. Dr. med. M.-S. Michel
Direktor der urologischen
Universitätsklinik
Universitätsmedizin Mannheim

Dr. med. Joachim Weiß
Sektion Neurourologie
Universitätsmedizin Mannheim

Geleitwort

Patienten mit komplexen Krankheitsbildern erfordern qualifizierte und strukturierte Betreuung. Die Erkrankung im Fachgebiet der »Neurourologie«, wie die Encephalomyelitis disseminata (ED) – besser bekannt als Multiple Sklerose (MS) –, ist nur ein Beispiel von vielen und zeigt, dass sich die Beschwerdebilder der Betroffenen nicht an Fachgebietsgrenzen halten.

Als Begründer und ärztlicher Geschäftsführer der überregionalen Ärztepartnerschaft UNO – Urologische Netzwerk Organisation® der Urologen Dr. med. Weber & Kollegen in Michelstadt/Odenwald darf ich Doris Friedrich zu ihrem Werk beglückwünschen, das einmal mehr zeigt, wo die Bedürfnisse der medizinisch interessierten, selbstverantwortlichen Patienten angesiedelt sind – nämlich bei verständlicher Information und nachvollziehbaren Ratschlägen für den Alltag, eben der so genannten medizinischen Versorgungsrealität.

Die überregionale Berufsausübungsgemeinschaft von sieben urologischen Praxen mit zehn Kollegen und fünf Belegkrankenhäusern ist auch gerade aus diesen Gründen mit den angrenzenden Fachgebieten vernetzt. Informations- und Wissensfluss verbessern für alle Beteiligten im System (Arzt und Patient) das Erleben und Betreuen von Krankheitszuständen mit den unterschiedlichsten Einschränkungen.

Doris Friedrich ist in unserem Netzwerk als Beraterin fest eingebunden, da sie aufgrund ihrer Qualifikation und ihrer eigenen MS-Erkrankung ihr Know-how nicht nur aus medizinischer praxisbezogener Sicht einbringt, sondern auch aus Patientensicht.

Daher möchten wir künftig ihren neuen Ratgeber in unsere digitale (Internet)Kampagne integrieren, die wir – die UNO – zusammen mit der Universitätsmedizin Mannheim (UMM) Urologie als Patientenakademie titulieren und bereitstellen werden: »Mit Patienten für Patienten«.

Dieser umfassende und aktuelle Patientenratgeber schließt eine Lücke. Wir sind stolz, Doris Friedrich als Mitarbeiterin in unserem Team zu haben.

Michelstadt, im September 2009

Dr. med. Alwin Weber
Facharzt für Urologie

Geleitwort

Geleitwort

Multiple Sklerose und Blasen- und Darmstörungen – das klingt auf den ersten Blick nach einem Tabuthema. Dieses Buch hilft Betroffenen, aber auch Angehörigen, Freunden und Ärzten, sich über dieses Tabu hinwegsetzen zu können und sich dem Thema möglichst offen und vorurteilsfrei zu nähern, so wie es auch die Autorin Doris Friedrich tut. Als Gynäkologin und Mitbegründerin des Beckenbodenzentrums Südhessen, aber auch als Politikerin und besonders als langjährige Wegbegleiterin der Autorin möchte ich Doris Friedrichs beispielhaftes Engagement würdigen und den Betroffenen Mut machen, sich zu informieren, um ihr Schicksal besser annehmen zu können.

Doris Friedrich leidet selbst an MS und geht ihr Schicksal in bewundernswerter Art und Weise aktiv an. Darüber hinaus ermutigt sie andere Betroffene, ihre Krankheit anzunehmen und mit ihr zu leben. Als Ärztin und Politikerin weiß ich nur allzu gut um die Schwere dieser Krankheit und die Probleme, die MS auch im Alltagsleben mit sich bringt. Umso höher ist deshalb das Wirken Doris Friedrichs einzuschätzen. Aus Sicht einer selbst Betroffenen schildert sie die Erkrankung und liefert Anregungen für die Bewältigung des schwierigen Alltags, bietet damit also Hilfe zur Selbsthilfe an.

Hilfe zur Selbsthilfe ist auch in der Politik ein Leitbild für verantwortungsvolles Handeln. Hier treffen sich Medizin und Politik. Beide, Arzt und Politiker, sind dem Wohl des Patienten bzw. des Bürgers verpflichtet, haben sich dabei aber jeder Form der Bevormundung zu enthalten. In einem offenen Dialog sollen individuelle und praktikable Lösungen gefunden werden. Dabei kann dieses Buch mit viel Sachverstand und Erfahrung unterstützend wirken. Dennoch – das Letztentscheidungsrecht liegt stets beim Menschen. Das ist in der Politik nicht anders als in der Medizin.

Ich bin sicher, dass Doris Friedrichs Buch für diesen Dialog einen wichtigen Beitrag leisten kann. Vorurteilsfrei, bar jeden Tabus, klärt es auf, verschafft dem Leser einen Überblick über Ursachen, Wirkung und Therapiemöglichkeiten von Inkontinenz, Darmproblemen und vielen weiteren Themen, die im Alltag der Betroffenen eine große Rolle spielen. Das gewonnene Wissen versetzt die Erkrankten in die Lage, zusammen mit ihrem Arzt zur jeweils besten Lösung zu gelangen. Die Ratschläge von Doris Friedrich erleichtern das Alltagsleben der Betroffenen und geben so Lebensqualität zurück.

Ich wünsche allen Leserinnen und Lesern, dass sie auf den folgenden Seiten Information und Inspiration finden. Den an MS Erkrankten wünsche ich die Kraft und Zuversicht, ihr Schicksal zu meistern. Daher danke ich Doris Friedrich für ihre offenen Worte und ihr beispielhaftes Engagement.

Berlin/Michelstadt, im Sommer 2009

Dr. med. Erika Ober, MdB
Fachärztin für Gynäkologie

Multiple Sklerose – Blase und Darm

Was ist Multiple Sklerose?

Was verbirgt sich hinter der Diagnose Multiple Sklerose?

Multiple Sklerose (MS) ist eine chronische Erkrankung des Zentralen Nervensystems (ZNS). In Gehirn und Rückenmark entstehen zahlreiche (multiple) Entzündungsherde und letztlich Narben (Sklerosen), die die Leitfähigkeit der Nervenbahnen beeinträchtigen. Die Erkrankung beginnt häufig zwischen dem 25. und 35. Lebensjahr, wird jedoch gelegentlich auch bei Kindern unter 10 Jahren sowie jenseits des 50. Lebensjahres diagnostiziert. Sie betrifft Frauen häufiger als Männer. Die Lebenserwartung ist heute in der Regel nicht mehr eingeschränkt und durch eine früh einsetzende und konsequente immunmodulierende Therapie (Beta-Interferone, Glatirameracetat, Immunsuppression etc.) gut behandelbar.

Die Entzündung schädigt zunächst die fetthaltige Hülle, die die Nerven umgibt. Das kann bis zum Absterben einzelner Nervenfasern führen. Die Schädigungsstellen heißen »Entmarkungsherde« (Plaques) und können an verschiedenen Orten im Gehirn und Rückenmark auftreten. Aufgrund dieser Herde kann der Nerv seine Impulse nicht richtig weiterleiten und so Muskeln nicht mehr richtig steuern oder Sinnessignale übermitteln. Je nachdem, welcher Nerv geschädigt ist, fallen unterschiedliche Körperfunktionen aus. Daher können die Krankheitszeichen bei jedem Patienten unterschiedlich sein, und es heißt auch ziemlich treffend, Multiple Sklerose sei die Krankheit mit den 1000 Gesichtern.

Welche Symptome oder Störungen können bei Multipler Sklerose auftreten?

Das autonome Nervensystem regelt im Organismus komplizierte Körperfunktionen, die sich weitgehend einer willkürlichen Steuerung entziehen. Wichtige Organe, die durch das autonome oder vegetative Nervensystem gesteuert werden, sind Herz, Lunge, Verdauungstrakt, Blase und Sexualorgane, Leber und Nebennieren, aber auch die Weit- oder Engstellung der Gefäße oder der Pupillen, und körperliche Phänomene wie Schmerzen, Schlaf oder Müdigkeit. Eine zentrale Rolle in der Steuerung dieser Funktionen haben hierbei Schaltstellen des so genannten sympathischen und parasympathischen (zentralen und peripheren) Nervensystems, die die vegetativen Funktionen entweder verstärken oder bremsen.

Es gibt keine festen Regeln dafür, welche Symptome ein Patient im Verlauf eines Schubes bzw. seiner Erkrankung bekommt. Jedoch sind Störungen des autonomen Systems bei der MS außerordentlich häufig. Mögliche Folgen sind Sehstörungen, Empfindungsstörungen, Kribbeln, Taubheitsgefühle, Sprachstörungen, Gangunsicherheiten, Kraftminderung, Koordinationsstörungen, Zittern, Spastik, schnelle Ermüdbarkeit (Fatigue), Schwindel, Schmerzsyndrome (wie Trigeminusneuralgie), Lähmungen, Störungen der Blasenfunktion, der Stuhlentleerung, der Sexualität, der Temperaturempfindung oder der Merk- und Konzentrationsfähigkeit (kognitive Einschränkungen).

Multiple Sklerose – Blase und Darm

Wie ist der Krankheitsverlauf bei Multipler Sklerose?

Bei über 80 Prozent der Patienten beginnt die MS schubweise (schubförmiger Verlauf) mit mehr oder weniger ausgeprägten neurologischen Störungen. Die Schübe entwickeln sich innerhalb von wenigen Tagen oder ein bis zwei Wochen. Nach einigen Tagen bis Wochen bilden sich die Symptome wieder zurück – entweder vollständig oder teilweise. Im letzteren Fall hinterlässt der Schub einen dauerhaften Schaden. Der Abstand zwischen zwei Schüben ist sehr unterschiedlich und nicht vorhersagbar. Schübe treten aber zu Beginn der Erkrankung vermehrt auf.

Bei ca. 40 Prozent der Patienten mit schubweisem Verlauf kommt es nach rund zehn Jahren zu einer schleichenden Zunahme der Krankheitssymptome (sekundär progredienter Verlauf).

Nur knapp 20 Prozent der Patienten hat keine Schübe (primär progredienter Verlauf). Bei ihnen verläuft die Erkrankung von Anfang an langsam fortschreitend.

Was ist ein Schub?

Von einem Schub sprechen Neurologen, wenn sie bei einem Patienten neurologische Ausfälle feststellen, die mindestens 24 Stunden anhalten, mit mindestens 30 Tagen zeitlichem Abstand zu vorausgegangenen Schüben auftreten, und nicht durch Änderungen der Körpertemperatur oder im Rahmen von Infektionen erklärbar sind.

Wie stellt der Arzt die Diagnose Multiple Sklerose?

Am Anfang der Diagnostik stehen das Gespräch mit dem Patienten und eine genaue körperliche Untersuchung.

Der Arzt fragt, ob in der Vergangenheit Symptome aufgetreten sind, die für MS sprechen könnten. Die Art der Symptome, ihr Beginn und Verlauf tragen dazu bei, die Diagnose zu stellen. Um andere Ursachen für die neurologischen Ausfälle auszuschließen, fragt der Arzt auch nach Vorerkrankungen, z.B. einer Gehirnhautentzündung oder einer Maserninfektion.

Bei der neurologischen Untersuchung prüft der Arzt verschiedene Funktionen, die das Gehirn oder das Rückenmark steuern. Dazu gehören u.a. Seh- und Tastfunktionen, Bewegung, Koordination, Blasenfunktion, Reflexe und Gedächtnisfähigkeit.

Welche technischen Verfahren gibt es, um die Diagnose Multiple Sklerose zu stellen?

Zu den wichtigsten technischen Verfahren zählen, neben weiteren Untersuchungen, vor allem die Kernspintomografie und die Nervenwasseruntersuchung.

Kernspintomografie (Magnetresonanztomografie, MRT)

Die MRT liefert mittels Magnetfeldern detaillierte Bilder von Gehirn und Rückenmark. Darauf kann der Arzt die Stellen erkennen, welche die Krankheit geschädigt hat. Die kontrastmittelverstärkende Substanz Gadolinium macht die Krankheitsherde noch besser sichtbar. So kann der Arzt die Größe, die Anzahl und die Verteilung der MS-Plaques beurteilen. Häufig genügt es, eine MRT des Gehirns anzufertigen. Eine Untersuchung des Rückenmarks erfolgt in der Regel nur, wenn ein begründeter Verdacht besteht, dass die Krankheit auch hier Nerven geschädigt hat. Ein unmittelbarer Zusammenhang zwischen den im Kernspin sichtbaren MS-Herden und den Symptomen, die der Patient verspürt, ist jedoch nicht bewiesen.

Untersuchung des Nervenwassers (Liquor)

Gehirn und Rückenmark sind von einer Flüssigkeit umgeben, die Liquor genannt wird. Ein wenig davon entnimmt der Arzt zur Diagnostik aus dem Wirbelkanal. Diese wird auf Veränderungen untersucht, wie sie bei MS häufig sind. Zum Beispiel ist es wichtig festzustellen, welche Entzündungszellen in welcher Anzahl im Liquor auftreten. Außerdem wird die Konzentration verschiedener Entzündungseiweiße bestimmt. Auch wird festgestellt, ob evtl. ein Zusammenhang mit bestimmten Krankheitserregern besteht, wie beispielsweise Masern- und Röteln-Viren, die das Nervensystem angreifen.

Ist Multiple Sklerose heilbar?

MS ist die zweithäufigste neurologische Erkrankung, die leider bis heute nicht heilbar ist. Weltweit leiden rund eine Million Menschen daran. Schätzungen gehen davon aus, dass in Deutschland rund 120 000 Betroffene leben. Frauen sind doppelt so häufig betroffen wie Männer.

Die Unvorhersehbarkeit des Krankheitsverlaufs ist eine große Belastung. Niemand weiß genau, warum und wodurch MS ausgelöst wird; es gibt also keine Antwort auf diese Frage. MS ist jedoch nicht ansteckend, verläuft nicht tödlich und führt nicht zwangsläufig zu einem »Leben im Rollstuhl« – wie oft gedacht wird.

Zur ursächlichen Behandlung der MS steht gegenwärtig noch kein Wirkstoff zur Verfügung. Oberstes Ziel aller therapeutischen Maßnahmen stellen deshalb Bemühungen dar, die Selbstständigkeit der Patienten zu erhalten und eine angemessene Lebensqualität zu sichern.

Um das Rätsel MS zu lösen, wird weltweit und intensiv geforscht. Auch wenn Ärzte und Wissenschaftler bereits viel darüber wissen, was bei einer MS passiert, ist die letzte Ursache für die Erkrankung immer noch weitgehend unbekannt. Zudem verläuft die Krankheit von Patient zu Patient unterschiedlich. Eines aber ist sicher: Die Krankheit ist inzwischen in den meisten Fällen gut therapierbar.

Blasenfunktionsstörungen bei Multipler Sklerose

Was sind neurogene Blasenfunktionsstörungen?

Es ist nicht angenehm, ständig zur Toilette zu müssen. Und noch unangenehmer ist es, seinen Urin nicht halten zu können. Ungewollter Harnverlust oder Inkontinenz ist ein Problem, das viel komplexer ist als nur das der belächelten »Sextanerblase«.

Bei der neurogenen Blasenfunktionsstörung spricht man auch von der ungehemmten neuropathischen Blase. Die Ursachen sind Krankheitsbilder, bei denen die Impulsüberleitung vom Gehirn über das Rückenmark zur

Blase gestört ist, also neurologische Erkrankungen (Erkrankungen des Nervensystems wie MS). Der Verdauungstrakt wird über dieselben Nervenbahnen gesteuert. Somit kann auch die Stuhlausscheidung betroffen sein. Neurogene Blasenstörungen sind leider nur schwer zu behandeln. Die Verwendung eines Inkontinenzschutzes bzw. -hilfsmittels gewährleistet jedoch, dass das tägliche Leben nicht unnötig beeinträchtigt wird.

Kontrolliertes Wasserlassen setzt voraus, dass die Nervenbahnen im Rückenmark, die das Gehirn und das Entleerungsreflex-

Multiple Sklerose – Blase und Darm

Blasenfunktionsstörungen bei MS:
- sind sehr häufig!
- treten bei 10 Prozent im Rahmen des ersten Schubes auf.
- treten bei 50 bis 80 Prozent im weiteren Krankheitsverlauf auf.
- führen schnell und oft zu sozialer Isolation.
- können zu einer deutlichen Beeinträchtigung der Lebensqualität führen.
- gefährden medizinisch (bakterielle Infektionen, Blasenentzündungen, Nierenerkrankungen) durch hohen Restharn oder Reflux (Rückfluss)!
- sind jedoch nach Typisierung gut behandelbar!

zentrum verbinden, unversehrt sind. Das Entleerungssignal des Gehirns sorgt dafür, dass der Schließmuskel erschlafft, der Befehl »Warten« wiederum, dass der Schließmuskel geschlossen (angespannt) bleibt. Bei MS-Betroffenen können die hierfür erforderlichen Nervenbahnen gestört oder unterbrochen sein. Dadurch wird die Weiterleitung von Nervenimpulsen behindert und eine kontrollierte und koordinierte Blasenentleerung ist nicht mehr möglich.

Die Folge sind verschiedene Probleme und Symptome unterschiedlicher Ausprägung, die auch kombiniert vorliegen können. Die Betroffenen beklagen vor allem Anzeichen einer Reizblase wie häufigen und imperativen (überfallartigen, plötzlich auftretenden, zwingenden) Harndrang. Sie müssen dauernd auf die Toilette und haben eine vollständige Blasenentleerung. Oder sie leiden unter Inkontinenz (Unvermögen, den Urin zurückzuhalten) und Einnässen und spüren wenig von ihrer Blasenentleerungsstörung. Es kann auch zu einer verzögerten Blasenentleerung wie Starthemmung, Entleerung kleiner Urin-

mengen, Nachträufeln und Restharnbildung sowie nächtlichem Wasserlassen kommen.

Die Blase ist beim MS-Patienten neben den Augen das erste Organ, an dem sich die Erkrankung äußert. Neurogene Blasenfunktionsstörungen sind in zwei Prozent der Fälle alleiniges Erstsymptom und bei ca. 10 Prozent wesentlicher Teil der Erstsymptomatik. Nach einer Erkrankungsdauer von zehn Jahren haben mehr als zwei Drittel der MS-Betroffenen begleitend Blasenfunktionsstörungen. Diese zählen zu den am stärksten behindernden MS-Symptomen.

Aber nicht alle Blasenfunktionsstörungen sind ursächlich und/oder ausschließlich auf die MS zurückzuführen. Daher sollten auch andere Ursachen in Betracht gezogen werden, um Folgeerkrankungen zu vermeiden. Für die Diagnose sind oft neurologische und urologische Spezialuntersuchungen erforderlich. Auch gibt es bundesweit urologische Zentren mit dem Schwerpunkt »Neurourologie«.

Neurogene Blasenfunktionsstörungen haben vielfältige Ursachen, je nachdem wo die Störung im Nervensystem sitzt. Wenn man bedenkt, dass die Blasenfunktion auf drei Stufen im zentralen Nervensystem reguliert wird, die miteinander in Verbindung stehen (dem Frontallappen, dem Miktionszentrum in der Brücke des Hirnstamms und dem Miktionszentrum im Sakralmark), ist dies nicht verwunderlich. Blasenfunktionsstörungen bei MS gehen meist auf eine Rückenmarks-

> **HINWEIS**
>
> Wichtig ist, dass ein Harnweginfekt als häufigste Ursache einer Blasenfunktionsstörung ausgeschlossen ist!

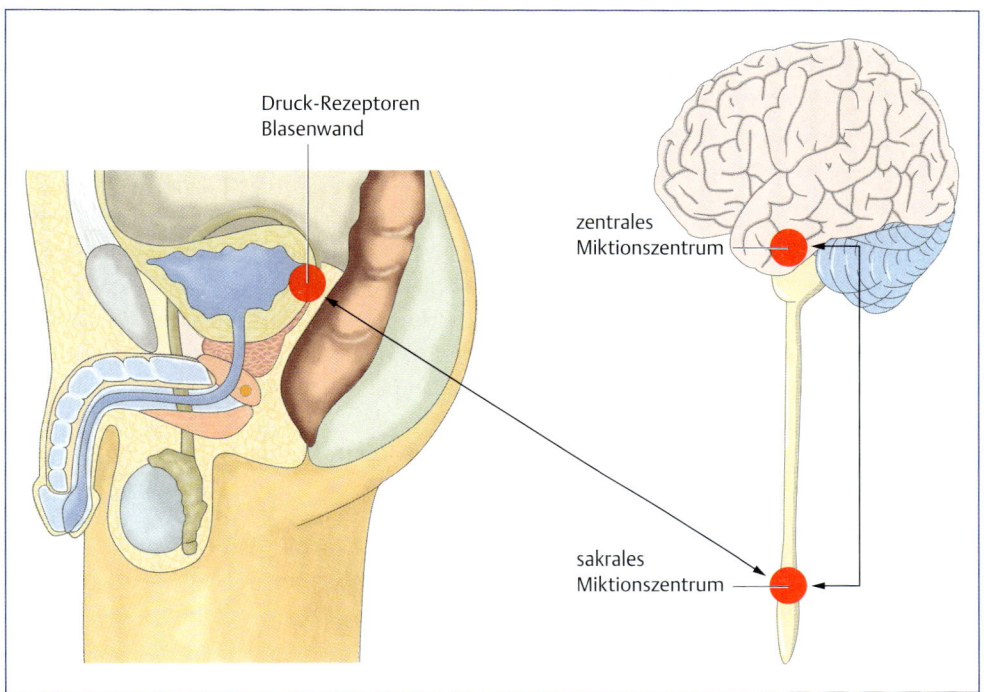

Druck-Rezeptoren
Blasenwand

zentrales
Miktionszentrum

sakrales
Miktionszentrum

Steuerung der Harnentleerung. Sie erfolgt über Druckrezeptoren in der Blasenwand, die über ein spinales und zentrales Miktionszentrum gesteuert werden.

beteiligung (spinale Läsionen) zurück. Sie sind daher oft auch mit Sexualfunktionsstörungen und Pyramidenbahnsymptomen wie Schwäche und Spastizität verbunden. Dabei besteht eine enge Beziehung zwischen dem Schweregrad der Blasenfunktionsstörung und dem Ausmaß der spastischen Paraparese (inkomplette Lähmung der Beine).

Ursache der neurogenen Blasenfunktionsstörungen ist nicht eine Schwäche des Schließmuskels (wie häufig im Alter), sondern eine Eigentätigkeit (Reflex) des Blasenmuskels, die zu nicht unterdrückbarem Urinverlust führt. Diese Fehlsteuerung wird auch »spastische Blasenlähmung« genannt. Der Blasenmuskel kann entweder zu aktiv oder zu schwach sein. Dasselbe gilt für den Blasenschließmuskel.

Zerebrale Läsionen und Rückenmarkläsionen oberhalb des sakralen Miktionszentrums finden sich bei MS, Apoplex, Morbus Parkinson oder Polyneuropathie. Sie führen zu mangelnder zentraler Unterdrückung des Miktionsreflexes. Die Folge sind eine spastische Blase mit imperativem Harndrang, Pollakisurie (erhöhte Miktionsfrequenz), Nykturie (vermehrtes Wasserlassen in der Nacht) und Dranginkontinenz. In diesen Fällen liegt oft auch eine inkomplette Blasenentleerung mit zunehmender Restharnbildung bis zu einem chronischen Harnverhalt vor, ggf. mit Überlaufinkontinenz.

Multiple Sklerose – Blase und Darm

Gibt es unterschiedliche Formen neurogener Blasenfunktionsstörungen?

Es gibt drei Formen neurogener Blasenfunktionsstörungen. Welche Art vorliegt, hängt davon ab, welche Nerven und damit welche Blasenmuskeln betroffen sind. So ist eine unkontrollierte Blasenentleerung ebenso möglich wie eine unkoordinierte. Auch eine schlaffe Blase, die sich kaum oder nicht mehr entleeren lässt, kann auftreten. Aufgrund der unterschiedlichen Läsionsarten in den kortikalen, subkortikalen und spinalen Miktionszentren sowie der Unterbrechung der verschiedenen Regelkreise kann es zu den nachfolgend näher dargestellten neurogenen Blasenfunktionsstörungen kommen.

Für den Patienten ergeben sich allerdings aus allen drei Störungen zwei Hauptprobleme: Zum einen der unwillkürliche Harnabgang und zum anderen ein erhöhtes Risiko von Harnweginfektionen. Beim Auftreten von rezidivierenden Harnweginfekten sollten andere Ursachen (z.B. Nierensteine, Blasensteine, unzureichende ruhiggestellte Blase) ausgeschlossen werden.

Was ist eine Detrusor-Hyperreflexie?

Bei dieser Blasenfunktionsstörung (auch Dranginkontinenz, neurogene Detrusor-Hyperaktivität oder spastische Blase) geht das Gefühl dafür verloren, wann die Blase voll ist. Ursache sind Leitungsstörungen des Gehirns oder eine Schädigung des Rückenmarks, die durch Erkrankungen oder Verletzungen hervorgerufen werden. Es kommt zum Verlust der Kontrolle über die Blasen- und Schließmuskelfunktion sowie den Harndrang. Die Folge: Eine plötzliche Blasenentleerung.

Die »hyperaktive« Blase ist die häufigste Blasenfunktionsstörung. Ein unwillkürlicher Urinverlust tritt auf, wenn der Druck, der in der Blase vorliegt, den Druck des Harnröhrenverschlusses übersteigt. Dabei kommt es oft schon bei geringem Füllvolumen (100 bis 200 ml) der Blase zu spontanen, unwillkürlichen Kontraktionen der Blasenwand. Die Symptome sind häufiges Wasserlassen tagsüber und nachts, schnell auftretender Harndrang, unwillkürlicher Urinverlust bei nicht sofortigem Gang zur Toilette.

Die Detrusor-Hyperreflexie kann bei MS phasenweise verstärkt mit deutlich erhöhter Miktionsfrequenz auftreten – mitunter

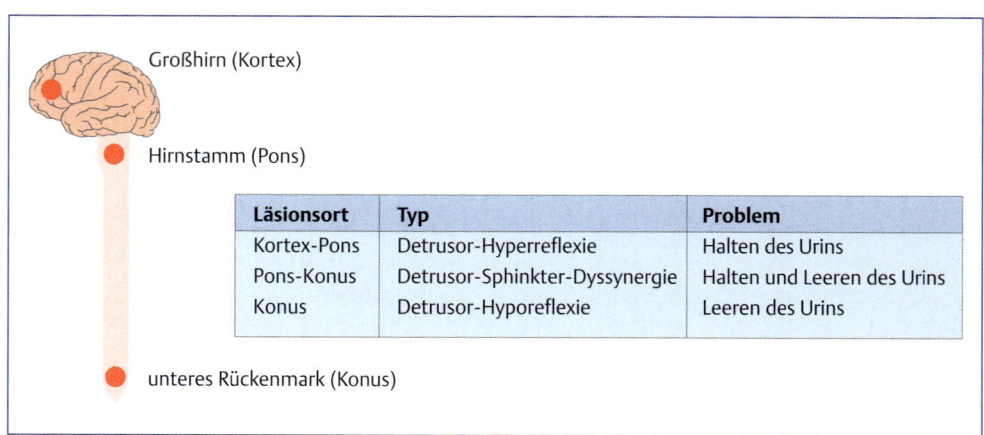

Läsionsort	Typ	Problem
Kortex-Pons	Detrusor-Hyperreflexie	Halten des Urins
Pons-Konus	Detrusor-Sphinkter-Dyssynergie	Halten und Leeren des Urins
Konus	Detrusor-Hyporeflexie	Leeren des Urins

Formen der neurogenen Blasenfunktionsstörungen.

Formen der neurogenen Blasenfunktionsstörungen

Funktionsstörung	Läsionsort	Symtome	Häufig-keit	Allgemeine Maßnahmen
Detrusor-Hyper-reflexie spastische Blase Blasenfüllungs-störungen neurogene Detrusor-Hyper-aktivität	zwischen Großhirn und Brücke	Verkrampfung (Spastik) der Blasenwand (Detrusor) eingeschränkte Speicherfunktion imperativer Harndrang Dranginkontinenz mit Abgang von Urin, wenn der Schließmuskel dem Druck nicht mehr standhalten kann überaktive ungehemmte Blase erhöhte Miktionsfrequenz häufiger und heftiger Harndrang, besonders nachts Inkontinenz normaler bzw. kein Restharn!!	zu Beginn der Er-krankung bis zu 80 %	Trinkgewohnheiten ändern »Blasendrill« Inkontinenzhilfen
Detrusor-Sphink-ter-Dyssynergie (DSD) komplexgestörte Blase Ein geordnetes Zusammenspiel von Detrusor und Sphinkter ist nicht möglich.	Rücken-mark, un-terhalb der Brücke	Störung des Zusammenspiels von Blasenmuskel (Detru-sor) und Schließmuskel (Sphinkter) meist nur geringer Harndrang verzögerter Beginn der Blasenentleerung und/oder plötzliches Ende des Harnstrahls, obwohl die Harnblase noch nicht entleert ist Harnverhalt Überlaufinkontinenz Beckenbodenspastik zum Teil erheblicher Restharn	im Verlauf der Er-krankung bis zu 50 %	Restharnminderung! suprapubisches Triggern ISK SFK Infektionsprophylaxe (Spülprophylaxe)
Detrusor-Hypo-reflexie inaktive oder schlaffe Blase hypo- oder atone Blase aufgrund einer verringer-ten Aktivität des Detrusors	tiefes Rü-ckenmark	Harnverhalt Kein Harndrang, nur seltene Blasenentleerungen »not-wendig«, daher häufig unbemerkt Spontaner, unwillkürlicher Urinabgang bei Erhöhung des Blasendrucks, z. B. beim Husten oder bei Druck auf die Blase (Überlaufblase) unvollständige Blasenentleerung Überlauf/Reflux große Restharnmenge bei schlaffer »atoner« Blasen-wand (Detrusor)	eher sel-ten mit 10 bis 20 %	Restharnminderung! Blasentraining ISK

17

stündlich, auch mehrmals nachts! –, sich aber spontan wieder weitgehend normalisieren – ähnlich anderen MS-Symptomen.

Die spastische Blase kann außerordentlich lästig sein. Viele Patienten haben Hemmungen, öffentliche Veranstaltungen (wie Theater oder Konzerte) zu besuchen, bei denen ein Gang auf die Toilette störend wirken würde. Darüber hinaus ergeben sich für weibliche Betroffene naturgemäß besondere Handicaps. Einem Mann fällt es im äußersten Notfall leichter, unterwegs unbemerkt ein »stilles Eckchen« zu finden.

Aus Angst vor Urinverlust löst der Betroffene immer häufiger Wasser, was die Speicherkapazität der Blase künstlich reduziert. Als praktische Hilfe empfiehlt sich eine gute Inkontinenzeinlage. Sie mildert Angst vor Urinabgang.

Wer unter einem dieser Probleme leidet, trinkt oft aus Angst vor unwillkürlichem Harndrang zu wenig. Dies sollte unbedingt vermieden werden – denn eine ausgeglichene Flüssigkeitszufuhr ist wichtig für den Körper. Nierensteine oder chronische Nierenschädigungen können sonst die Folge sein. In leichten Fällen reicht es manchmal aus, die Trinkgewohnheiten anzupassen: Alkoholische und koffeinhaltige Getränke (Kaffee, schwarzer Tee, Cola) sollten gemieden werden, da sie zu vermehrter Harnausscheidung führen und so den Harndrang noch verstärken.

Was können Sie tun? – Behandlung der Detrusor-Hyperreflexie

Die Detrusor-Hyperreflexie ist zwar lästig, medizinisch aber weitgehend unbedenklich! Denn die Blase entleert sich noch vollständig, es bleibt kein gefährdender Restharn zurück. Da die Dehnungsfühler der Blasenwand geschwindigkeitsabhängig reagieren, sind gro-

ße Trinkportionen auf einmal zu vermeiden und die Trinkgewohnheiten zu ändern. Die tägliche notwendige Trinkmenge von etwa 1,5 bis 2 l sollte kontinuierlich über den ganzen Tag auf kleine Portionen verteilt werden, um das Blasenfassungsvermögen bis zur ersten Wahrnehmung des Harndrangs zu erhöhen.

Durch den so genannten »Blasendrill« kann die Blase auch zu einer regelmäßigen planmäßigen Entleerung erzogen werden, z.B. beginnend pünktlich alle drei Stunden. Später sollten die Intervalle verlängert werden. Die Einleitung der Miktion kann hierbei versuchsweise durch mechanische Reize, z.B. Beklopfen der Blasenregion, erfolgen.

Da auch ein erhöhter Spannungszustand der Beckenbodenmuskulatur zu einer Dämpfung des Blasenaustreibungsmuskels führt, kann auch gezielte Beckenbodengymnastik die gestörte Blasenentleerung positiv beeinflussen.

Im Vordergrund einer erfolgreichen Behandlung der Detrusor-Hyperreflexie steht heute die medikamentöse Therapie. Hierbei werden vornehmlich Medikamente eingesetzt, die dämpfend auf das parasympathische Nervensystem einwirken (so genannte Parasympathikolytika) und beabsichtigen, die Eigentätigkeit des Blasenmuskels weitgehend zu hemmen. Zu den gebräuchlichsten Wirkstoffen zählen Oxybutynin, Trospiumchlorid oder Tolterodin. Naturgemäß haben Medikamente dieser Art aber auch Nebenwirkungen: Mundtrockenheit, Neigung zu Darmträgheit, Erschwerung der Naheinstellung des Auges beim Lesen, Pulsbeschleunigung. Durch das jetzt größer werdende Füllungsvolumen der Blase kann es jedoch zu unvollständiger Blasenentleerung kommen und es bildet sich ein neues Problem – Restharn! Erhöhte

Restharnmengen können aber medizinisch bedenklich sein. Daher muss unter einer Detrusor medikamentös dämpfenden Therapie in gewissen Abständen (anfangs wöchentlich, später monatlich) durch Ultraschalluntersuchungen der Restharn überprüft werden. Unter Umständen muss die Blase auch zeitweilig durch Selbstkatheterismus (ISK) entleert werden. Restharnmengen unter 100 ml gelten heute weitgehend noch als unbedenklich.

Das Führen eines Miktionsprotokolls (siehe Seite 45) erlaubt es, die Abnahme der Miktionsfrequenz genauer zu betrachten. Hierzu wird z.B. auf einem 24-Stunden-Kalenderblatt jeweils für jeden Miktionsvorgang ein Strich gemacht. Über einen längeren Zeitraum ist dann ersichtlich, ob die Anzahl der Striche und somit die Miktionsfrequenz tatsächlich unter der medikamentösen Dämpfung abnimmt.

Falls diese medikamentöse Therapie nicht den gewünschten Effekt haben sollte, werden zeitweilig Inkontinenzhilfen notwendig, vor allem außerhalb der Wohnung. So benutzen viele Frauen Vorlagen oder gar Windeln. Männer legen ein Kondomurinal mit Auffangbeutel an. Auch für Frauen wurden inzwischen Auffangsysteme in Form von Silikon-Urinalen entwickelt, die wie ein Tampon in die Scheide eingeführt und durch ein Spezialhöschen fixiert werden. Vielfach schützen diese Systeme jedoch nicht immer zuverlässig vor Inkontinenz. Auch können Vorlagen und Windeln zu Hautreizungen oder Entzündungen führen, Kondomurinale zu örtlichen Druckschädigungen am Penisschaft.

Eine Dauerableitung, z.B. ein transurethraler Dauerkatheter, sollte bei dieser Form der Blasenfunktionsstörung vermieden werden.

Empfehlungen:
- Trinkgewohnheiten ändern: 1,5 bis 2 l Flüssigkeit über den Tag verteilt trinken
- Blasentraining (»Timed Voiding«): Regelmäßiger Toilettengang alle drei Stunden
- Evtl. Einleiten des Miktionsvorganges durch leichtes Beklopfen der Blasenregion
- Inkontinenzhilfen: Vorlagen oder Kondomurinale
- Medikamentös: Parasympathikolytika Wirkmechanismus: Hemmung der Detrusor-Aktivität
- Therapiekontrolle: Restharnmessung, Miktionsprotokoll

Eine Fisteldrainage oberhalb der Schambeinfuge (suprapubischer Fistelkatheter, SFK) erfüllt oft nicht den gewünschten Zweck der Kontinenz. Da der Auslasswiderstand der Blase bei der reinen Detrusor-Hyperreflexie (bei der meist noch keine Beckenbodenspastik vorliegt), in der Regel nicht erhöht ist, bleiben viele Patienten, die mit einem SFK versorgt werden, nicht immer verlässlich »trocken«. Eine partielle Verlegung des sehr dünnen Zystofix-SFK's, eine »Verdrehung« des Katheters, eine momentan ungünstige Platzierung der inneren Katheteröffnung (z.B. in einer Schleimhautfalte der Blase) oder eine zusätzliche entzündliche Blasenreizung führen zu unerwünschtem Urinabgang über die Harnröhre.

Was ist eine Detrusor-Sphinkter-Dyssynergie?

Hinter dem griechisch-lateinischen Wort Detrusor-Sphinkter-Dyssynergie (DSD) verbirgt sich eine gestörte Koordination zwischen der Blasenaustreibungsmuskulatur und dem muskulären Harnröhrenverschlussmechanismus (Sphinkter).

Äußert sich die Detrusor-Hyperreflexie vor allem zu Beginn der MS-Erkrankung als häufigste Blasenfunktionsstörung, wird mit zunehmender Krankheitsdauer und Schwere der Behinderung die zweite Form der Blasenfunktionsstörung, die Detrusor-Sphinkter-Dyssynergie, zunehmend häufiger und im Krankheitsverlauf zur häufigsten Blasenfunktionsstörung bei MS. Sie entwickelt sich insbesondere als Folge von Entmarkungsherden im Rückenmark. Diese Rückenmarksherde führen sehr oft auch zu spastischen Lähmungen im Bereich der Beine und der Muskulatur des Beckenbodens. Eine zunehmende Füllung der Blase verstärkt diese Spastik. Spätestens jetzt sollte eine genaue urologische Abklärung erfolgen.

Zu Beginn der aktiven Austreibungsphase kommt es normalerweise zu einer unwillkürlichen Erschlaffung des Beckenbodens und damit sämtlicher muskulärer Verschlüsse der Harnröhre. Bei der DSD ist das Zusammenspiel zwischen Zusammenziehen der Blasenwand-Muskulatur und Öffnen des Harnröhren-Schließmuskels gestört. Die Blase wird nicht richtig entleert, da sich keine ausreichende Öffnung des Verschlussapparates zur Blasenentleerung findet. Dies führt dazu, dass die komplette Blasenentleerung auch bei normalem Detrusordruck nicht möglich ist. Die Patienten können nur noch ungenügend Wasserlassen oder der Wasserstrahl stoppt plötzlich, obwohl die Blase noch nicht vollständig entleert ist.

Die andauernde Überdehnung der Blase führt zum einen dazu, dass diese immer weniger auf den Füllungsdruck anspricht. Es kommt quasi zu einer Gewöhnung und die Störungen nehmen zu. Zum anderen stellt der Restharn ein großes Risiko für Harnweginfektionen dar. Was hat dies für Konsequenzen? Es kann sich ein regelrechter Harnverhalt entwickeln. Dies führt bei Patienten mit spastischer Beinlähmung und DSD zu den häufigsten MS-Komplikationen und ist medizinisch durch die Gefahr der Urosepsis (Blutvergiftung durch aufsteigenden Harnweginfekt) außerordentlich gefährdend. Hier entwickelt der MS-Betroffene ohne begleitenden Erkältungsinfekt der oberen Luftwege plötzlich Schüttelfrost und hohes Fieber. Dies wird oft als MS-Schub verkannt.

Weshalb sollte bei Harnverhalt sofort ein Arzt aufgesucht werden?

Falls es zu einem Harnverhalt kommt, d. h. die volle Blase sich überhaupt nicht mehr entleeren lässt, können schwerwiegende Komplikationen bis hin zum lebensgefährlichen Nierenversagen drohen, so dass umgehend ärztliche Hilfe erforderlich ist.
Durch eine einfache Untersuchung (Klopfschalluntersuchung des Unterbauches) kann schnell festgestellt werden, ob die Blase bis »unter den Nabel« prall gefüllt ist. Dann ist sofortiges ärztliches Handeln im Sinne einer fraktionierenden (portionsweisen) Entleerung der Blase durch Katheterismus notwendig. Nicht selten entleeren sich hierbei 1,5 – 2 l Urin aus der Blase. Gewöhnlich wird der Katheter durch die Harnröhre in die Blase eingeführt, bei Problemen durch einen Bauchschnitt direkt über dem Schambein.

Befindet sich die Blase durch extrem hohe Restharnmengen ständig in überdehntem Zustand, verliert sie einen Teil ihrer Elastizität und Kontraktionsfähigkeit und ist kaum noch in der Lage, sich vollständig zu entleeren. Dadurch besteht erst recht die Gefahr einer ständig erhöhten Restharnbildung.

Die Senkung des Restharns kann dadurch erreicht werden, dass in der Austreibungsphase des Urins die Blase durch den Handballen noch zusätzlich ausgedrückt wird. Bei stark übergewichtigen Patienten oder bei eingeschränkter Gebrauchsfähigkeit der Arme durch Lähmungen, Spastik oder Ataxie ist diese Methode nur begrenzt möglich. Andererseits können bei unsachgemäßem und zu hohem körperlichem Krafteinsatz Verletzungen an Blase und Harnröhre eintreten oder leicht Blaseninnendrucke erreicht werden, die den Urin nicht wie gewünscht heraustreiben, sondern regelrecht nierenwärts drücken. Es kommt zum gefährlichen Reflux, dem Zurückfließen des Urins aus der Harnblase durch die Harnleiter ins Nierenbecken.

Die eleganteste und sicherste Methode, einer Restharnbildung in der Blase zu begegnen – und gerade bei der DSD die Methode der ersten Wahl – ist der tägliche ISK. Hierzu gibt es von der Industrie spezielle Einmal-Sets. Selbstkatheterismus muss unter Anleitung eines Urologen oder einer urologischen Fachpflegekraft sorgfältig erlernt werden. Leider ist der ISK unter MS-Betroffenen aufgrund der oft eingeschränkten Gebrauchsfähigkeit der Arme und Hände weit weniger verbreitet als bei unfallbedingten Querschnittspatienten. In einigen Fällen kann aber der regelmäßige Katheterismus auch von angelernten Hilfspersonen zu Hause vorgenommen werden.

Gelingt das intermittierende Katheterisieren auf Dauer nicht, stellt sich die Indikation zur suprapubischen Fistelableitung (SFK). Dies gilt auch, wenn konstante Restharnmengen über 150 ml messbar sind und gleichzeitig mehrmals im Jahr fieberhafte Harnweginfektionen mit notwendiger antibiotischer Therapie auftreten.

Gerade Rollstuhlfahrer – denen der Gang zur Toilette zur Blasenentleerung erschwert wird – reduzieren aus Angst vor Inkontinenz oft drastisch ihre Trinkmenge, so dass die Gefahr chronischer Harnweginfekte besteht. Dies ist bei Frauen naturgemäß häufiger der Fall, da Männer noch lange – auch als Rollstuhlfahrer – in eine leicht zugängliche Urinflasche den Urin entleeren können.

Daher bringt eine SFK-Versorgung deutliche Vorteile und vor allem mehr persönliche Unabhängigkeit. Ein SFK kann ambulant in der Praxis eines Urologen angelegt werden. Der Eingriff dauert nur wenige Minuten. Hierbei wird ein Durchgang durch die Bauchwand zur Blase gelegt. Normales Wasserlösen durch die Harnröhre bleibt weiterhin möglich, so dass evtl. zusätzlich die Benutzung einer Einlage erforderlich ist. Der Katheter und besonders auch die Einstichstelle benötigen Pflege und Überwachung. Je nach Material des verwendeten Katheters muss dieser nach etwa sechs bis acht Wochen gewechselt werden.

Was können Sie tun? – Behandlung der Detrusor-Sphinkter-Dyssynergie

Der Versuch, die DSD medikamentös zu behandeln, verläuft meist unbefriedigend. Durch Einsatz spastiksenkender Medikamente wird zwar auch der Beckenbodentonus gesenkt, jedoch ohne die gestörte Funktion wesentlich zu normalisieren. Bei hoher Miktionsfrequenz können versuchsweise Medikamente mit den Wirkstoffen Trospiumchlorid oder Oxybutynin eingesetzt werden, sofern der Restharn dadurch nicht noch mehr ansteigt.

Multiple Sklerose – Blase und Darm

Was ist eine Detrusor-Hyporeflexie?

Die Detrusor-Hyporeflexie oder -Hypoaktivität kommt bei der MS als primäre Form eher selten vor; sie macht im Gesamtverlauf nur ca. 10 Prozent aller Blasenfunktionsstörungen aus. Ursache ist eine Schädigung tiefer gelegener Rückenmarkabschnitte im Sakralmark. Die Detrusor-Hyporeflexie ist als komplette Blasenlähmung vor allem anfänglich bei der traumatischen Querschnittslähmung die Regel. Hier wird meist nicht einmal mehr die Blasenfüllung wahrgenommen.

Bei der Detrusor-Hyporeflexie ist die Kontraktion der Muskulatur in den Wänden der Blase herabgesetzt, die Blase ist spannungslos, schlaff und »aton«. Sie zieht sich nicht ausreichend zusammen und kann sich nicht richtig entleeren. Es bleiben teilweise erhebliche Restharnmengen (800 bis 1000 ml) zurück und die Blase leert sich nur noch passiv nach dem Überlaufprinzip. Es kommt – beispielsweise beim Husten – auch zu einem spontanen, unkontrollierten Urinverlust. Durch die extrem hohen Restharnmengen besteht ständig eine erhöhte Refluxgefährdung und damit ein sehr hohes Infektionsrisiko.

Was können Sie tun? – Behandlung der Detrusor-Hyporeflexie

Diese Form der Blasenfunktionsstörung, die in der Regel auch mit einer Mastdarm-Inkontinenz einhergeht, gehört in die Hände erfahrener Urologen. Jede therapeutische Maßnahme wird in erster Linie die Restharnminderung im Auge haben. Die Regel ist hierbei der ISK.

In einigen wenigen Fällen werden auch implantierte elektrische »Blasenschrittmacher« (Neuromodulatoren) eingesetzt. Die medikamentöse Beeinflussung einer eingeschränkten Detrusortätigkeit, die direkt das parasympathische Nervensystem stimulieren (Parasympathikomimetika), hat sich zumindest in der oralen Verabreichung als weitgehend unwirksam und wenig verlässlich erwiesen.

> Störungen der Blasenfunktion sind bei MS außerordentlich häufig und beeinträchtigen die Lebensqualität erheblich. Sie treten oftmals auch kombiniert auf (Inkontinenz und Harnverhalt) Es stehen heute jedoch genaue Untersuchungsmethoden sowie auch sehr differenzierte Behandlungsmaßnahmen zur Verfügung. Im Vordergrund basieren dabei eindeutig konservative Techniken, einschließlich der medikamentösen Behandlung. Operative Methoden sind, vor allem auch aufgrund des variablen Krankheitsverlaufs, nur als letztes zur Verfügung stehendes Mittel zur Behandlung anzusehen. Voraussetzung für eine sachgerechte Therapie ist eine intensive Zusammenarbeit von MS-erfahrenen Neurologen und Urologen, um ein für die Betroffenen möglichst optimales Ergebnis zu erzielen.

Welches sind die häufigsten Blasenfunktionsstörungen bei Multipler Sklerose?

Die so genannte Reizblase (Detrusor-Hyperreflexie) mit häufigem, imperativem Harndrang und ggf. Dranginkontinenz ist zu Beginn der MS die häufigste Blasenfunktionsstörung. Es tritt vor allem plötzlicher, heftiger und teils sogar schmerzhafter Harndrang mit ungewolltem, unbemerktem Abgang kleiner Harnmengen (Inkontinenz) auf.

Mit fortgeschrittener MS wird ein fehlendes Zusammenspiel zwischen Blase und Blasenschließmuskel häufiger (Detrusor-Sphinkter-

Dyssynergie). Die Blase und der Schließmuskel spannen gleichzeitig an, der Urinstrahl wird abgeschwächt und das Wasserlösen unterbrochen. Die Blase wird so nicht vollständig entleert und es entsteht Restharn. Eine Restharnbildung macht die Betroffenen wiederum anfällig für Harnweginfektionen, die sogar die Nieren betreffen können.

Eine Harnweginfektion mit Fieber kann auch zu einem so genannten Pseudoschub führen. Das bedeutet eine vorübergehende Verschlechterung der MS. Die Blasenfunktionsstörungen können sich z.B. verschlimmern, was dann wiederum neue Harnweginfektionen nach sich ziehen kann.

Seltener sind MS-Herde im Sakralmark (Steißbeinregion). Sie verursachen eine Schwächung des Blasenwandmuskels (Detrusor-Hyporeflexie). Dieser kann sich nicht mehr genügend anspannen, um die Blase zu leeren und es kann zu hohen Restharnmengen kommen.

Harnwegprobleme, die bei MS auftreten können, lassen sich in drei Gruppen unterteilen:
a. Starker Harndrang mit oder ohne unwillkürlichem Harnabfluss
   Ein Zustand, bei dem eine überaktive Blase sehr häufig Harndrang signalisiert, wobei jedoch jedes Mal nur geringe Urinmengen abgehen. Durch unwillkürliche Kontraktionen kann es zu Inkontinenz kommen.
b. Probleme, die Blase vollständig zu leeren, evtl. tritt gleichzeitig starker Harndrang auf
   Die Ursache sind unkoordinierte Muskelfunktionen. Der Sphinktermuskel entspannt sich nicht, wenn sich der Blasenmuskel zusammenzieht. Dadurch ist der Harnabfluss schwach und unterbrochen. Inkontinenz, Harnweginfektionen oder Nierenerkrankungen können entstehen.

c. Entleerungsstörungen mit unkontrolliertem Harnverlust
   Eher selten sind Störungen im unteren Bereich des Rückenmarks. Hierbei sind Blasen- und Sphinktermuskeln geschwächt, was zur so genannten Überlaufinkontinenz führt.

Die häufigsten Blasenprobleme bei MS sind:

▎ Häufiges Wasserlassen (häufiger Harndrang):
  Entleerung der Blase alle 15 bis 20 Minuten, meist nur geringe Mengen Harn.
▎ Harndrang (imperativer Harndrang):
  Gefühl, die Blase sofort leeren zu müssen, verbunden mit der Unfähigkeit, den Harn zurück zu halten.
▎ Harnträufeln:
  Ungewolltes Entleeren kleiner Harnmengen, als Folge eines Harndrangs und der Unfähigkeit, den Harn zu halten. Manche Betroffene bemerken das erst im Nachhinein.
▎ Inkontinenz:
  Unfähigkeit, Harn in der Blase zu halten. Es kann sein, dass der Betroffene die Toilette nicht rechtzeitig erreichen kann oder dass er keinerlei Harndrang spürt.
▎ Restharnbildung:
  Dauerhaft erhöhtes Urinvolumen, das in der Blase verbleibt.
▎ Harnweginfekte:
  Häufig ausgelöst durch Restharnbildung.

Wie können MS-bedingte Blasenfunktionsstörungen behandelt werden?

Für alle Blasenfunktionsstörungen gibt es unterschiedliche therapeutische Optionen, auf die in einem späteren Kapitel noch detailliert eingegangen wird.

- Inkontinenz:
  Dauerkatheter, Slip mit Spezialeinlage, Urinal-Kondom für Männer, medikamentös
- Restharnbildung:
  Blasentraining, medikamentös, Selbstkatheterismus
- Imperativer Harndrang:
  Regelmäßiger Toilettengang, medikamentös
- Reizblase:
  Anticholinergene Medikamente, die jedoch zu erhöhter Restharnbildung führen können.

Die Behandlung der Blasenfunktionsstörungen bei MS beruht im Wesentlichen auf zwei Komponenten:

- Dem **intermittierenden Selbstkatheterismus** (ISK), um eine vollständige Blasenentleerung auf normalem Wege zu ermöglichen. So besteht die Möglichkeit, um Inkontinenz und Harnweginfektionen abzuwenden.
- **Anticholinergene Medikamente,** um die Blasenaktivität herabzusetzen. Da aber Medikamente die Blasenentleerung beeinträchtigen und deshalb das Restharnvolumen vergrößern können, ist es wichtig, das Restharnvolumen regelmäßig zu kontrollieren.

Darmstörungen bei Multipler Sklerose

Welche Arten der Stuhlentleerungsstörungen treten bei Multipler Sklerose auf?

Chronische Darmbeschwerden stellen zwar keine erhebliche Behinderung oder Lebensbedrohung dar, beeinträchtigen aber auch die Lebensqualität in einem nicht unerheblichen Ausmaß. Und was Nichtbehinderte schon erheblich stört, kann im Zusammenhang mit MS-bedingten motorischen Einschränkungen eine Qual sein.

Die MS-Schädigungen können auch zu Beschwerden im Magen-Darm-Trakt führen. So treten Darmstörungen bei Multiple Sklerose im Krankheitsverlauf bei bis zu 70 Prozent der Patienten auf, sind jedoch deutlich seltener als die Harninkontinenz. Es kommt vor allem zu einer Verlangsamung der Darmbewegungen (Peristaltik), die eine ausgeprägte Stuhlverstopfung (Obstipation) zur Folge haben können. Stuhlinkontinenz tritt eher selten auf. Manchmal kommen die Darmstörungen auch in Kombination vor, also sowohl Obstipation als auch Stuhlinkontinenz.

Tritt Obstipation bei Multipler Sklerose häufig auf?

Etwa die Hälfte aller MS-Betroffenen entwickelt eine Darmträgheit, möglicherweise als Folge einer krankheitsbedingten Schädigung im unteren Rückenmarkbereich. In diesen Fällen fehlt oft jedes Gefühl für Stuhldrang oder -entleerung.

Oft wird eine Obstipation aber auch schon durch die allgemeine Einschränkung der Mobilität bedingt oder begünstigt, besonders bei ständig sitzender Haltung, z. B. im Rollstuhl. Auch können sich unter den Medikamenten Substanzen befinden, die auf die Stuhlentleerung Einfluss nehmen. Dies ist naturgemäß bei allen Präparaten der Fall, die Wirkungen (bzw. Nebenwirkungen) auf das vegetative Nervensystem haben (z. B. blasentonisierende Medikamente, Psychopharmaka). Fragen Sie ggf. Ihren Arzt! Obstipation wird häufig auch durch eine unzureichende Flüssigkeitsaufnahme verstärkt. Achten Sie daher auf eine ausreichende Trinkmenge!

Zur Therapie der Stuhlverstopfung kommen peristaltikfördernde Maßnahmen wie ausreichende Bewegung (zumindest aber im Rahmen der physiotherapeutischen Behandlung). Auch helfen diätetische Maßnahmen mit ballaststoffreicher Kost (Leinsamen, Weizenkleie, unverdauliche Bestandteile pflanzlicher Nahrungsmittel, z. B. in Form von Mehrkornbrot, Backpflaumen, Rohkost). Allerdings sollte mit den Ballaststoffen auch nicht übertrieben werden, da eine kraftgeminderte Darmmuskulatur mit dem erhöhten Volumen möglicherweise überfordert ist. Dies kann insbesondere eintreten, wenn die Darmträgheit bereits vor Beginn der MS-Erkrankung bestand. Die reichliche Verwendung von Pflanzenölen bei der Nahrungszubereitung kann die Darmpassage beschleunigen. Auch mit der Einnahme von osmotisch wirkenden Laxanzien (wie Lactulose) und Medikamenten (wie Domperidon), Milchzucker, Paraffin- oder Rizinusöl, Bittersalz oder Quellmittel kann dieser Effekt erzielt werden. Ferner ist eine Darmmassage häufig hilfreich (in Höhe des Blinddarms beginnendes und fortlaufendes sanftes Drücken der Bauchwand im Uhrzeigersinn).

Vor starken Abführmitteln muss bei Langzeitanwendung gewarnt werden, da diese Medikamente außer zur Gewöhnung auch zu einer Schädigung der Darmwand führen können. Oft kann durch eine vernünftige Umstellung der Ernährung der gleiche Effekt erzielt werden. Meist fehlt die Einsicht, nicht unbedingt täglich einen ergiebigen Stuhlgang haben zu müssen! Bewährt hat sich auch die Einführung regelmäßiger Abführtage (z. B. dreimal in der Woche) mit entsprechender medikamentöser oder diätetischer Vorbereitung am Vorabend und Anwendung eines Miniklistiers am darauffolgenden Morgen.

Tritt Stuhlinkontinenz bei Multipler Sklerose häufig auf?

Bei den bei Multiple Sklerose eher seltenen Stuhlinkontinenzen sollte zunächst der Weg einer Umstellung der Ernährung versucht werden. Bei der autonomen Diarrhö (Durchfall) können eine antibiotische Darmsanierung, Kohle-Compretten und motilitätshemmende Substanzen (wie Atropin oder Loperamid) eingesetzt werden. Auch wird über Erfolge mit der Transanalen Irrigation (TAI) berichtet.

Bei anhaltenden Schwierigkeiten der Darmentleerung und vor allem, wenn sich Konsistenz oder Farbe (auf Blut- oder Schleimauflagerungen achten!) des Stuhls auffällig und länger andauernd verändert haben, sollten Sie einen Spezialist (z. B. ein Proktologe) aufsuchen.

Das Harnwegsystem

Wie funktioniert das Harnwegsystem?

Die Nieren haben die Aufgabe, das Blut von körpereigenen Abfallstoffen zu reinigen und als Urin abzusondern. Der Urin gelangt dann kontinuierlich über die zwei Harnleiter, die einen Durchmesser von ca. 4–7 mm haben und ca. 28 cm lang sind, in die Blase.

Die von den Nieren kommenden Harnleiter enden schräg in der Blasenwand des Hohlorgans Blase. Dies hat zur Folge, dass der Urin nicht in die Harnleiter zurückfließen kann. Nach außen wird der Urin durch die Harnröhre abgeleitet, die am Blasenausgang, dem Blasenhals, beginnt.

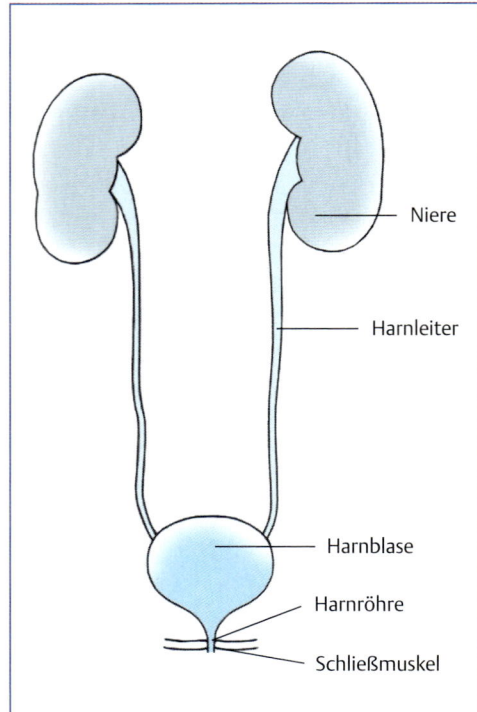

Niere

Harnleiter

Harnblase

Harnröhre

Schließmuskel

Die Harnwege.

Anatomie der Frau

Die Abbildung zeigt einen Querschnitt der weiblichen Anatomie und die Lage der Blase, der Gebärmutter und der Harnröhre. Die Harnblase liegt beweglich fixiert direkt vor der Gebärmutter, dem Scheidenausgang und hinter dem Schambein im kleinen Becken und wird durch das Bauchfell von der Bauchhöhle getrennt. In dieser Position wird die Harnblase durch Bänder und Bindegewebe gehalten und der Blasenausgang bzw. Blasenhals vorne an der Innenseite des Schambeins fixiert. Die Harnröhrenöffnung beträgt ungefähr 8 mm und befindet sich im Genitalbereich, genau vor der Vagina. Bei Frauen dient die Harnröhre ausschließlich zum Urinieren. Sie ist mit ca. 3 bis 5 cm deutlich kürzer als die des Mannes, was Blasenentzündungen begünstigt.

Anatomie des Mannes

Die Abbildung zeigt einen Querschnitt der männlichen Anatomie und die Lage der Blase, der Prostata und der Harnröhre. Die Harnblase des Mannes liegt tief unten im Becken direkt hinter dem Schambein bzw. vor dem Mast- und Enddarm. Unterhalb der Harnblase des Mannes befindet sich die etwa kastaniengroße Prostata. Sie umfasst die von der Harnblase kommende Harnröhre. Bei den Männern dient die Harnröhre nicht allein zum Urinieren, sondern durch sie fließt bei der Ejakulation auch die Samenflüssigkeit. Die männliche Harnröhre ist ungefähr 15 bis 24 cm lang, ihre Öffnung mit ca. 7 mm befindet sich an der Penisspitze.

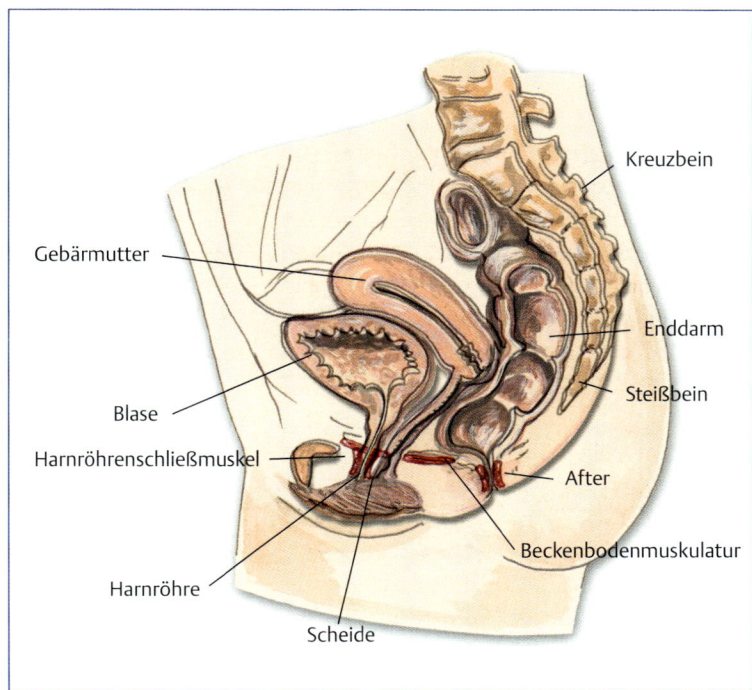

Gebärmutter

Blase

Harnröhrenschließmuskel

Harnröhre

Scheide

Kreuzbein

Enddarm

Steißbein

After

Beckenbodenmuskulatur

Anatomie der
Frau.

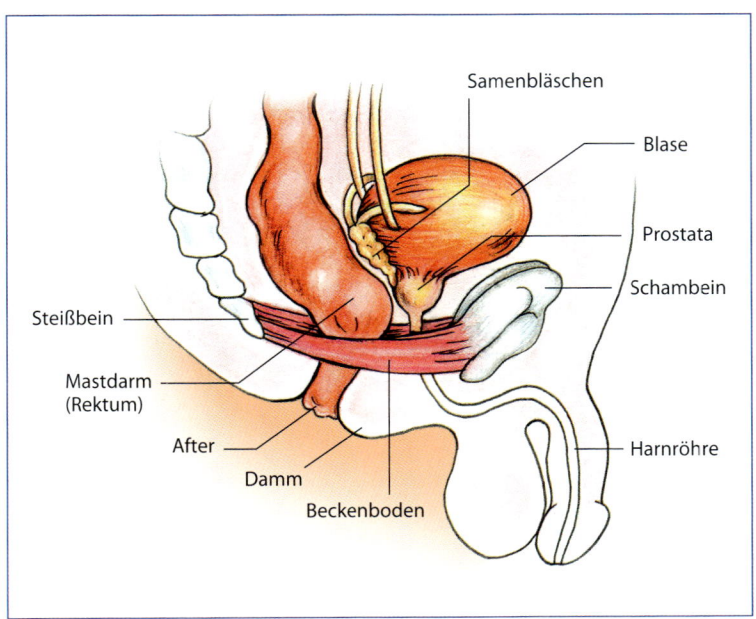

Samenbläschen

Blase

Prostata

Schambein

Steißbein

Mastdarm
(Rektum)

After

Damm

Beckenboden

Harnröhre

Anatomie des
Mannes.

27

Das Harnwegsystem

Wie funktioniert die Blase?

Die Harnblase hat zwei Funktionen: sie soll einerseits den Urin speichern, um ihn andererseits bei ausreichender Füllung zu entleeren. Normalerweise entwickeln wir in der frühen Kindheit die Fähigkeit, das Wasserlassen herauszuzögern, bis es passend ist.

Die Blase eines Erwachsenen kann zwischen 250 bis 500 ml Urin halten, obwohl die meisten Menschen gewöhnlich bei 150 bis 250 ml den Wunsch verspüren, ihre Blase zu leeren, spätestens jedoch bei einer ⅔-Füllung. Das maximale Fassungsvermögen beträgt 800 ml, in Extremfällen sogar bis zu 1000 ml.

Wenn sich die Blase füllt, müssen im Körper viele Vorgänge gleichzeitig ablaufen bzw. koordiniert werden. Die Blase muss sich ausdehnen, um die Flüssigkeit aufnehmen zu können. Gleichzeitig muss sich die Harnröhre mit ihrem Schließmuskel-Apparat zusammenziehen, damit der Urin nicht gleich wieder abfließt.

Wenn der Mensch all dies bewusst steuern müsste, wäre er einen Großteil des Tages nur mit seiner Blase beschäftigt. Deshalb macht sich die Blase nur bemerkbar, wenn sie so stark gefüllt ist, dass eine Entleerung notwendig wird. Der Mensch spürt dann einen schnell stärker werdenden Drang, eine Toilette aufzusuchen. Bis dahin kann er den Urin üblicherweise zurückhalten, indem er willentlich den Schließmuskel der Harnröhre anspannt.

Die Blase wird ansonsten im Alltag kaum wahrgenommen. Das liegt daran, dass sie

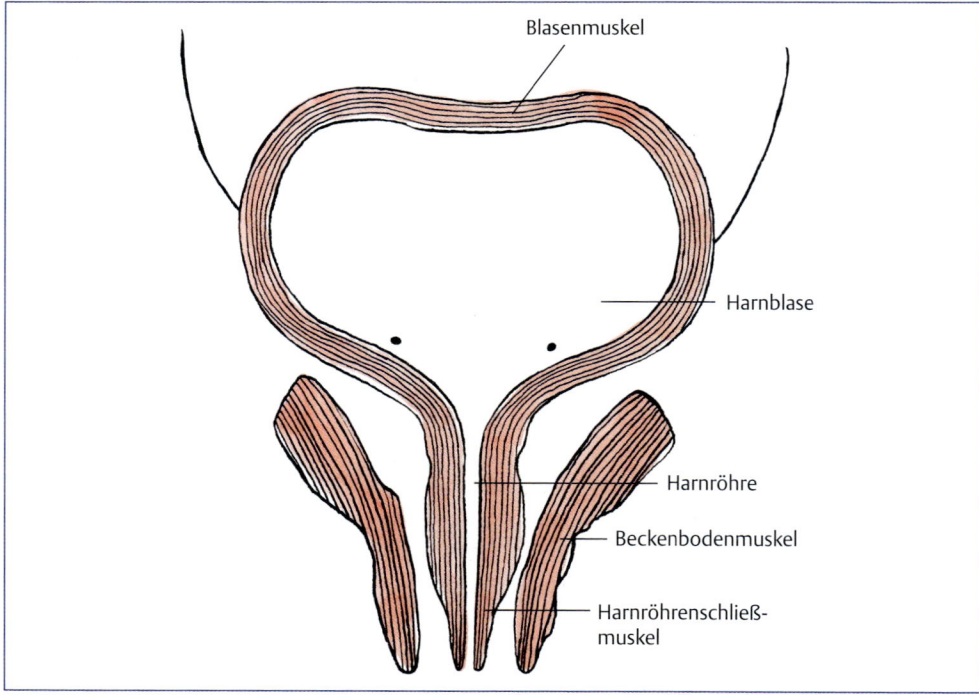

Blasenmuskel

Harnblase

Harnröhre

Beckenbodenmuskel

Harnröhrenschließ-
muskel

Ableitende Harnwege der Frau.

einen Großteil ihrer Funktionen ohne willentliche Beteiligung – also unbewusst – ausführt. Die Ausscheidung von giftigen Abbauprodukten mit dem Urin ist lebenswichtig und muss ohne Unterbrechung vom Körper durchgeführt werden.

Die Blase ist ein aus Muskeln bestehendes Behältnis für den Harn. Damit sie Urin aufnehmen kann, ist sie, wie ein Ballon, sehr dehnbar. Damit sie sich wieder zusammenziehen und den Urin entleeren kann, besteht die Blasenwand aus drei verschiedenen Muskelschichten. Die gesamte Blasenmuskulatur wird auch als Detrusormuskel bezeichnet. Die Einmündungen der Harnleiter in der hinteren Blasenwand sowie die Harnröhrenöffnung begrenzen ein muskulöses Dreieck, das Trigonum vesicae genannt wird. Dadurch wird ein sicherer Verschluss der Harnleiter gewährleistet, so dass beim Entleeren der Blase der Urin nur in Richtung Harnröhre fließt.

Im unteren Bereich geht die Muskelschicht in die Muskulatur der Harnröhre über. Am Beginn der Harnröhre bilden zahlreiche Muskelfasern einen Ring, den inneren Blasenschließmuskel oder Sphincter vesicae. Diese Muskulatur kann nicht durch den Willen gesteuert werden. Die äußere Muskelschicht der Blase verläuft bis zum Beckenboden spiralig um die Harnröhre.

Der Beckenboden ist eine Schicht aus Muskeln und Bindegewebe, die den Bauchraum nach unten begrenzt. Die Blase liegt auf dem Beckenboden auf, in dem sich der äußere Schließmuskel der Blase, der Sphincter vesicae externus, befindet. Dieser Muskel wird vom Willen gesteuert und kann beim Wasserlassen bewusst geöffnet werden. Bei einer normalen Blasenentleerung müssen die Muskulatur der Blase und der Verschlussmuskel

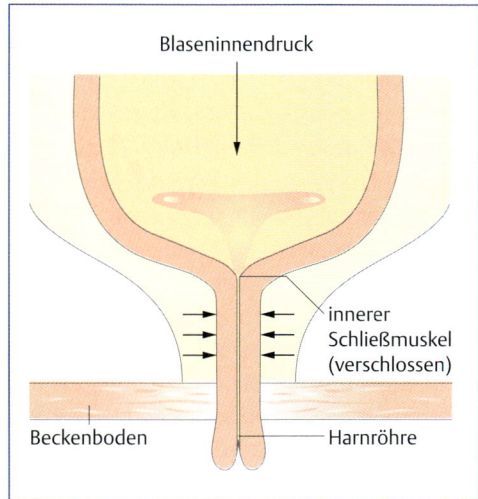

Der Verschlussmechanismus der Blase.

der Harnröhre gut aufeinander abgestimmt zusammenwirken, um eine freiwillige und kontrollierbare Blasenentleerung zu ermöglichen.

Die Abbildung zeigt eine weibliche Blase mit intaktem Verschlussmechanismus von Blase und Harnröhre und einer gut ausgeprägten Beckenbodenmuskulatur. Durch den Druck, den die Muskulatur auf die Harnröhre ausübt, kann kein Urin entweichen.

Wie wird die Blase gefüllt?

Jedes Mal, wenn Sie essen oder trinken, saugt Ihr Körper Flüssigkeit auf. Die Nieren filtrieren die wasserlöslichen Schadstoffe aus dem Blut und produzieren den Urin. Dieser gelangt durch die Harnleiter in die Harnblase. Während sie sich füllt – sowohl im Wachzustand als auch während des Schlafes –, dehnt sich die Blasenwand langsam immer weiter aus, um die zunehmende Urinmenge aufnehmen zu können. Im leeren Zustand hat die Harnblase in etwa die Form einer Schale. Ist sie gefüllt, dehnt sie sich zur Kugel aus.

Das Harnwegsystem

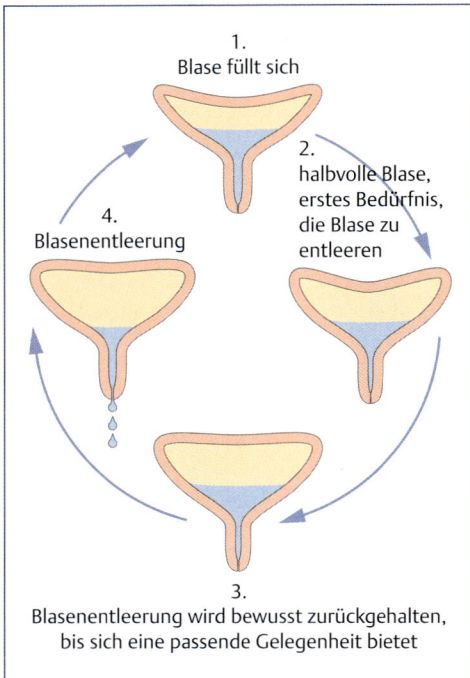

1.
Blase füllt sich

2.
halbvolle Blase,
erstes Bedürfnis,
die Blase zu
entleeren

4.
Blasenentleerung

3.
Blasenentleerung wird bewusst zurückgehalten,
bis sich eine passende Gelegenheit bietet

Kreislauf der Blasenentleerung.

Während der Füllung ist die Wandmuskulatur der Harnblase entspannt. Angespannt sind dagegen Blasenausgang, Harnröhre und Beckenboden, um den Urin zu halten. Der äußere Schließmuskel kann willkürlich geschlossen gehalten werden, um so den Harndrang zu steuern.

Die Muskulatur der Blasenwand ist so aufgebaut, dass sie keinen Gegendruck auf die Flüssigkeit im Inneren der Blase ausübt, denn sonst würden wir ständig einen Drang zur Entleerung verspüren. Fühler in der Blasenwand, die Rezeptoren, melden über das Rückenmark dem Gehirn, wann die Blase gefüllt wird. Das Gehirn sendet daraufhin Impulse an die Blasenmuskulatur, die eine weitere Dehnung ermöglichen und ein Zusammenziehen und damit eine Entleerung verhindern. Der innere Schließmuskel der

Blase bleibt um den Blasenausgang angespannt und somit verschlossen.

Wie wird die Blase entleert?

Für eine kontrollierte und willkürliche Harnentleerung sind ein ungestörtes Zusammenspiel von Nerven, Muskulatur und Gewebebändern im kleinen Becken sowie die richtige Lage der Harnblase notwendig.

Erst wenn die Blase gefüllt ist, melden die Rezeptoren in der Blasenwand dies dem Gehirn. Das Gefühl des Harndrangs wird nun immer stärker; die Blase würde sich zusammenziehen und der innere Schließmuskel erschlaffen, so dass der Urin ausgeschieden würde, wenn nicht die willentliche Steuerung bei der Entleerung eine Rolle spielte. Über Impulse, die über das sakrale Miktionszentrum im unteren Rückenmark an die Blase weitergeleitet werden, kann der Harndrang noch eine Zeitlang unterdrückt werden. Zudem gibt es noch den äußeren Schließmuskel in der Beckenbodenmuskulatur, der willentlich angespannt werden kann, um die Entleerung der Blase zu verhindern.

> Versuchen Sie einmal, während des Wasserlassens den Urinfluss zu stoppen. Gelingt Ihnen das, haben Sie den äußeren Schließmuskel wirkungsvoll eingesetzt und verfügen mit großer Sicherheit über eine intakte Beckenbodenmuskulatur.

Mit dem Willen »Wasserlassen« zieht sich die Blasenmuskulatur zusammen und presst den Urin durch die Harnröhre und die Harnröhrenöffnung heraus. Der Sphinktermuskel im Blasenhals (innerer Schließmuskel bzw. Muskelring um die Harnröhre) entspannt und öffnet sich. Die Beckenbodenmuskulatur senkt sich, erschlafft und öffnet damit den äußeren Schließmuskel. Normalerweise wird das Wasserlassen fortgesetzt, bis die Blase vollständig entleert ist. Eine restharnfreie Blasenentleerung sollte innerhalb von ungefähr 20 Sekunden eintreten.

Die Harnentleerung erfolgt bei einem normalen Fassungsvermögen der Blase etwa drei- bis viermal innerhalb von 24 Stunden. Sie hängt letztlich jedoch auch vom täglichen Trinkvolumen, der Umgebungs- und Körpertemperatur sowie vom Fassungsvermögen der Blase ab und ist individuell verschieden. Ganz allgemein wird aber mindestens die Hälfte der mit der Nahrung aufgenommenen Flüssigkeit über die Blase als Urin ausgeschieden, d.h. bei normaler Ernährung ca. 1 bis 1,5 l; bei verstärktem Schwitzen, bei Hitze, körperlicher Anstrengung sowie bei Fieber natürlich weniger. Mehr als acht Toilettengänge in einem Zeitraum von 24 Stunden sollten unter normalen Umständen jedoch nicht erforderlich sein.

Harndrang wird in der Intensität und Häufigkeit auch beim Gesunden individuell unterschiedlich empfunden. Bei Angst und Aufregung äußert er sich oft unangenehm störend (und man sagt: »Jemand hat sich vor Angst in die Hosen gemacht«). Bei lang anhaltender geistiger Ablenkung oder Anstrengung wird Harndrang dagegen über große Zeiträume gar nicht bemerkt.

Eine Reihe biologischer Reflexmechanismen erklärt uns einige Besonderheiten des Harndrangs im täglichen Umgang: So reagieren die Dehnungsfühler der Blase geschwindigkeitsabhängig. Bei in kurzer Zeit zugeführten großen Trinkmengen verändern sie ihre Empfindlichkeit und sprechen zunehmend auf kleinere Füllmengen der Blase an. Wer kennt nicht jemand, der nach hastig getrunkenen ersten Bieren plötzlich ständig auf die Toilette muss, um dort immer nur kleine

Was versteht man unter einer normalen Blasenentleerung?

- ☑ Drei- bis viermaliges Wasserlassen am Tag
- ☑ Einmal Wasserlassen während der Nacht
- ☑ Tagsüber trockene Slips
- ☑ Die Fähigkeit, den Urin 3 bis 5 Stunden zu halten
- ☑ Wasserlassen ohne Schmerz oder Anstrengung
- ☑ Ein starker, kontinuierlicher Strahl, kein zögerliches Tröpfeln
- ☑ Die Fähigkeit, in der Mitte des Harnstrahls innezuhalten und wieder fortzufahren.

Wenn Sie jede Position abhaken konnten, brauchen Sie sich keine Sorgen zu machen.

Urinmengen zu entleeren. Neben der an sich schon harntreibenden Wirkung alkoholischer Getränke wird hier durch die schnelle Dehnung der Blase die Dehnungsempfindlichkeit der Blasenwand erhöht, und die Blase meldet sich für die Dauer der nächsten Stunden z. B. schon bei einer $\frac{1}{3}$-Füllung.

Ein zweites Phänomen besteht darin, dass bei einer willkürlichen Anspannung der Beckenbodenmuskulatur die Detrusor-Kontraktionen als Vorboten des Miktionsdranges gehemmt werden können. So können wir mit verschränkten Beinen oder Anspannung der Beckenbodenmuskulatur (Gesäßmuskeln) den Harndrang einige Zeit unterdrücken oder erträglicher gestalten.

Welche Bedeutung haben die Druckverhältnisse im Unterleib auf die Blasenfunktion?

Die Druckverhältnisse im Unterleib sind entscheidend für die normale Funktion der

Das Harnwegsystem

Blase. Sie können sich nicht nur durch das Einwirken von Impulsen aus dem Gehirn verändern. Wenn sich einzelne Organe – vor allem Blase, Harnröhre, Scheide und Gebärmutter – in eine andere Position verlagern, kann das einen dauerhaften Einfluss auf die Druck- und Spannungsverhältnisse im Unterleib haben. Im Normalfall liegen Blase, Harnröhre und Scheide eng beieinander und stützen sich gegenseitig. Wenn das Gewebe im Beckenboden geschwächt wird und sich die Gebärmutter absenkt, ändert sich auch die Lage der Scheide. Der Harnröhre fehlt dann der Gegendruck, so dass die gefüllte Blase nicht mehr richtig verschlossen gehalten werden kann. Aus einer solchen Verlagerung von Organen resultiert meist eine Belastungsinkontinenz. Dies ist auch ein Grund, warum viele Frauen während und nach einer Schwangerschaft unter einer Harninkontinenz leiden.

Steigt der Druck im Bauchraum und damit auch der Druck auf die Harnblase bei Belastung, wie beim Husten, Niesen, Hüpfen oder Lachen, unterliegt der Blasenverschluss besonderen Anforderungen, die Harnblase bewegt sich dabei nach unten. Bei entsprechender Blasenverschlussschwäche kommt es folglich zu einem mehr oder weniger starken unkontrollierten Urinabgang.

Welche Funktionen haben die Nerven und das Gehirn bei der Harnentleerung?

Die bewusste und unbewusste Steuerung der Blase geht vom zentralen Nervensystem aus, das durch ein komplexes System von Nerven mit allen Organen verbunden ist. Das Gehirn empfängt Signale von der Blase und sendet Befehle an diese zurück. Dies geschieht über das Nervensystem mithilfe verschiedener Botenstoffe, so genannter Neurotransmitter. Die Muskeln an Blase und Harnröhre ziehen sich zusammen oder dehnen sich aus – je nachdem, welche Botenstoffe sie empfangen.

Das übergeordnete Blasenzentrum, das uns eine bewusste Entleerung bzw. Schließung der Blase ermöglicht, liegt im vorderen Teil des Gehirns, dem so genannten Frontalhirn. Weitere Nerven, die unbewusste Funktionen erledigen, liegen im unteren Teil des Gehirns in der Hirnstammregion und am Ende des Rückenmarks, dem so genannten Klonus, etwa in Höhe der Nierenregion.

Aus dem Kreuzbein, also am unteren Ende der Wirbelsäule, treten die Nerven aus, die die Blase versorgen. Im Bereich der Blase selbst bilden Nervenzellen des unbewussten Nervensystems, das im Wesentlichen die Blasenfunktion steuert, Nervengeflechte. Bei Ausfall aller übergeordneten Funktionen können diese noch eine Restfunktion steuern und z. B. Querschnittsgelähmten ermöglichen, durch Beklopfen der Blase die Entleerung auszulösen.

Das Speichern und Entleeren wird also durch ein enges Zusammenspiel zwischen Gehirn, Blasen- und Beckenbodenmuskulatur reguliert. Wenn es Zeit ist, Wasser zu lassen – normalerweise, wenn die Blase halb voll ist –, erhält das Gehirn die Meldung »Füllung«. Die Rückmeldung ist »Harndrang«. In der Regel haben Sie dann Zeit, zur Toilette zu gehen.

Für die Blasenfunktion ist vor allem das so genannte vegetative Nervensystem zustän-

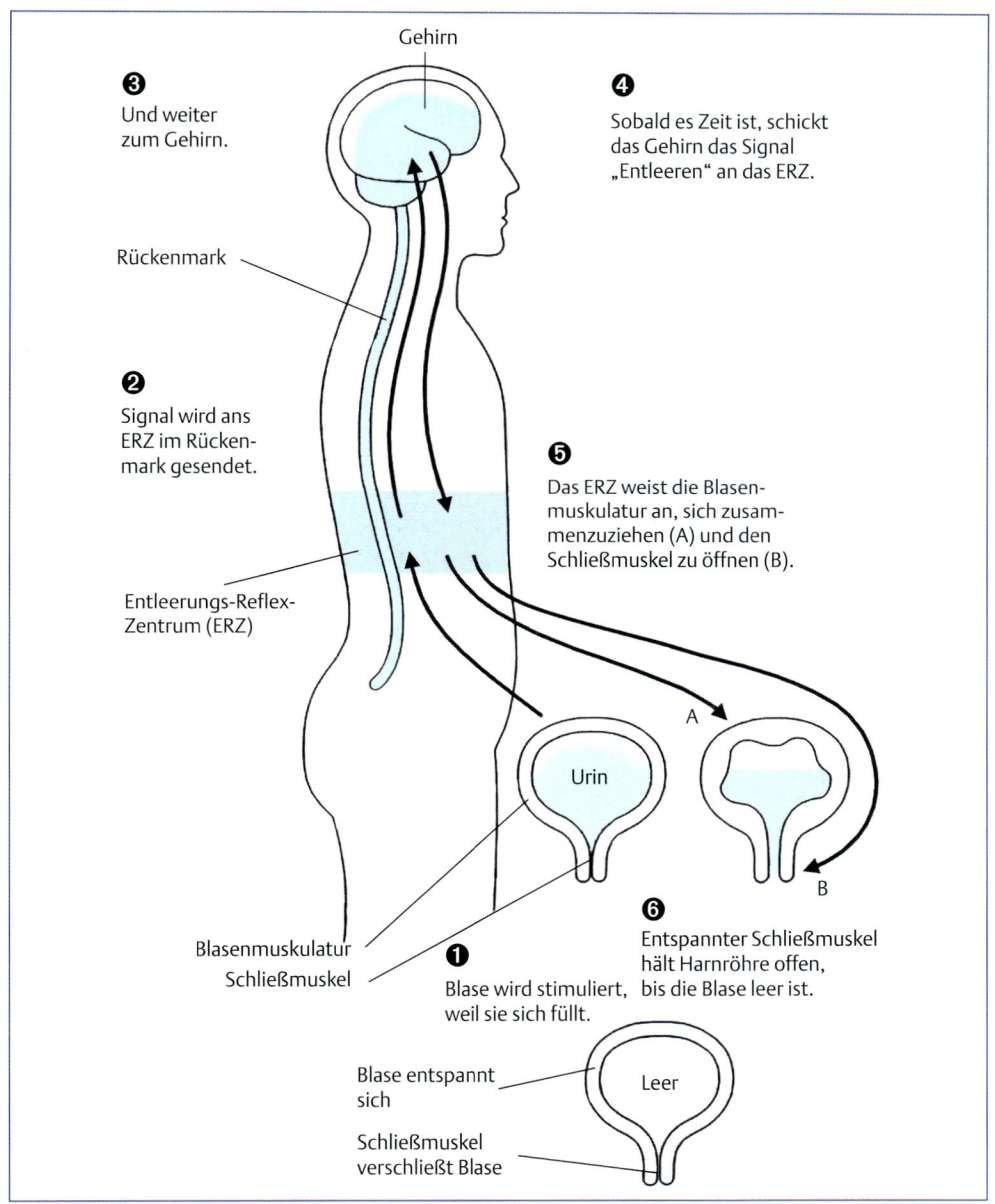

❸
Und weiter
zum Gehirn.

❹
Sobald es Zeit ist, schickt
das Gehirn das Signal
„Entleeren" an das ERZ.

Gehirn

Rückenmark

❷
Signal wird ans
ERZ im Rücken-
mark gesendet.

❺
Das ERZ weist die Blasen-
muskulatur an, sich zusammenzuziehen (A) und den
Schließmuskel zu öffnen (B).

Entleerungs-Reflex-
Zentrum (ERZ)

Urin

A

B

Blasenmuskulatur
Schließmuskel

❶
Blase wird stimuliert,
weil sie sich füllt.

❻
Entspannter Schließmuskel
hält Harnröhre offen,
bis die Blase leer ist.

Blase entspannt
sich

Leer

Schließmuskel
verschließt Blase

Steuerung der Blasenentleerung durch das Nervensystem.

dig, dessen Tätigkeit automatisch abläuft. Blase und Harnröhre werden in der Hauptsache von drei Nerven versorgt, von denen zwei zum vegetativen Nervensystem gehören. Die zwei Nerven des vegetativen Nervensystems, die die Blase versorgen, heißen Nervus hypogastricus und Nervus pelvicus. Der erste gehört zum so genannten sympathischen, der zweite zum parasympathischen Nervensystem. Diese beiden nicht willentlich steu-

Das Harnwegsystem

erbaren Nervensysteme – die aber durchaus doch über das Gehirn beeinflusst werden –, bewirken in der Regel bei den verschiedensten Körperfunktionen genau gegensätzliche Abläufe, so auch bei der Blase.

Dehnt sich die Blase durch Füllung, werden die sympathischen Nervenfasern, die zum Rückenmark führen, angeregt. Daraufhin schütten die Nervenfasern einen Botenstoff aus, der ein Zusammenziehen der inneren Schließmuskulatur sowie eine Erschlaffung der Blasenwand bewirkt. Der Harn kann nicht entweichen. Den genau entgegengesetzten

Mechanismus löst das parasympathische Nervensystem aus, das zur Blasenentleerung in Gang gesetzt wird. Die Nervenfasern setzen einen Stoff frei, der das Zusammenziehen der Blase und die Erschlaffung des inneren Schließmuskels bedingt, so dass der Urin aus der Blase entleert werden kann.

Als dritter Nerv zur Regelung der Harnentleerung fungiert der zum willentlich steuerbaren, somatischen Nervensystem gehörende Nervus pudendus. Mittels seiner Nervenimpulse gelingt die Steuerung des äußeren Schließmuskels im Beckenboden.

Blasenfunktionsstörungen

Was bedeutet Inkontinenz?

Inkontinenz bedeutet unfreiwilliger Verlust von Urin, der für die Betroffenen gesundheitliche, hygienische und soziale Probleme mit sich bringt.

Vorrangig wird der Arzt natürlich versuchen, die Ursachen zu behandeln, die zu den Blasenfunktionsstörungen führen. Dank moderner Untersuchungsmöglichkeiten und neuer vielfältiger Behandlungsmethoden können heute bis zu 80 Prozent der Patienten von ihrem Leiden befreit werden. Je nach Form und Schwere der Inkontinenz sind Beckenbodentraining, Elektrostimulation, Biofeedback, aber auch Medikamente und Operationen erfolgreiche Therapieformen.

Was sind die häufigsten Ursachen krankheitsbedingter Blasenfunktionsstörungen?

- Diabetes
- Herzmuskelschwäche
- Venenschwäche
- Multiple Sklerose
- Querschnittslähmungen
- Tumorerkrankungen
- Bandscheibenvorfälle
- Guillain-Barré-Syndrom
- Spina bifida
- Polyneuropathie
- Morbus Parkinson
- Alzheimer Demenz

Auch einige Operationen oder eine Vergrößerung der Prostata bei Männern können zu Schwierigkeiten beim Wasserlassen führen.

Bei einer Herzmuskelschwäche staut sich das Blut in den Beinen. Im Liegen wird die angesammelte Flüssigkeit ausgeschwemmt. Die Folgen sind starker Harndrang und häufige Toilettenbesuche in der Nacht. Zur Behandlung kombiniert der Arzt mehrere Medikamente. Zusätzlich kann ein Extrakt aus Weißdorn den Harndrang mildern. Auch bei einer Venenschwäche ist der Rückfluss des Blutes aus den Beinen gestört. Wie bei der Herzschwäche wird die gestaute Flüssigkeit erst im Liegen abtransportiert – mit den gleichen Folgen. Kompressionsstrümpfe sorgen hier für besseren Abfluss.

> **WICHTIG**
>
> Je früher der Patient seine Scham überwindet und einen Arzt aufsucht, desto größer ist seine Chance auf Heilung! Jedoch ist eine Heilung nicht immer möglich, vor allem dann nicht, wenn das Nervensystem verletzt wurde.

Was sind die häufigsten Ursachen neurogener Blasenfunktionsstörungen?

Für die Inkontinenz sind nicht zuletzt auch Schädigungen des Nervensystems verantwortlich, die durch Erkrankungen oder Unfälle hervorgerufen werden. Diese werden im Folgenden kurz dargestellt. Je nachdem, welche Nervenbahnen zwischen Rückenmark und Blase verletzt bzw. geschädigt sind, treten verschiedene Formen der Inkontinenz auf.

Multiple Sklerose

Die Schädigungen der Nerven des Rückenmarks bei MS können unterschiedliche Aus-

Blasenfunktionsstörungen

wirkungen auf die Blasenfunktion haben. Daher können die verschiedensten Formen der Inkontinenz auftreten. Darauf wurde bereits ausführlich im vorigen Kapitel eingegangen.

Querschnittslähmung

Sind bei einer Querschnittslähmung die Rückenmarksnerven oberhalb des sakralen Miktionszentrums betroffen, treten dieselben Inkontinenz-Symptome auf wie bei MS.

Schlaganfall

Ein Schlaganfall entsteht, weil ein Teil des Gehirns durch den Verschluss einer Gehirnarterie nicht mehr durchblutet wird oder auch durch eine Blutung im Gehirn. Häufig kommt es zur motorischen Dranginkontinenz. Der Harndrang wird zwar stark gespürt, kann aber nicht mehr durch das Gehirn gehemmt werden. Je nachdem, wie stark das Gehirn nach einem Schlaganfall geschädigt wurde, besteht die Möglichkeit, dass die vollständige Kontrolle über die Blase wiederlangt werden kann.

Tumorerkrankungen im Gehirn

Wird das Blasenzentrum im Frontalhirn durch einen Tumor geschädigt, entsteht eine so genannte Dranginkontinenz.

Bandscheibenvorfälle

Klemmt eine vorgefallene Bandscheibe oder eine Geschwulst einen Rückenmarksnerv ein, kann das nicht nur Schmerzen bereiten, sondern auch Blase und Darm lähmen. Die Folgen sind Harn- und/oder Stuhlinkontinenz. Werden die Nervenbahnen unterhalb des Rückenmarks vor Austritt aus der Wirbelsäule (z. B. zwischen Wirbelsäule und Blase) durch einen Bandscheibenvorfall geschädigt, entsteht eine autonome Blase.

Bei Bandscheibenvorfällen (aber auch bei Querschnittslähmungen) mit Schädigungen des Rückenmarks ändert sich im Laufe der Erkrankung mehrfach die Störung der Blasenfunktion. Etwa in den ersten vier Wochen besteht eine so genannte Überlaufblase und geringe Harnmengen gehen unwillkürlich ab. In dieser Phase sind Patienten besonders durch Harnweginfekte gefährdet und sollten mit einem Katheter versorgt werden. Nach etwa zwei bis vier Wochen entsteht die so genannte »spastische Blase«, die ebenfalls gekennzeichnet ist durch Dranginkontinenz. Hier kann jedoch die Blase nicht vollständig entleert werden, es bleibt eine erhöhte Restharnmenge zurück und es besteht die Gefahr von Blasenentzündungen.

Guillain-Barré-Syndrom

Werden die Nervenbahnen unterhalb des Rückenmarkes vor Austritt aus der Wirbelsäule durch eine Entzündung, wie das Guillain-Barré-Syndrom, geschädigt, entsteht eine autonome Blase. Auch hier handelt es sich um eine Überlaufblase. Die Blasenmuskulatur ist schlaff, es entleeren sich nur unwillkürlich geringe Harnmengen.

Spina bifida

Unter dem Begriff Spina bifida (Wirbelsäulenspaltung) werden mannigfaltige Ausprägungen von Störungen des Neuralrohres in der frühen embryonalen Entwicklungsstufe zusammengefasst. Es kann neben der schlaffen oder spastischen Lähmung der Beine auch eine neurogene Blasenfunktionsstörung hinzukommen, die bis zu 80 Prozent mit einer Mastdarmstörung gekoppelt ist. Aufgrund regelmäßiger fachärztlicher Kontrollen der Funktion von Nieren und Harnblase wird diese neurogene Blasenfunktionsstörung schon im frühen Säuglingsalter erkannt. Die Beeinträchtigung ist durch den intermittierenden Einmalkatheterismus und eine evtl. Blasenvergrößerung mit Anlage eines Blasenstomas (ein künstlich geschaffener Ausgang) gut behandelbar.

Polyneuropathie

Auch eine schwere Polyneuropathie kann zu den unterschiedlichsten neurogenen Blasenfunktionsstörungen führen.

Morbus Parkinson

Bei der Parkinson'schen Krankheit, bei der bestimmte Zentren im Gehirn zugrunde gehen, tritt oftmals ebenfalls eine motorische Dranginkontinenz auf. Es kann auch zur Funktionsunfähigkeit des Blasenmuskels kommen.

Alzheimer Demenz

Auch bei einer Alzheimer-Demenz-Erkrankung kann es zu Blasenfunktionsstörungen kommen. Hier sind die Ursachen noch nicht vollständig bekannt.

Was sind die häufigsten Ursachen im Alter?

Häufig hat die Ursache der Inkontinenz bei älteren Menschen mehrere Gründe. Daher ist es oft nicht möglich, sie exakt einem Inkontinenztyp zuzuordnen. Für die Behandlung müssen alle Auslöser genau ergründet werden.

Die Blase

So wie die Haut im Alter dünner wird, schrumpfen auch einige Hohlorgane, wie die Gebärmutter und die Blase. Da sich das Fassungsvermögen der Blase verringert, verspüren viele Menschen in fortgeschrittenen Lebensjahren häufigeren Harndrang. Jetzt ist es auch völlig normal, nachts einmal aufzustehen, um zur Toilette zu gehen. Dies führt zu einem erhöhten Risiko einer Überlaufinkontinenz.

Harnröhre und Blase sind längst nicht mehr so empfindsam, was ebenfalls dazu führen kann, dass Harn abgeht, ohne dass der Betroffene es merkt.

Die Wahrscheinlichkeit, an einer Blasenentzündung zu erkranken, nimmt ebenfalls im Alter zu (besonders bei Frauen). Durch die Reizung der Blase ist sie der häufigste Grund für eine Dranginkontinenz.

Manche verschlimmern das Ganze, indem sie weniger trinken, wodurch der Urin noch konzentrierter wird. Die Reizung durch den konzentrierteren Urin ist ein weiterer Auslöser für eine Dranginkontinenz.

Östrogenmangel bei Frauen

Die Schleimhaut der Vagina wird (wie die Haut) immer trockener und empfindlicher. Dieser Zustand – auch Vaginale Atrophie genannt – führt oft zu einer Vaginitis (Entzündung der Vagina). Sie ist auf einen Mangel an Östrogenen zurückzuführen.

Der Organismus der Frau produziert während der Lebensjahre, in denen eine Schwangerschaft möglich ist, das Sexualhormon Östrogen. In den Wechseljahren geht die Östrogenherstellung allmählich zurück, nach den Wechseljahren wird sie gestoppt und nur noch ein winziger Rest produziert. Der Mangel an Östrogen hat tiefgreifende und spürbare Folgen, da dieses Hormon an vielen Abläufen im Körper beteiligt ist. Unter anderem bilden sich die Schleimhäute der Scheide, aber auch die der Harnröhre und Blase zurück. Als Folge der körperlichen Veränderungen im Bereich der unteren Harnwege kann es besonders in Situationen, in denen der Bauchhöhleninnendruck erhöht wird (z. B. beim Niesen oder Husten), zu Harninkontinenz kommen.

In manchen Fällen bringt der Östrogenmangel aber auch das seelische Wohlbefinden durcheinander, so dass erstmals Dranginkontinenz in Form der Reizblase auftreten kann. Das Beschwerdebild, bei dem Verände-

Blasenfunktionsstörungen

rungen im Harntrakt vorkommen, wird mit dem Namen »senile Vaginitis« bezeichnet, was so viel heißt wie »altersbedingte Scheidenentzündung«.

Behandelt werden können diese Formen der Inkontinenz durchaus erfolgreich mit der Gabe von Östrogenen, die lokal in Form von Vaginalcremes oder -zäpfchen angewendet werden.

Der Beckenboden

Eine Beckenbodenschwäche als Ursache der Inkontinenz entsteht z.B. durch starkes Übergewicht, schwere körperliche Arbeit, genetische Faktoren sowie im Alter durch Muskel- und Bindegewebsschwäche. Auch eine Schwangerschaft kann die Beckenbodenmuskulatur belasten und die Entbindung dann zu deren Überdehnung und Schwächung des Beckenbodens führen.

Altersdiabetes

Die Stoffwechselerkrankung Diabetes mellitus tritt oft mit zunehmendem Alter auf und wird häufig nach dem 50. bis 60. Lebensjahr diagnostiziert. Diese Krankheit hat in den letzten Jahren stark zugenommen. Erste Anzeichen können Inkontinenz und starker Durst sein, da zu hoher Blutzucker die Harnausscheidung ankurbelt. Bei richtiger Einstellung des Diabetes normalisiert sich die Harnproduktion von selbst. Daher ist es wichtig, die Zuckerkrankheit frühzeitig zu erkennen und zu behandeln, um andere Folgeerkrankungen und -störungen auszuschließen.

Als Folge der so genannten Alterszuckerkrankheit können manche Nerven aufgrund mangelnder Durchblutung nicht mehr ausreichend versorgt werden. Es kommt zu Nervenstörungen bzw. -schädigungen, die Auswirkungen auf die Blasenfunktion haben können. Die Dehnung der Blasenwand wird nicht mehr wahrgenommen, das Gefühl für

den Harndrang geht verloren. Mit der Zeit kann sich eine Schwäche des Blasenmuskels entwickeln. Für die Betroffenen wird es schwierig, den Urin durch das Zusammenziehen des Blasenmuskels vollständig aus der Blase zu entfernen. Meist bleibt Restharn zurück. Als weitere Folge kann es zu Infektionen und zur Überlaufinkontinenz kommen.

Erkrankungen des Gehirns

Besonders Erkrankungen, die das Gehirn beeinträchtigen und gehäuft im Alter auftreten (wie Schlaganfall, Morbus Parkinson, Alzheimer Demenz), haben Auswirkungen auf die Blasenentleerung. Mit zunehmendem Alter kann es zu einem Rückgang des Nervengewebes im Gehirn kommen. Das Großhirn ist dann nicht mehr in der Lage, das so genannte Miktionszentrum willentlich zu beeinflussen und den Befehl zu geben, den Urin noch zu halten, wenn Sie Harndrang verspüren, sich aber keine Toilette in der Nähe befindet. In diesen Fällen spricht man von einer ungehemmten neurogenen Blase.

Arthrose und Osteoporose

Diese beiden Leiden können sich indirekt auf die Harninkontinenz auswirken. Wenn Bewegungen sich verlangsamen und Schmerzen verursachen, wächst die Angst, die Toilette nicht mehr rechtzeitig zu erreichen. Dies fördert das Gefühl der Dringlichkeit und erhöht das Risiko der Inkontinenz. Am schlimmsten ist es morgens beim Aufstehen, wenn die Gelenke und Muskeln, einschließlich des Blasenmuskels, besonders steif sind. Dazu kommt die Auswirkung der Schwerkraft beim Wechsel von der horizontalen in die vertikale Position.

Muskelschwäche

Ab Anfang 50 werden Muskelzellen nach und nach abgebaut und durch unelastische Fasern ersetzt. Die Folge ist eine fortschreitende Muskelschwäche, eine Verstärkung der Auswirkungen der Arthrose, die auch vor dem Blasenmuskel nicht halt macht, so dass vor allem bei Frauen die Kontinenz nicht mehr gewährleistet ist. Durch die schwächer werdenden Muskelkontraktionen dauert es länger, bis die Blase leer ist, und die Toilettengänge nehmen zu.

Verstopfung

Ein häufiges Problem bei älteren Menschen ist eine träge Darmtätigkeit, wozu auch die Schwäche der Bauchmuskeln beiträgt. Meist kommt noch eine unausgewogene Ernährung dazu, die den Darm zu wenig arbeiten lässt. Harte Kotballen im Darm können die Blase reizen. Das ständige Pressen bei der Stuhlentleerung schädigt zudem den Beckenboden. Verstopfung kann zu Belastungsinkontinenz führen, wenn Druck hinzukommt. Auch zur Überlaufinkontinenz kann es kommen, wenn harte Kotklumpen im Mastdarm auf die Harnröhre drücken und den Urinfluss behindern. Wird die Verstopfung behoben, z.B. durch Ernährungsumstellung, verschwinden auch Harndrang und Inkontinenz.

Tumoren des Harntraktes

Blasenkrebs tritt meist zwischen dem 60. und 70. Lebensjahr auf, und zwar bei Männern dreimal so häufig wie bei Frauen; bei Männern ist es die vierthäufigste Krebserkrankung. Prostata- und Blasenkrebs sind die Hauptkrebsarten des Harntraktes. Dies kann zu Irritationen führen und eine Dranginkontinenz auslösen.

Gibt es noch weitere Ursachen für Blasenfunktionsstörungen?

Störungen der Harnentleerung können ihre Ursachen auch im ausschließlich urologischen oder gynäkologischen Bereich haben. Auch können sich Schwierigkeiten in der

Typisierung der MS-bedingten Blasenfunktionsstörungen ergeben. Dies ist z.B. dann der Fall, wenn die therapeutischen Richtlinien nicht zum gewünschten Erfolg führen. Dann sind fachärztliche Untersuchungen, der Einsatz weiterer apparativer Diagnostik und Behandlungen notwendig, um andere Ursachen rechtzeitig zu erkennen und zu behandeln. Mit diesen so genannten urodynamischen Methoden gelingt einem erfahrenen Urologen eine recht sichere diagnostische Zuordnung auch komplizierter Blasenfunktionsstörungen.

Senkung oder Wucherung der Gebärmutter

Verstärkter Harndrang kann auch »mechanische« Ursachen haben, zum Beispiel bei der Frau bedingt durch eine Senkung oder gutartige Wucherung (Myom) der Gebärmutter.

Verengungen der Harnröhre

An erster Stelle stehen hier Strömungshindernisse im Bereich der ableitenden Harnwege, beispielsweise durch angeborene oder erworbene Verengungen der Harnröhre oder beim Mann durch Vergrößerungen der Prostata, die den Harnleiter verschließt. Strikturen innerhalb des Harnleiters haben den gleichen Effekt.

Schlechte Muskelkoordination

Blasenentleerungsstörungen können auch aufgrund einer schlechten Koordination zwischen Blasen- und Sphinktermuskulatur auftreten. Wenn der Sphinkter sich zur gleichen Zeit zusammenzieht wie die Blase, kann diese sich nicht mehr entleeren.

Verletzungen der Blase

Blasenentleerungsstörungen treten auch auf, wenn die Blase selbst verletzt ist.

Blasenfunktionsstörungen

Medikamente

Auch Medikamente fördern das Risiko der Inkontinenz und können sich auf die Kontrolle der Blase auswirken:

- Schlafmittel, Schmerzmittel und einige Antidepressiva und Tranquilizer dämpfen die Reizleitungen im Körper. Die Information, dass die Blase gefüllt ist, dringt dann u. U. nicht zum Bewusstsein vor und kann zu Inkontinenz führen.
- Harntreibende Mittel stimulieren die Nieren, mehr Urin zu produzieren, um den Körper von einer für ihn schädlichen Flüssigkeitsansammlung zu befreien, z.B. bei zu hohem Blutdruck, Nierenversagen, Herzschwäche und geschwollenen Fußgelenken. Manchmal wirken diese so gut, dass Harndrang und Inkontinenz auftreten.

Das Problem bei Medikamenten gegen Inkontinenz besteht darin, dass sie Harnverhalt verursachen können – d.h. man kann kein Wasserlassen, obwohl ein Drang vorhanden ist. In diesem Fall ist die Blase voll und läuft über. Wenn dies längere Zeit andauert, spricht man von einer »Tröpfchen-Inkontinenz«.

Äußere Umstände

Aber auch äußere Umstände, z.B. das Geräusch laufenden Wassers oder kalte Füße, können den Harndrang auslösen.

Welche Formen von Blasenfunktionsstörungen gibt es?

Es gibt mehrere Formen von Blasenfunktionsstörungen. Hauptsächlich werden drei Arten unterschieden:

- Probleme, den Urin zu halten,
- Probleme beim Entleeren der Blase
- oder eine Kombination von beidem.

Hierbei können Störungen der Blasenmuskulatur oder des Schließmuskels am Blasenausgang als Ursache verantwortlich sein. Die Blasenschwäche wird daher auch in aktive und passive Inkontinenz unterteilt. Die passive Inkontinenz beruht auf der Störung des Verschlusssystems (Beckenbodenmuskulatur, innerer Blasenschließmuskel). Die aktive Inkontinenz wird durch eine Fehlfunktion der Blasenmuskulatur verursacht, da diese sich unwillkürlich zusammenzieht, was zur plötzlichen Entleerung führt. Bei einer Störung der Nervenversorgung des unteren Harntrakts können auch beide Formen gleichzeitig auftreten.

Je nachdem, ob der Schließmuskel am Austritt der Harnröhre aus der Blase, die Blasenmuskulatur selbst oder aber die Nervenversorgung der Blase gestört sind, werden folgende Formen der Harninkontinenz unterschieden:

- Belastungsinkontinenz (Stressinkontinenz)
- Dranginkontinenz
- Mischinkontinenz
- Überlaufinkontinenz
- Reflexinkontinenz (supraspinal und spinal)
- extraurethrale oder extravesikale Inkontinenz

Harninkontinenz lässt sich auch in verschiedene Schweregrade einteilen:

- Tritt der unwillkürliche Harnverlust nur gelegentlich auf?
- Stellt er bereits eine Belastung dar?
- Liegt schwere Inkontinenz vor?
- Kann der Betroffene das Wasser überhaupt nicht mehr halten?

Reizblase – Was ist das?

Der Begriff »Reizblase« oder »überaktive Blase« bezeichnet einen Komplex mehrerer Symptome, die gemeinsam auftreten können, aber nicht müssen. Schon jede einzelne dieser Beschwerden kann die Lebensqualität des Betroffenen beeinträchtigen.

Typische Symptome der Reizblase sind
- **Imperativer Harndrang**
  plötzlich auftretender, zwingender, unkontrollierbarer Harndrang
- **Dranginkontinenz**
  unfreiwilliger Urinverlust, u.U. mit Einnässen aufgrund von Harndrang
- **Pollakisurie**
  besonders häufiger Harndrang, mehr als acht Toilettengänge in 24 Stunden
- **Nykturie**
  nächtliches Erwachen durch den Drang, auf die Toilette gehen zu müssen, vermehrtes nächtliches Wasserlassen, mehr als einmal in der Nacht

Für den Betroffenen heißt das: Er muss umgehend eine Toilette finden, da der Harndrang zwingend und kaum zu unterdrücken ist. Manchmal schafft er es nicht mehr bis dorthin und verliert unfreiwillig Harn. Etwa 60 Prozent der Patienten mit einer Reizblase erreichen jedoch die Toilette noch rechtzeitig, vier von zehn Patienten sind dagegen inkontinent.

Man unterscheidet zwischen einer »nassen« und einer »trockenen« Form der überaktiven Blase (OAB, engl. OverActive Bladder), wobei mit der so genannten trockenen OAB häufig ein Vorstadium der Inkontinenz definiert wird, das irgendwann in eine Dranginkontinenz oder bei der Frau auch in eine Mischinkontinenz übergeht.

Was sind die Ursachen für eine Reizblase?

Die Ursache dieser Beschwerden kann eine Überaktivität und Fehlsteuerung des Blasenmuskels sein. Das Hirn erhält fälschlicherweise den Befehl zur Blasenentleerung. Normalerweise zieht sich die Blasenmuskulatur zusammen, wenn die Blase gefüllt ist, so dass sie sich gewollt entleeren kann. Bei einer überaktiven Blase zieht sich der Blasenmuskel jedoch schon während der Füllphase unwillentlich zusammen. Führt eine Reizblase zu unfreiwilligem Harnverlust, spricht man auch von einer Dranginkontinenz.

Gründe dafür können sein: falsches Trink- und Wasserlöseverhalten, krankhafte Veränderungen im Bereich der Blase, Harnröhre und dem kleinen Becken; chronische Harnweginfekte, neurologische Erkrankungen, seelische Belastung, aber auch kalte Füße oder erschwerte Blasenentleerung durch vergrößerte Prostata. Meist ist die Ursache jedoch unbekannt.

Wie viele Menschen leiden unter einer Reizblase?

Die überaktive Blase ist weit verbreitet. Millionen Menschen leiden darunter, so auch mehr als jeder sechste Erwachsene über dem 40. Lebensjahr in Europa. Da kaum darüber gesprochen wird, glauben viele, ausschließlich ältere Personen seien davon betroffen. Dies ist aber nicht der Fall: Eine überaktive Blase kann grundsätzlich in jedem Alter auftreten. Zwar trifft sie Frauen häufiger, aber auch viele Männer müssen sich damit auseinandersetzen.

Schätzungsweise ca. 12 Prozent der erwachsenen Männer (3,8 Millionen) und 14 Prozent der Frauen (4,8 Millionen) in Deutschland zeigen Symptome einer überaktiven Blase. Das sind allein in Deutschland 8,6 Millionen Betroffene! Damit leiden an der überaktiven

Blasenfunktionsstörungen

Blase mehr Menschen als beispielsweise an den so genannten »Volkskrankheiten« wie Diabetes, Bluthochdruck oder Depressionen.

Welche Behandlungsmöglichkeiten gibt es bei einer Reizblase?

Besonders bei der Reizblase ist es hilfreich, ein Miktionsprotokoll zu führen. Meist werden Sie dann nach einiger Zeit die Auslöser für den unwillkürlichen Harnabgang erkennen. Vielleicht stellen Sie auch fest, dass Ihre Trinkmenge überhaupt nicht in Relation zur Häufigkeit Ihrer Toilettenbesuche steht, d. h., dass die Flüssigkeit, die Sie zu sich nehmen, eigentlich zu gering für die häufige Entleerung ist. Möglicherweise gibt Ihnen allein diese Tatsache schon den Mut und die Kraft, den Gang zur Toilette hinauszuzögern. Notieren Sie beispielsweise auch vorausgehende Gefühlsregungen – vielleicht haben Sie sich ja über einen Kollegen geärgert oder sich vor etwas gefürchtet. Auch auf äußere Reize (z. B. kalte Füße) sollten Sie besonders achten.

Hilfe durch Medikamente

In den meisten Fällen, bei denen eine Reizblase diagnostiziert wird, ist es möglich, durch Medikamente mit Wirkstoffen, die die Muskelfasern der Blase beruhigen, die Blase wieder unter Kontrolle zu bringen. Daher ist die medikamentöse Therapie neben dem Trink- und Blasentraining ein wichtiger Bestandteil in der Behandlung der Reizblase. Die Medikamente wirken entkrampfend und entspannend auf die Muskulatur und bewirken die Entleerung der Harnblase. Die Präparate wirken entweder direkt auf die Blasenmuskulatur oder auf die Nerven, die eine Anspannung der Blasenmuskulatur erwecken. Sie sind allerdings verschreibungspflichtig und führen teilweise zu einer erhöhten Restharnbildung, so dass regelmäßige Ultraschalluntersuchungen durchgeführt werden müssen.

Zu den Mitteln mit dem größten Behandlungserfolg gehören die so genannten Anticholinergika und Spasmolytika. Als Wirkstoff wird beispielsweise das so genannte Oxybutynin eingesetzt, das sowohl direkt auf den Blasenmuskel als auch auf das parasympathische Nervensystem wirkt. Weitere Stoffe sind Flavoxat, das nur den Blasenmuskel beeinflusst und die Kontraktionsbereitschaft herabsetzt, sowie Dicycloverin oder Trospiumchlorid, die auf das Nervensystem wirken. Falls Sie jedoch unter einer Herzerkrankung leiden, sollten diese Medikamente nicht oder nur unter strenger ärztlicher Aufsicht eingenommen werden, da sie Herzrhythmusstörungen verursachen können.

In manchen Fällen wird auch das Antidepressivum Imipramin verschrieben. Es setzt die Aktivität des Blasenmuskels ebenfalls herab und kann zudem bei depressiven Verstimmungen helfen. Da Antidepressiva zahlreiche Nebenwirkungen wie Zittern, Herzschäden und Muskelzucken haben, sollten diese hochwirksamen Medikamente nur selten eingesetzt werden. Zudem können besonders die so genannten trizyklischen Antidepressiva die Neigung zur Restharnbildung bei Patienten mit Blasenfunktionsstörungen noch verstärken.

Unterstützung durch Psychotherapie

Da die Reizblase oft durch seelische Belastungen und Konflikte ausgelöst wird, kann die Durchführung einer Psychotherapie bei der Behandlung der Inkontinenz sinnvoll und notwendig sein. Denn die psychische Verfassung hat auch einen wesentlichen Einfluss auf das Ausscheidungsverhalten. Ein typisches Beispiel stellt der allseits bekannte Harndrang im Prüfungsstress dar, aber auch plötzlicher Umgebungswechsel, z. B. Krankenhausaufenthalt oder unfreiwillige oder unvorbereitete Aufnahme ins Pflegeheim, fehlende Aufmerksamkeit und Zuwendung. Grundlage der Psychotherapie bei der Reizblase ist das schon mehrfach erwähnte Miktionsprotokoll. Anhand dessen werden z.B. die auslösenden Situationen für die Harninkontinenz herausgearbeitet und mithilfe der so genannten Verhaltenstherapie neue Wege gesucht, um mit den belastenden Situationen fertig zu werden.

Was versteht man unter Kontinenztraining?

Kontinenz ist das Gegenteil von Inkontinenz, also die vollständige Kontrolle über die Blasentätigkeit. Mit dem Kontinenztraining (Trink- und Blasentraining) werden oft gute Behandlungserfolge von unfreiwilligem Urinabgang erzielt. Bereits mit einfachen Methoden lässt sich erreichen, dass es nicht mehr zu unwillkürlichem Harnabgang kommt. Wenn auch die Ursache der Blasenschwäche nicht immer behoben werden kann, so soll das Kontinenztraining den Betroffenen zumindest ermöglichen, die Toilette rechtzeitig zu erreichen. Bei fast allen Formen der Harninkontinenz, außer bei der Überlauf- und der Reflexinkontinenz, ist ein solches Training sinnvoll und hilfreich. Das Alter, in dem das Kontinenztraining durchgeführt wird, spielt dabei überhaupt keine Rolle. Natürlich sieht das Trink- und Blasentraining bei jüngeren Menschen anders aus als bei älteren, behinderten oder pflegebedürftigen Personen.

Mithilfe eines Miktionsprotokolls können beispielsweise Zeiten für die Harnentleerung festgelegt werden, die der Betroffene einzuhalten versucht. Die Zwischenräume zwischen diesen Zeiten können dann nach und nach verlängert werden. Ein Patient, der unter einer Reizblase mit verstärktem Harndrang leidet, sollte zunächst versuchen, seinen Harndrang für einige Minuten zu unterdrücken, bevor er die Toilette aufsucht,

auch wenn etwas Urin abgeht. Dies erfordert eine intensive Konzentration auf die Unterdrückung der Blasenentleerung. Gelingt der Harnverhalt, verlängern Sie die Zeit zwischen dem ersten Auftreten des Harndrangs und dem Aufsuchen der Toilette. Natürlich sollten Sie dies nicht übermäßig betreiben. Zwanzig Minuten reichen vollkommen aus. Nach einer Weile müssen Sie sich nicht mehr so stark auf die Kontrolle der Blase konzentrieren, der Vorgang hat sich automatisiert.

> Zunächst gilt es, den Beckenboden und den Harnröhren-Schließmuskel richtig anspannen zu können:
> ▪ Bleiben Sie stehen oder sitzen, sagen Sie innerlich zu Ihrer Blase »Halt, du hast noch Platz!« und versuchen Sie, ruhig zu bleiben. Atmen Sie zuerst ruhig und tief in den Bauch ein. Dann spannen Sie mehrmals kurz (z.B. dreimal) Ihren Beckenboden bzw. den Harnröhren-Schließmuskel an.
> ▪ Überkreuzen Sie Ihre Beine oder nehmen Sie diese eng zusammen. Dabei spannen Sie die Muskulatur von Beckenboden, Oberschenkel und Gesäß gleichzeitig an.
> ▪ Setzen Sie sich auf eine harte Stuhlkante und spannen Sie den Beckenboden an.
> ▪ Neigen Sie sich nach vorn – so als wollten Sie Ihre Schuhe zubinden und spannen Sie den Beckenboden an.
> ▪ Trippeln Sie im Stehen auf den Zehenballen auf der Stelle – von einem Fuß auf den anderen.
> ▪ Drücken Sie als Frau auf die Klitoris und als Mann auf die Penisspitze. Sie lösen damit einen Reflex aus, der den Harnröhrenverschluss positiv beeinflusst.

Sakralblockade

Die so genannte Sakralblockade sollte nur in seltenen Fällen eingesetzt werden, z.B. wenn

Blasenfunktionsstörungen

der Harndrang ständig sehr groß ist und eine starke Belastung für den Patienten darstellt. Dabei werden die Nerven, die die Blase versorgen, für einige Zeit betäubt und der Harndrang dadurch unterdrückt. Ein unangenehmer Nebeneffekt bei der Sakralblockade ist jedoch, dass jegliches Gefühl in der Blase für die Dauer der Betäubung verlorengeht.

Akupunktur

In manchen Fällen kann eine Akupunktur-Behandlung die Reizblasenbeschwerden lindern. Erkundigen Sie sich bei Ihrem Arzt über solche Behandlungsmethoden. Immer mehr Ärzte führen mittlerweile diese alte chinesische Heiltechnik durch.

Autogenes Training

Auch Autogenes Training, eine Entspannungstechnik, hat bereits gute Erfolge bewirkt. Es bedarf jedoch einer fachgerechten Anleitung und sollte täglich geübt werden.

Einige Betroffene schwören auf eine Hypnosebehandlung. Sie müssen selbst herausfinden, welches Verfahren das richtige für Sie ist.

Häufigkeit der Harninkontinenz

In Deutschland leiden über zehn Millionen Menschen an einer Harninkontinenz. Genaue Angaben über die Anzahl der Betroffenen gibt es aufgrund der hohen Dunkelziffer leider nicht, deshalb geht man von einer Schwankungsbreite von ca. 40 Prozent aus. Frauen sind im Verhältnis 2:1 stärker betroffen als Männer. Die beiden Hauptformen sind die Belastungs- und die Dranginkontinenz.

Die Wahrscheinlichkeit, in seinem Leben an Harninkontinenz zu erkranken, liegt mit 30 Prozent höher als bei anderen Volksleiden, wie z.B. Bluthochdruck, Depressionen oder Diabetes und nimmt aufgrund der steigenden Lebenserwartung weiterhin zu. Sie ist daher vor allem auch ein Problem der älteren Generation.

Diagnostik der Harninkontinenz

Nicht immer ist eine umfangreiche apparative Diagnostik durch einen Facharzt für Urologie (Arzt für Erkrankungen der Niere, der harnbildenden und harnableitenden Organe) notwendig. Auch der Neurologe kann durch Angaben des Betroffenen und evtl. durch eine vom Hausarzt mit einem Ultraschallgerät durchgeführten Bestimmung der Restharnmenge eine grobe Zuordnung zu den drei häufigen Typen von Blasenentleerungsstörungen bei MS vornehmen.

Wesentlicher Teil der diagnostischen Abklärung ist die detaillierte Erhebung der Vorgeschichte bzw. der Beschwerden und deren Bezug zu den individuellen sozialen und beruflichen Aktivitäten. Hier ist es von Vorteil, wenn die Patienten ein Miktionstagebuch führen, um Angaben zu Miktionsfrequenz, Harnvolumen und Inkontinenz zu erhalten. Für den Arzt ist ein gewissenhaft geführtes Miktionstagebuch eine wichtige Hilfe, die Blasenprobleme zu erkennen und die individuelle Behandlung festzulegen.

Tragen Sie in Ihr Miktionstagebuch (S. 45) jeden starken Harndrang, jeden Gang zur Toilette, jeden Urinverlust und jeden Wechsel von Wäsche, Windeln und Vorlagen im Tagesverlauf ein. Auch das Eintragen der Trinkmenge ist wichtig. Wenn Sie sorgfältig Buch führen, wird Ihnen bereits nach wenigen Tagen Ihr regelmäßiges Toilettenverhalten deutlich. Während der Behandlung zeigt Ihnen das sorgfältig geführte Tagebuch den Erfolg und unterstützt Sie in der Fortsetzung der Behandlungsmaßnahmen.

Das Miktionsprotokoll   **Datum:**

Uhrzeit	Trink-menge (ml)	Urin-menge (ml)	Harndrang		Schmerzen		Urinverlust/Inkontinenz Bewertungsskala siehe unten
			ja	nein	ja	nein	
Gesamt							

Bewertungsschema Inkontinenz/Urinverlust:
1 = wenige Tropfen
2 = gering (feuchte Unterwäsche)
3 = erheblich (Kleidungswechsel erforderlich)

Blasenfunktionsstörungen

Neben der Erhebung der allgemeinen Krankengeschichte sollte die urologische Anamnese folgende Punkte beinhalten:

- ☑ Wie häufig entleeren Sie Ihre Harnblase tagsüber und nachts?
- ☑ Tritt unwillkürlicher Urinverlust auf?
- ☑ Wie häufig und in welchem Ausmaß tritt unwillkürlicher Urinverlust auf?
- ☑ Besteht der Urinverlust mit oder ohne Harndrang?
- ☑ Besteht bei Ihnen schnell einsetzender Harndrang, der den unmittelbaren Gang zur Toilette erforderlich macht?
- ☑ Benutzen Sie Vorlagen/Einlagen/Windeln?
- ☑ Falls ja, wie viele und sind diese zumeist trocken, leicht feucht oder nass?
- ☑ Ist der Harnstrahl beim normalen Wasserlassen kräftig, geschwächt oder unterbrochen?
- ☑ Setzt die Blasenentleerung spontan oder verzögert ein?
- ☑ Bestehen bei Ihnen häufig wiederkehrende Harnweginfekte?
- ☑ Falls ja, wie oft pro Jahr?
- ☑ Sind diese Harnweginfekte mit Fieber verbunden?
- ☑ Benutzen Sie weitere Hilfsmittel für die Versorgung Ihrer Blasenentleerungsstörung (z. B. Kondomurinal, Einmalkatheter, Dauerkatheter, Bauchdeckenkatheter)?

Mit diesen Fragen kann Ihr Arzt die Blasenfunktion sehr genau einschätzen. Selbstverständlich müssen die Fragen jedem Patienten individuell angepasst werden.

Die Basisdiagnostik der Harninkontinenz beinhaltet neben einer ausführlichen Anamneseerhebung auch eine klinische Untersuchung. Bei der klinisch-neurologischen Untersuchung werden insbesondere Sensibilität, Tonus und Fähigkeit zur willkürlichen Kontraktion der unteren Genitale geprüft.

Um die richtige Therapie bestimmen zu können, muss geklärt werden, ob man es mit einer

- spastischen Blase (fehlendes Speichern),
- schlaffen Blase (fehlende Entleerung) oder
- möglichen Kombination der beiden Vorgenannten

zu tun hat. Das lässt sich leicht herausfinden, wenn man über die Häufigkeit des Wasserlassens und die dabei entleerte Harnmenge innerhalb von 48 Stunden genau Buch führt und anschließend misst, wie viel Restharn die Blase enthält. Eine Restmenge unter 150 ml deutet entweder auf eine normale oder auf eine kleine spastische Blase hin, während eine größere Menge auf eine schlaffe Blase schließen lässt.

Zur Basisdiagnostik gehören auch der Ausschluss eines bestehenden Blaseninfektes sowie die sonografische oder mittels Einmalkatheterismus durchgeführte Bestimmung des Restharnvolumens. Die erweiterte Diagnostik umfasst die Zystometrie, vor allem bei großen Restharnmengen, häufig wiederkehrenden Harnweginfekten und bei Beteiligung der oberen harnableitenden Strukturen. Sie beinhaltet darüber hinaus die Uroflowmetrie, mit deren Hilfe u. a. der häufig unterbrochene Urinfluss bei der Detrusor-Sphinkter-Dyssynergie dargestellt werden kann. Die Zystoskopie ist nur in seltenen Fällen erforderlich. Elektrophysiologische Untersuchungen, wie Elektromyografie des Analsphinkters und der Beckenbodenmuskeln, spielen bei MS normalerweise keine Rolle.

Risikofaktoren, an Harninkontinenz zu erkranken

Eine Reihe von Faktoren hat Einfluss auf das persönliche Risiko eines Menschen, an Harninkontinenz zu erkranken. Einige dieser

Faktoren – etwa Übergewicht oder Rauchen – kann man aktiv beeinflussen. Andere haben genetische Ursachen und unterliegen nicht der eigenen Entscheidung. Dies ist jedoch kein Grund, sich einfach mit der Situation abzufinden. Wer um sein persönliches Risiko weiß, sollte durch gezieltes Handeln einer möglichen Harninkontinenz vorbeugen. Wer z. B. rechtzeitig mit einem Beckenbodentraining beginnt, wirkt der natürlichen Erschlaffung des Gewebes im Unterleib entgegen und mindert das persönliche Risiko, etwa an einer Belastungsinkontinenz zu erkranken.

Vor allem die folgenden Faktoren stehen im Zusammenhang mit der Entstehung einer Harninkontinenz:

▪ **Geschlecht** Harninkontinenz ist ein typisches Frauenleiden. Insgesamt sind zwei- bis dreimal so viele Frauen wie Männer betroffen. Bei der speziellen Form der Belastungsinkontinenz ist das Verhältnis sogar noch extremer. Ein Hauptgrund dafür ist die von Natur aus weniger stabile Struktur des weiblichen Beckenbodens, die durch Geburten oder Operationen oft noch zusätzlich geschwächt wird.

▪ **Schwangerschaft und Geburten** Eine Schwangerschaft strapaziert das Gewebe des Unterleibs in beträchtlichem Ausmaß. Bei Geburten wird das Gewebe stark gedehnt oder sogar verletzt. Viele Frauen leiden während oder nach der Schwangerschaft unter einer Harninkontinenz, meist in Form einer Belastungsinkontinenz.

▪ **Wechseljahre** Durch die hormonelle Umstellung des weiblichen Körpers in den Wechseljahren wird die Scheide weniger mit dem Hormon Östrogen versorgt. Darunter leidet die Durchblutung. Die Scheide verliert oftmals einen Teil ihrer Stabilität.

▪ **Alter** Mit zunehmendem Alter kann das Gewebe im Unterleib erschlaffen. Die Organe können ihre Lage verändern und somit an Stabilität einbüßen. Während junge Frauen stärker vom unwillkürlichen Harnverlust beim Husten, Niesen, Lachen oder Sport betroffen sind als junge Männer, verteilt sich die Krankheit im Alter annähernd gleichmäßig auf beide Geschlechter. Wie bei allen Organen zeigen sich auch bei der Blase im Alter Abnutzungserscheinungen. So nimmt beispielsweise ihr Fassungsvermögen ab. Da aber auch die Erkrankungen zunehmen, die die Blasenfunktion beeinflussen, ist es kein Wunder, dass im Alter verstärkt Inkontinenz auftritt. Das heißt aber noch lange nicht, dass man nicht auch in späteren Jahren mit gezieltem Training erfolgreich etwas gegen die Inkontinenz unternehmen könnte. Genau wie es möglich ist, nach einem Schlaganfall andere Tätigkeiten wieder zu erlernen, kann auch die Blasenkontrolle erneut trainiert werden.

▪ **Alzheimer Demenz, Schlaganfall, Morbus Parkinson** Bei einem Verlust der bewussten Körperkontrolle, etwa nach einem Schlaganfall oder bei Parkinsonpatienten, kann sich ebenfalls eine Dranginkontinenz entwickeln.

▪ **Operationen** Unterleibsoperationen können das Entstehen einer Harninkontinenz ebenfalls begünstigen. Ein typischer Fall bei Frauen ist die Entfernung der Gebärmutter, durch die sich andere Organe verlagern können. Bei Männern können besonders Prostata-Operationen Probleme verursachen.

▪ **Krankheiten der Blase** Entzündungen, Blasensteine oder Tumoren können Symptome einer Dranginkontinenz verursachen.

▪ **Übergewicht** Stark übergewichtige Menschen haben ein höheres Risiko, an einer Belastungsinkontinenz zu erkranken. Ursache dafür ist meist eine Bindegewebsschwäche.

Blasenfunktionsstörungen

■ **Rauchen** Ein Raucherhusten kann die Auswirkungen einer Belastungsinkontinenz verschlimmern. Das häufige Husten erzeugt einen starken Druck auf die Blase. Bei einer gestörten Verschlussfunktion der Harnröhre kann unkontrolliert Urin verloren gehen.

Welche unterschiedlichen Inkontinenz-Formen gibt es?

Mediziner unterscheiden vier verschiedene Formen der Harninkontinenz, die unterschiedliche Ursachen haben und deshalb auch unterschiedlich behandelt werden müssen: Belastungs-, Drang-, Überlauf- und Reflexinkontinenz.

Belastungsinkontinenz (Stressinkontinenz)
Passiert es Ihnen häufiger, dass Sie beim Heben, Tragen, Springen, Husten, Niesen oder Lachen unfreiwillig oder unkontrolliert Urin verlieren?

Dann leiden Sie womöglich an einer Belastungs- oder Stressinkontinenz, die durch alltägliche körperliche Belastungen ausgelöst wird, aber auch beim morgendlichen Aufstehen aus dem Bett oder in besonders schweren Fällen sogar schon beim Umdrehen im Bett auftreten kann.

Ursachen hierfür sind geschwächte Schließmuskeln der Blase, die bei einem plötzlichen Druckanstieg im Bauch und auf die Blase, wie z. B. beim Niesen, den nach unten gedrückten Urin nicht zurückhalten können. Bei dieser – besonders unter Frauen – sehr weit ver-

Leitsymptome Drang-/Belastungsinkontinez

Fragen zur Anamnese	Dranginkontinenz	Belastungsinkontinenz	kein Befund
Verlieren Sie beim Husten, Niesen, Lachen, Heben oder körperlicher Anstrengung ungewollt Urin?		○	△
Müssen Sie auch nachts öfters Wasser lassen?	□		△
Ist der Harndrang kaum zu unterdrücken?	□		△
Verlieren Sie bereits Urin, bevor Sie die Toilette erreichen?	□		△

Ergebnis	mögliche Diagnose
mind. 1× □	Blasenschwäche, Dranginkontinenz
1× ○	Belastungsinkontinenz
mind. 1× □ + ○	Mischinkontinenz
4× △	kein Befund

breiteten Form der Inkontinenz kommt es zu einem unwillkürlichen Urinabgang durch die Harnröhre. Der Urin geht meist in Spritzern ab, weil der Schließmechanismus der Harnröhre geschädigt ist.

Ganz alltägliche körperliche Anstrengungen führen aufgrund der plötzlich veränderten Druckverhältnisse im Bauchraum dazu, dass ein paar Tropfen Urin abgehen. Die Belastungsinkontinenz ist die häufigste Form der Blasenschwäche und betrifft auch jüngere Frauen. Ursache ist meist eine Schwächung der Beckenbodenmuskulatur und eine Funktionsstörung des Blasenschließmuskels infolge von Schwangerschaft und Geburt oder Hormonmangel in den Wechseljahren. Bei Männern kann eine Prostata-Operation zu Belastungsinkontinenz führen.

Der Begriff »Stressinkontinenz« leitet sich von dem englischen Wort »to stress« (belasten) ab. Da Stress jedoch im Deutschen etwas anderes bedeutet, wird diese Bezeichnung heute in Deutschland nur noch selten verwendet.

Untergliederung in Schweregrade:

Die Belastungsinkontinenz wird in folgende Schweregrade gegliedert:

- Grad I: Urinverlust bis 20 g
  Unwillkürlicher Harnverlust bei heftiger Drucksteigerung im Bauchraum, wie beispielsweise durch Lachen, Niesen, Husten, Pressen oder schwere körperliche Belastung.
- Grad II: Urinverlust 20–40 g
  Unwillkürlicher Harnverlust bei mittelstarker Drucksteigerung im Bauchraum, bei leichter körperlicher Belastung, z.B. durch Laufen oder Treppensteigen und abrupten Körperbewegungen, beim Aufstehen und Hinsetzen, beim Heben schwerer Gewichte.

- Grad III: Urinverlust 40–60 g
  Unwillkürlicher Harnverlust bei nur geringer Drucksteigerung im Bauchbereich, bei unangestrengten Bewegungen, bereits beim Stehen, Sitzen oder Liegen.
- Grad IV: Urinverlust mehr als 60 g
  Aktives Anhalten des Urinstrahls kaum möglich.

PAD-Test

Der PAD-Test bestimmt den Harnverlust unter Belastung. Hierbei trinken Sie eine bestimmte Flüssigkeitsmenge innerhalb einer gewissen Zeit. Anschließend erhalten Sie eine frische Vorlage (PAD) und werden in verschiedenen Ausgangsstellungen belastet: Hüpfen, Spazierengehen, Übungen auf der Stelle, Treppensteigen usw. Danach wird die Vorlage gewogen. Die Urinmenge in der Vorlage wird in Gramm ermittelt und im Befund dokumentiert. Die Restharnmenge, die in der Blase verblieben ist, wird ebenfalls bestimmt. Der sich so ergebende Wert deutet auf den Zustand (Kraft und Ausdauer) des Schließmuskels hin und bestimmt den Grad der Inkontinenz.

Häufigkeit

Acht von zehn Frauen mit Harnverlust leiden unter einer Belastungsinkontinenz, der häufigsten Form der weiblichen Inkontinenz. Das Durchschnittsalter der Frauen mit Belastungsinkontinenz liegt mit 47,3 Jahren niedriger als das der Gesamtheit der Frauen mit Harninkontinenz (50,9 Jahre). Das Problem tritt also auch in jüngerem Alter auf.

Ursachen

Bei Frauen ist die Ursache der Belastungsinkontinenz häufig eine Schwächung der Beckenbodenmuskulatur, wodurch diese und die Harnröhre nicht mehr im rechten Winkel zueinander stehen. Dadurch ist die Funktion des Schließmuskelsystems am Blasenaus-

Blasenfunktionsstörungen

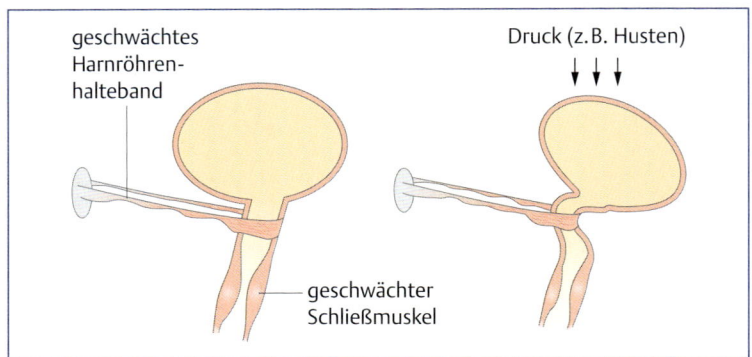

geschwächtes Harnröhrenhalteband

Druck (z.B. Husten)

geschwächter Schließmuskel

Geschwächter Schließmuskel.

gang beeinträchtigt, was zu einem ungenügenden Harnröhrenverschluss führt. Die Blasenfunktion ist in der Regel intakt. Wird z.B. beim Husten oder Niesen plötzlich Druck auf die Blase ausgeübt, können der Schließmuskel und das Harnröhrenhalteband die Blase nicht richtig verschließen – die Blase entleert sich unfreiwillig. Patientinnen und Patienten mit einer Belastungsinkontinenz leiden fast immer an einer Bindegewebsschwäche, durch welche die oben genannten Veränderungen besonders begünstigt werden.

Auch die Wechseljahre können zu einem Mangel an weiblichen Geschlechtshormonen führen, wodurch das Gewebe der Harnröhre und des Beckenbodens an Spannkraft verliert. Eine Schwäche der Beckenbodenmuskulatur kann aber auch durch eine Veränderung im Becken als Folge von Geburten oder Operationen auftreten.

Wenn sich die Druckverhältnisse im Bauchraum plötzlich erhöhen, steigt auch der Druck im Inneren der Blase an. Der Urin wird dadurch in Richtung Blasenausgang gepresst und würde entweichen, wenn nicht Blasenhals und Harnröhre durch die Beckenbodenmuskulatur gestützt würden. Dadurch bleibt der Druck in der Harnröhre höher als der Druck auf die gefüllte Blase – Urin kann nicht

entweichen. Auch der innere Blasenschließmuskel bleibt verschlossen, wenn Harnröhre und Beckenboden in einem rechten Winkel zueinander stehen. Ist die Beckenbodenmuskulatur jedoch geschwächt, gibt der Beckenboden nach. Aus diesem Grund rutscht die Blase tiefer und die Harnröhre verkürzt sich, wodurch der Harnröhreninnendruck absinkt. Dadurch stehen Beckenboden und Harnröhre nicht mehr im rechten Winkel zueinander. Infolgedessen öffnet sich die Muskulatur am Blasenhals leichter, was ein Entweichen des Urins ermöglicht. Nun ist der Blaseninnendruck größer als der Druck, der auf die Harnröhre ausgeübt wird – bei Belastungssituationen kommt es zum Abgang von Urin, da der Verschluss nicht mehr gewährleistet ist.

Bei Männern ist diese Form der Inkontinenz eher selten. Nach einer Prostata-Operation zeigen allerdings auch Männer Symptome einer Belastungsinkontinenz.

Symptome

Körperliche Belastung oder Anspannung führen dazu, dass der Urin nicht mehr gehalten werden kann und zum tropfenweisen Urinverlust. Typische Situationen sind Husten, Niesen, Lachen, Springen, Treppensteigen und schweres Heben. Wenn sich solche Beschwerden zum ersten Mal bemerkbar

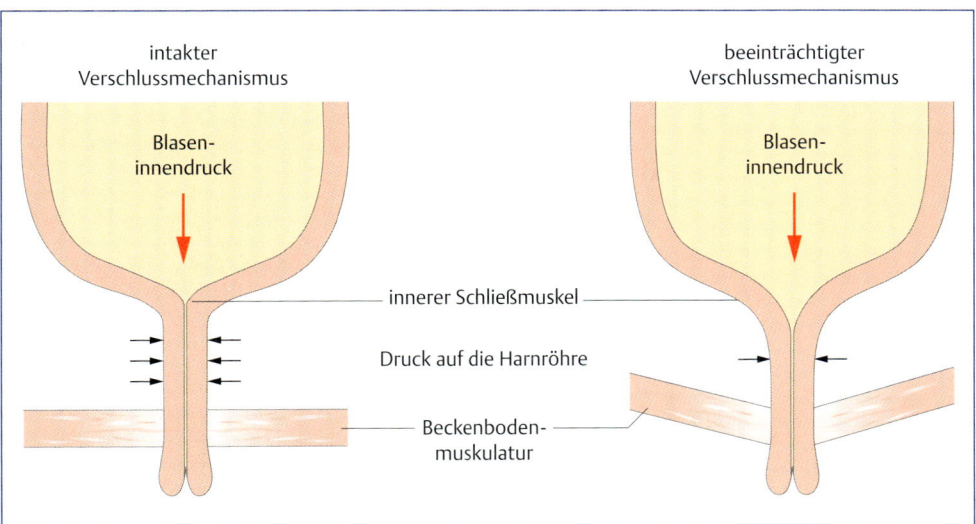

intakter
Verschlussmechanismus

beeinträchtigter
Verschlussmechanismus

Blasen-
innendruck

Blasen-
innendruck

innerer Schließmuskel

Druck auf die Harnröhre

Beckenboden-
muskulatur

Der Verschlussmechanismus der Blase.

machen, wird das Problem in der Regel verdrängt. Die Betroffenen hoffen, dass die Symptome wieder vorübergehen oder sie werden oft auch als normale Erscheinung des Alterns gesehen, mit der man sich abfinden muss. Die Ursache dafür ist entweder eine direkte Schwäche des Schließmuskelapparates der Harnröhre oder eine übermäßige Beweglichkeit der Harnröhre.

Behandlungsmöglichkeiten

Bei der Belastungsinkontinenz können Medikamente Abhilfe schaffen. Die Wirkung dieser Substanzen zielt auf eine Kräftigung der Spannkraft der Schließmuskulatur. Serotonin- und Noradrenalin-Wiederaufnahmehemmer verbessern die Kontraktilität des urethralen Schließmuskels. Aber auch die Darreichung weiblicher Geschlechtshormone (Östrogene) zum Ausgleich des Hormonhaushaltes kann helfen.

Die medikamentöse Therapie sollte auf alle Fälle durch ein gezieltes Training der Beckenbodenmuskulatur begleitet und unterstützt werden. Es strafft die Beckenbodenmuskulatur, stärkt den Blasenschließmuskel und richtet die Harnröhre auf. Wichtig dabei ist, dass Sie von einem Fachmann (z.B. Physiotherapeuten) richtiges Beckenbodentraining erlernen, so dass Sie von Anfang an Muskelgruppen trainieren und stärken können, die für das Verschließen der Blase zuständig sind.

Sind diese Behandlungswege nicht erfolgreich, so kann oftmals operativ durch kleine minimalinvasive Eingriffe (z.B. Bändchen) eine Besserung der Beschwerden erzielt werden. Beim Mann kann ein minimalinvasiver Eingriff am Schließmuskel vorgenommen oder – in therapieresistenten Fällen – ein künstlicher Schließmuskel implantiert werden, bei dem mittels Pumpensystem eine um die Harnröhre gelegte aufblasbare Manschette gefüllt bzw. geleert wird.

Aus hygienischen Gründen benutzen viele Betroffene spezielle Binden, die den Urin aufsaugen und die Geruchsbildung vermeiden.

Blasenfunktionsstörungen

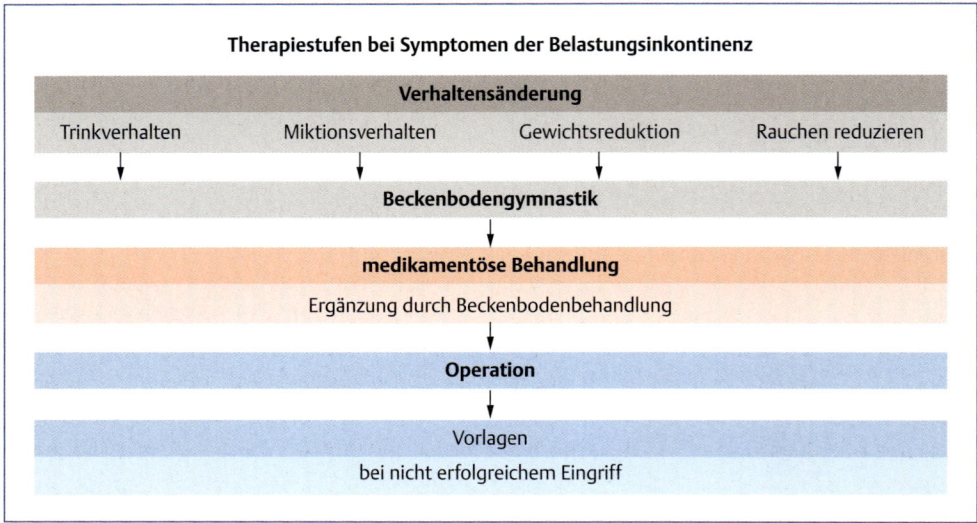

Therapiestufen bei Symptomen der Belastungsinkontinenz

Verhaltensänderung			
Trinkverhalten	Miktionsverhalten	Gewichtsreduktion	Rauchen reduzieren

Beckenbodengymnastik

medikamentöse Behandlung
Ergänzung durch Beckenbodenbehandlung

Operation

Vorlagen
bei nicht erfolgreichem Eingriff

Therapiestufen bei Symptomen der Belastungsinkontinenz.

Dranginkontinenz

Verspüren Sie häufig plötzlichen Harndrang? Haben Sie zugleich das Gefühl, den Urin nicht mehr halten zu können und verlieren Sie ihn manchmal, bevor Sie die Toilette erreichen?

Dann könnte dies ein Zeichen für eine überaktive Blase sein – häufig als Dranginkontinenz bezeichnet. Dabei geht der Urin meist im Schwall durch die Harnröhre ab.

Überfallartiger Harndrang kennzeichnet eine Dranginkontinenz. Schon eine geringe Füllung der Blase bewirkt einen starken und nicht zu unterdrückenden Harndrang. Ohne dass die Betroffenen etwas dagegen tun können, zieht sich der Blasenmuskel zusammen und der Urin geht meist im Schwall ab. Dranginkontinenz betrifft eher ältere Menschen und ist bei Männern die häufigste Form. Bei Frauen tritt sie bei ca. 22 Prozent auf und ist insgesamt seltener als die Belastungsinkontinenz. Entzündungen von Blase und Harnröhre, Blasensteine, eine vergrößerte Prostata, aber auch neurologische Erkrankungen wie MS, Schlaganfall, Alzheimer oder Parkinson können dafür verantwortlich sein.

Die Dranginkontinenz (Syndrom der überaktiven Blase) zeichnet sich durch starken, nicht unterdrückbaren Harndrang und ungewollten Harnverlust aus. Sie wird nach dem englischen Wort für Drang auch »Urge-Inkontinenz« genannt. Der Urin geht meist in größerer Menge auf einmal durch die Harnröhre ab. Die Blase ist überaktiv und zieht sich wie von selbst immer wieder spontan zusammen, egal wie viel Urin in ihr gespeichert ist. Dies führt dazu, dass Sie bereits bei geringer Füllung der Blase plötzlich einen überwältigenden Harndrang verspüren, der nicht unterdrückt werden kann.

Eine weitere Form der Dranginkontinenz ist das *Key-in-the-Lock-Phänomen* (Schlüssel-im-Schlüsselloch). Der Drang tritt auf, sobald man nach Hause kommt und der Schlüssel im Türschloss steckt. Er ist kaum zu kontrollieren.

Symptome

Das entscheidende Symptom ist ein ungewöhnlich häufiger, plötzlich und stark auftretender Harndrang. Betroffene müssen meist mehrmals pro Stunde zur Toilette. Oft geht der Urin bereits vorher verloren.

Ursachen

Bei der Dranginkontinenz liegt keine Schädigung des Verschlussapparates der unteren Harnwege vor. Die Ursache ist meist ein willentlich nicht zu beeinflussendes Zusammenziehen des Blasenmuskels, der aktiv wird, noch bevor die Blase ausreichend gefüllt ist. Trotz guter und intakter Schließmuskelfunktion von Blase und Beckenboden sind Sie dann oftmals nicht in der Lage, den Urin zu halten, bis Sie eine Toilette erreicht haben.

Die Blase ist übersensibel und entleert sich – unabhängig von der Urinmenge – ohne dass es der Betroffene verhindern kann. Man geht davon aus, dass die Blasenmuskeln falsche Signale an das Gehirn senden, die eine größere Harnmenge als tatsächlich in der Blase vorhanden melden.

Auslöser einer Dranginkontinenz sind häufig neurologische Grunderkrankungen, wie sie bei Multipler Sklerose, Morbus Parkinson oder Alzheimer Demenz vorkommen und zu einer Instabilität des Blasenmuskels führen. Aber auch Blasenentzündungen oder Tumoren können die Ursache sein.

Behandlungsmöglichkeiten der Dranginkontinenz

Bei der Dranginkontinenz steht die medikamentöse Therapie eindeutig im Vordergrund. Es werden vor allem Medikamente eingesetzt, welche die Muskelhülle der Blase entspannen, so dass der Druck in der Blase nachlässt. So kann wieder mehr Urin gespeichert werden und die Betroffenen müssen nicht mehr so häufig auf die Toilette.

▪ Wenn Harnweginfektionen (durch Bakterien) die Ursache der Dranginkontinenz sind, werden Antibiotika eingesetzt. Diese Medikamente müssen so lange eingenommen werden, wie sie vom Arzt verordnet wurden, auch wenn sich früher eine Besserung einstellt.

▪ In leichteren Fällen können pflanzliche Arzneimittel Reizzustände lindern.

▪ Der starke Harndrang, ausgelöst durch die überreizten Rezeptoren der Blasenwand, wird am effektivsten (selbst in schweren Fällen) mit Anticholinergika (Spasmolytika) behandelt, um die Blasenmuskulatur zu entspannen. Durch die Entspannung der Blasenmuskulatur kann die Blase mehr Urin aufnehmen (bis zum Dranggefühl), es bestehen weniger Harndrang, Toilettengänge und Urinverluste. Diese Medikamente werden in Form von Tabletten oder Kapseln verabreicht. Bei einigen Präparaten ist pro Tag nur eine Einnahme erforderlich. Der Effekt stellt sich meist schon nach einer Woche ein und erreicht nach etwa drei Monaten seine volle Wirkung. Dann fühlen sich viele Patienten kaum noch beeinträchtigt. Bei manchen funktioniert die Blase sogar wieder völlig normal. Die Medikamente sind allerdings verschreibungspflichtig, und der Arzt sollte die Behandlung sorgfältig überwachen.

▪ Nur in seltenen Fällen bedarf es eines operativen Eingriffs (Entfernen von Blasensteinen).

▪ Ergänzend hilft ein gezieltes Blasenfunktionstraining durch so genanntes »Timed Voiding«. Um dem starken Harndrang entgegenzuwirken, sollte die Blase hierbei in regelmäßigen Abständen (z. B. alle zwei bis drei Stunden) – auch ohne das Bedürfnis, urinieren zu müssen – entleert und das Wasserlassen bei Harndrang hinausgezögert werden (zunächst um 5, dann 10 bis 20 Minuten). Dadurch wird

Blasenfunktionsstörungen

die Blase wieder an einen größeren Inhalt gewöhnt. Führen Sie unbedingt ein Miktionstagebuch. Sie werden überrascht sein, wie klein die Mengen meist sind, die den Blasendrang auslösen.

Untergliederung in sensorische und motorische Dranginkontinenz

Eine **sensorische Dranginkontinenz** (überempfindliche Blase) liegt vor, wenn die Rezeptoren in der Blasenwand, die die Füllung der Blase an das Gehirn melden, überempfindlich gegenüber Reizen sind und dadurch die Wahrnehmung der Blasenfüllung im Sinne eines vorzeitigen Füllungsgefühls gestört ist. Ursachen der sensorischen Dranginkontinenz sind meist Blasenerkrankungen, wie Blasenentzündungen (Zystitis) oder Obstruktion der ableitenden Harnwege (Blasensteine), die eine Schädigung des Blasenmuskels hervorrufen. Die Schleimhaut der Blase ist so stark gereizt, dass selbst bei nur geringer Füllung die Information weitergegeben wird, die Blase sei voll und müsse entleert werden. Dadurch veranlasst das Gehirn, dass sich die Blasenmuskulatur zusammenzieht. Der Harndrang wird so übermächtig, dass eine willentliche Entleerung oft nicht mehr möglich ist – Urin geht ab.

Aber auch Blasensteine, Tumoren sowie eine Verengung der Harnröhre oder eine Vergrößerung der männlichen Vorsteherdrüse lösen diese Form der Dranginkontinenz aus, die häufiger ist als die motorische.

> Die Messfühler in der Blasenwand, die den Füllungsstand der Blase an Rückenmark und Gehirn weiterleiten, sind bei der sensorischen Dranginkontinenz überempfindlich und geben bereits bei geringem Blaseninhalt das Signal zur Harnentleerung.

Die **motorische Dranginkontinenz** (überaktive Blase) wird durch eine Störung der Nerven ausgelöst, die dem Gehirn das Signal geben, die Blasenentleerung zu hemmen. Der Betroffene kann der Entleerung nicht gegensteuern, d. h. er verspürt zwar den Harndrang, die zentrale Hemmung setzt aber nicht ein. Der Grund ist eine Überaktivität des Blasenmuskels. Das Gehirn gibt nur noch unzureichende Impulse an die Blase, den Harn einzuhalten.

Hier überwiegt das vom willentlich nicht steuerbaren Nervensystem gegebene Signal zur Blasenentleerung. Oft wird für die Betroffenen die Zeit zu knapp, zwischen dem in der Regel starken Harndrang und der Blasenentleerung, eine Toilette zu erreichen. Bemerkbar macht sich die motorische Dranginkontinenz zu Anfang vielfach durch häufiges Wasserlassen, das zwar lästig ist, doch von den wenigsten als Krankheitssymptom angesehen wird. Mediziner bezeichnen diesen häufigen Harndrang als Pollakisurie.

Die Ursachen für die motorische Dranginkontinenz sind vielfältig. Meistens tritt sie im fortgeschrittenen Alter oder bei einer Erkrankung auf, die mit einer Störung der Nerven im Gehirn einhergeht, z.B. nach einem Schlaganfall, bei MS oder anderen neurologischen Erkrankungen. Sie kommt oft auch bei der altersbedingten Demenzerkrankung vor, kann aber auch nach übermäßigem, langjährigem Alkoholkonsum oder Medikamentenmissbrauch auftreten. Ursache bei älteren Patienten kann auch eine fortgeschrittene Rückbildung des Blasenmuskels sein.

Es gibt aber auch Fälle von Dranginkontinenz, bei denen nachweislich keine organische Störung vorliegt. Die Betroffenen klagen über unbeherrschbaren Harndrang in Situationen seelischer Belastung (etwa bei Angst), oder

> Die motorische Dranginkontinenz beruht auf einer Störung der Nerven im Gehirn. Diese Form der Blasenschwäche tritt oft im höheren Lebensalter oder bei neurologischen Erkrankungen auf.

sie können das Wasser nicht halten, wenn ihre Füße kalt werden. Die Ursache für die Blasenschwäche ist dann häufig psychosomatischer Natur, d.h., das Krankheitssymptom Inkontinenz beruht auf einer seelischen Störung, z.B. unverarbeiteten psychischen Belastungssituationen.

Die Dranginkontinenz und die Restharnbildung können auch kombiniert auftreten. Dies bedeutet, dass ab einer bestimmten Blasenfüllung die unwillkürlichen Detrusor-Kontraktionen zum Urinverlust führen und es zur so genannten »Überlaufinkontinenz« kommt.

Überlaufinkontinenz
Fließt bei voller Blase bei Ihnen einfach so Urin ab?

Dann empfiehlt es sich, einen Facharzt aufzusuchen. Denn es ist möglich, dass Sie unter einer Überlaufinkontinenz leiden. Dabei verlieren die Patienten durch die übervolle Blase kontinuierlich Urin, da dieser nicht mehr gespeichert werden kann. Wenn jedoch ein Teil des Urins aus der Blase entleert ist, senkt sich der Druck in der Blase und führt zur Restharnbildung. Bei der Überlaufinkontinenz bestehen chronisch erhöhte Restharnmengen. Es kommt zu häufigem Wasserlassen tagsüber und nachts, schnell auftretendem Harndrang, unwillkürlichem Urinverlust bei nicht sofortigem Gang zur Toilette und rezidivierenden Harnweginfekten, weil die Bakterien nicht komplett aus der Blase heraus gespült werden können.

Typische Symptome einer Überlaufinkontinenz (Inkontinenz bei unvollständig geleerter Blase) sind Harnträufeln, häufiges und erschwertes Wasserlassen sowie ständiger Harndrang. Die Überlaufinkontinenz ist bei Männern häufiger als bei Frauen und wird bei ihnen in den meisten Fällen durch eine gutartige Prostatavergrößerung verursacht, die zu einer Verengung der Harnröhre und damit zu einer Abflussbehinderung führt. Die Blase kann nicht vollständig entleert werden und der Urin sickert unkontrolliert aus der überfüllten Blase. Eine schwache Blasenmuskulatur kann ebenfalls zu einer Überlaufinkontinenz führen.

Die Überlaufinkontinenz ist im Gegensatz zu den übrigen Inkontinenzformen keine Störung der Harnspeicherung, sondern eine Störung der Blasenentleerung. Sie ist die häufigste Form der Blasenschwäche bei Männern, kann aber auch bei Frauen durch Harnsteine, Harnröhrenverengungen oder angeborene Fehlbildungen hervorgerufen werden.

Ursachen
Die Überlaufinkontinenz wird meist durch ein mechanisches Hindernis in der Blase verursacht, so dass es ständig zu einer übervollen Harnblase infolge der Abflussstörungen kommt und der Urin nicht richtig abfließen kann. Grund kann eine Verengung oder Blockierung der Harnröhre sein, verursacht durch eine Prostatavergrößerung, Harnsteine oder einen Tumor. Aber auch neurologische Erkrankungen und Nervenschädigungen, wie sie im Rahmen einer Polyneuropathie auftreten, können zu einer »Überlaufblase« führen. Ebenso wie eine Verlagerung der Organe des Unterleibs bei Frauen das Abfließen des Urins erschweren können.

Der Harn kann in diesen Fällen nur noch entleert werden, wenn der Blaseninnendruck

Blasenfunktionsstörungen

sehr stark wird, so dass der Urin am Hindernis vorbeigepresst wird. Dadurch wird die Blasenwand überdehnt, bis der Harn abläuft. Der Druck ist umso größer, je mehr Urin in der Blase ist. Durch die starke Dehnung verformt sich zudem die harnaustreibende Muskulatur, die dann nicht mehr mit voller Kraft arbeiten kann. Lässt der Druck nach, kann der verbliebene Urin nicht mehr abfließen, es bleibt also Restharn in der Blase. Nach und nach wird die Restharnmenge größer. Als Folge dehnt sich die Blasenwand immer weiter aus, bis schließlich die Muskulatur überdehnt wird. Nach geraumer Zeit wird die Blasenmuskulatur unfähig, sich zusammenzuziehen.

Bei chronischem Verlauf kommt es zu einer Schwächung und Überdehnung des Blasenmuskels, der Innendruck übertrifft schließlich den obstruktiven Verschlussdruck und es kommt zu ständigem Harnträufeln. Häufig kommen weitere Symptome wie plötzlicher, starker Harndrang und nächtlicher Harndrang hinzu.

Symptome

Typische Kennzeichen der Überlaufinkontinenz sind Harnträufeln, häufiges Wasserlassen, Startschwierigkeiten beim Wasserlassen und verstärkter Harndrang. Sehr häufig kommt es infolge einer Überlaufblase zu einem Rückstau des Urins in die Harnleiter und die Nieren mit der Gefahr einer zunehmenden Niereninsuffizienz (Funktionsverlust der Nieren) bis hin zur Urämie (Harnvergiftung). Die Blase kann sich nicht mehr von selbst entleeren; der Urin tropft nun ununterbrochen aus Harnblase und -röhre. Der in der Blase verbleibende Restharn ist zudem eine ideale Brutstätte für Bakterien. Infektionen häufen sich. Um den Restharn zu entfernen, kann es nötig sein, dass der Betroffene sich so lange selbst katheterisiert, bis die normale Kontraktionsfähigkeit der Blase wiederhergestellt ist.

Behandlungsmöglichkeiten

Die Therapie besteht in der medikamentösen oder operativen Ursachenbeseitigung, bei irreversiblen Veränderungen durch Einsatz von Dauerkathetern oder dem intermittierenden Selbstkatheterismus. Die Ableitung des Urins aus der Blase über einen Katheter ist in der Regel die erste Behandlungsmaßnahme. Medikamente werden eingesetzt gegen die Vergrößerung der Prostata bzw. zur Absenkung des Abflusswiderstandes am Blasenausgang. Eine Operation als wichtigste Therapie im fortgeschrittenen Stadium dient zur Entfernung der vergrößerten Prostata. Besonders Frühformen der prostatabedingten Blasenentleerungsstörungen sind durch pflanzliche Medikamente (Kürbiskerne, Sabal-Früchte, Brennnessel-Extrakte) zu bessern.

Reflexinkontinenz

Eine Reflexinkontinenz kann durch Erkrankungen oder Verletzungen des Gehirns oder des Rückenmarks entstehen, wenn jene Nervenbahnen unterbrochen werden, die das für die Blasenentleerung verantwortliche Steuerungszentrum im Gehirn mit Harnblase und Schließmuskel verbinden. Blasen- und Schließmuskelfunktion lassen sich dann nicht mehr koordinieren oder kontrollieren. Der Betroffene verspürt weder Harndrang, noch kann er den Urin zurückhalten. Die Entleerung der Blase erfolgt daher nicht willentlich, sondern ausschließlich als Reflex – daher die Bezeichnung »Reflexinkontinenz«. So kann die Blase beispielsweise durch einen zufälligen Reiz, bei dem sich der Blasenmuskel reflektorisch zusammenzieht, etwa Husten oder Lageveränderung, entleert werden.

Ursachen

Ursachen der Reflexinkontinenz sind eine Fehlfunktion von Blasen- und Schließmuskel durch neurologische Erkrankungen (wie Multiple Sklerose) oder Unfälle (Querschnittslähmung). Aber auch Tumoren im Rückenmark können diese Art der Inkontinenz verursachen. Bei dieser Form der Harninkontinenz ist die Übertragung von Signalen zwischen Gehirn und Blase gestört. Die Verschlussfunktion der Harnröhre kann nicht mehr durch Befehle aus dem Gehirn kontrolliert werden, die Blase macht sich selbstständig.

Symptome

Symptome der Reflexinkontinenz sind unwillkürlicher Urinverlust bei gleichzeitiger Erkrankung oder Verletzung des Zentralnervensystems. Betroffene verlieren in unterschiedlichen Abständen Urin, oftmals ohne vorher überhaupt einen Harndrang zu verspüren.

Die Reflexinkontinenz geht häufig mit einem besonderen Problem einher: Aufgrund der fehlenden Steuerung ziehen sich bei der Entleerung oft zugleich die Blasenmuskulatur und der äußere Schließmuskel zusammen, der sich in dieser Situation normalerweise entspannen müsste. Die Folge ist, dass nur eine geringe Menge aus der Blase entweichen kann: Es bleibt Harn in der Blase zurück. Der Druck auf die Blasenmuskulatur wird durch den aufgestauten Harn immer größer. Durch diese Druckverhältnisse innerhalb der Blase wird der Zustrom von Urin aus den Harnleitern verhindert. Daraufhin staut sich Urin in den Harnleitern, was schließlich zur Nierenschädigung führen kann.

> Bei der Reflexinkontinenz kann keinerlei willentliche Kontrolle mehr über die Blasenfunktion ausgeübt werden.

Therapie

Diese Form der Inkontinenz ist schwer zu behandeln und nicht zu heilen, da die Unterbrechung der Nervenbahnen zwischen Gehirn und Sakralmark nicht wiederhergestellt werden kann. Die Therapie erfolgt vorzugsweise medikamentös mit Anticholinergika, die das plötzliche Zusammenziehen des Blasenmuskels einschränken. Bei Unverträglichkeit oraler Präparate können sowohl Anticholinergika als auch Vanilloide direkt in die Harnblase verabreicht werden. Der intermittierende Selbstkatheterismus ermöglicht eine vollständige und restharnfreie Entleerung der Blase. Oberstes Ziel des Selbstkatheterismus ist neben der Harnentleerung vor allem der Schutz des oberen Harntraktes und die Vermeidung von Harnweginfektionen und Nierenschädigungen.

Mischinkontinenz

Unter einer Mischinkontinenz leiden Patienten, die sowohl eine Blasenschwäche aufgrund einer Reizblase als auch eine Belastungsinkontinenz aufweisen. Insgesamt ist die Mischinkontinenz bei Frauen mit 29 Prozent die zweithäufigste Form der Harninkontinenz. Sie ist meist auf eine schwache Beckenbodenmuskulatur zurückzuführen.

Ursachen und Symptome

Die Ursachen und Symptome können sowohl denen der Reizblase als auch der Belastungsinkontinenz gleichen und gemeinsam auftreten. Gerade weil immer wieder Drang- und Belastungsinkontinenz gemischt auftreten, ist es für die Behandlung wichtig, die Form und Ursachen der Erkrankung festzustellen. Die Betroffenen verlieren unwillkürlich Urin beim Husten, Niesen, Lachen oder schweren Heben und leiden gleichzeitig unter häufigem, kaum zu unterdrückendem Harndrang. Meist ist aber auch bei dieser Mischinkonti-

Blasenfunktionsstörungen

nenz eine der beiden Formen stärker ausgeprägt. In 37 Prozent der Fälle dominiert die Belastungsinkontinenz als zugrunde liegende Ursache.

Extraurethrale Inkontinenz

Bei der extraurethralen (außerhalb der Blase) oder extravesikalen (außerhalb der Harnröhre) Inkontinenz geht der Urin nicht durch die Harnröhre ab, sondern fließt stetig »durch die falsche Öffnung«.

Ursachen

An dieser Form der Inkontinenz sind weder eine Fehlfunktion des Blasenmuskels noch eine Schädigung des Verschlusssystems der Harnröhre schuld, sondern Fehlbildungen im Harnwegsystem. Bei Kindern kann z.B. eine Fehlmündung des Harnleiters ursächlich für diese angeborene Inkontinenz sein. Bei Erwachsenen entwickelt sie sich meist durch die Bildung von so genannten Fisteln (Verbindungen zwischen Blase, Harnröhre und Scheide oder Harnleiter und Darm). Verbindet eine Fistel die Blase mit der Scheide, tröpfelt der Urin durch diesen Gang nach außen. Dies kann nach Bestrahlungen oder Operationen von Tumoren auftreten.

Symptome

Diese Formen der Inkontinenz können zur Folge haben, dass Urin abgeht, ohne die Blase oder die Harnröhre zu durchlaufen. Beispielsweise können sich nach Operationen bei der Frau Fistelgänge, also Verbindungen, zwischen der Harnröhre und der Scheide, gebildet haben. Durch diese Kanäle gelangt dann der Urin in die Scheide, so dass es zu Harnträufeln aus der Scheidenöffnung kommt. Auch die Harnleiter können unter Umgehung der Blase in der Harnröhre münden, so dass ein dauerhaftes Harnträufeln auftritt.

Behandlungsmöglichkeiten

Diese Inkontinenzform muss operativ behandelt werden.

Was sind die Ursachen der Inkontinenz bei Frauen?

Harninkontinenz ist ein Problem, das in etwa drei Viertel aller Fälle Frauen betrifft. Ungefähr zehn Prozent der weiblichen Bevölkerung in Deutschland leiden darunter. Weshalb sind Frauen stärker als Männer von Harninkontinenz betroffen? Dies liegt an den anatomischen Besonderheiten des weiblichen Geschlechts. Die Harnröhre der Frau ist mit einer Länge zwischen drei und sechs Zentimetern wesentlich kürzer als die des Mannes.

Der Druck, der in der Harnröhre herrscht, muss stärker sein als der Druck, der im Inneren der Blase wirkt, damit die Harnröhre keinen Urin nach außen lässt. Dieser Druck wird vor allem durch die intakte Beckenbodenmuskulatur auf die Harnröhre ausgeübt. Ist diese geschwächt, wird der Druck aus dem Bauchraum nicht mehr stark genug auf die Harnröhre übertragen und Urin geht ab. Jeder Druck, der innerhalb der Bauchhöhle entsteht, sei es durch Niesen oder Tragen schwerer Lasten, drückt bei der Frau immer direkt auf den Beckenboden. Daher sind die Muskeln des Beckenbodens für den einwandfreien Verschluss der Blase äußerst wichtig. Sie halten sie in Position und stützen die Harnröhre. Nur so kann sich ausreichend Kraft aufbauen, um die Blase geschlossen zu halten. Bei Frauen mit Symptomen der Belastungsinkontinenz ist die Muskulatur des Beckenbodens häufig sehr schwach. Bereits eine geringe Belastung, die zu einer Druckerhöhung im Bauchraum führt, kann den Verlust kleiner Harnmengen bewirken. Als erste Therapie wird daher Gymnastik zur Stärkung der Beckenbodenmuskulatur empfohlen.

Welche Funktion hat das Becken?

Das Becken stellt einen geschlossenen, aber nicht völlig starren Ring dar, der aus drei Knochen besteht und über das Kreuzbein mit der Wirbelsäule verbunden ist. Das Becken wirkt wie ein Balancegestell, welches das Gewicht des Oberkörpers vor allem im Bereich des Kreuzbeins aufnimmt und dieses über die Hüftgelenke auf die Beine überträgt. Während die Hüftgelenke die Verbindung des Beckens zu den Oberschenkeln darstellen, ragt die Wirbelsäule vom Kreuzbein ausgehend empor.

Welche Funktion hat die Beckenbodenmuskulatur?

Der Beckenboden ist vergleichbar mit einer Platte aus entgegengesetzt verlaufenden Muskelfasern, die den Bauchraum nach unten begrenzt. Er hat die Funktion, die inneren Organe zu tragen und zu stützen. Zudem bildet er den äußeren Schließmuskel für die Blase.

Im Vergleich zum Mann ist der Durchmesser der Beckenöffnung bei der Frau größer, damit bei einer Geburt ein Kind hindurchtreten kann. Aus diesem Grund muss der Beckenboden eine größere Öffnung überspannen, wodurch es leichter zu einer Schwächung dieser Muskulatur kommen kann. Außerdem ist die Beckenbodenmuskulatur dreimal unterbrochen, damit Harnröhre, Scheide und Mastdarm durchtreten können; beim Mann jedoch nur zweimal.

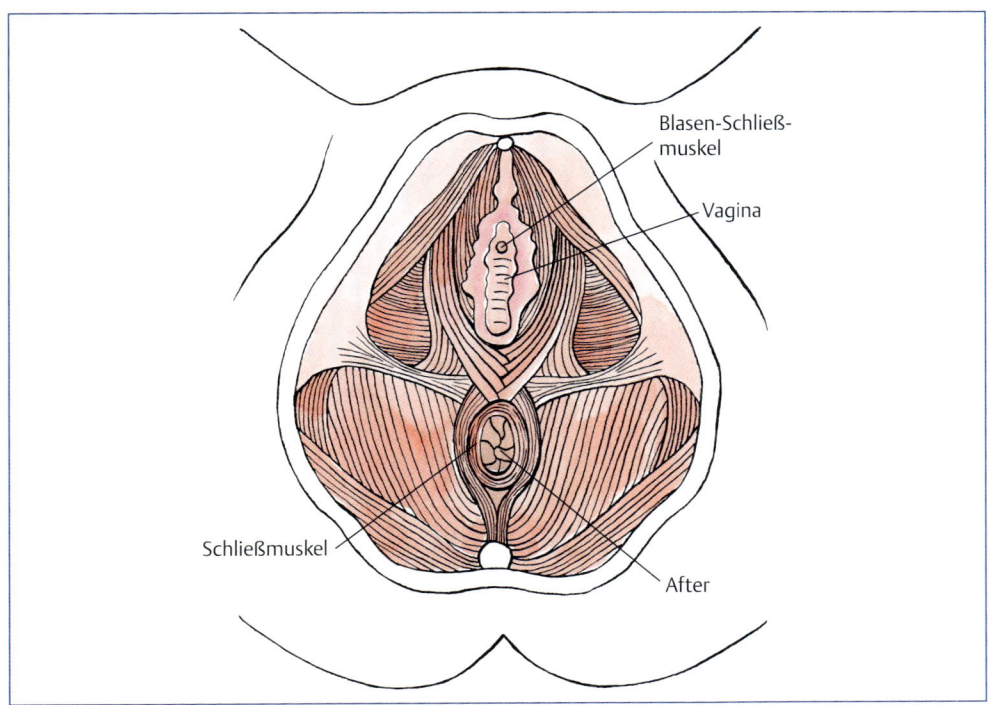

Die Beckenbodenmuskulatur.

Blasenfunktionsstörungen

Der Beckenboden besteht aus drei Muskelschichten (innere, mittlere, äußere), die gitterförmig übereinander liegen. Die mittlere Muskelschicht stützt alle Organe im Becken und gewährleistet die Kontinenz. Ein Teil der Muskulatur zieht sich vom Schambein in u-förmigen Schlingen um After und Scheide und kehrt auf der anderen Seite zurück. Die äußere Schicht des Beckenbodens besteht aus mehreren Muskeln, die ebenfalls eine Bedeutung für die Kontinenz haben, aber auch für sexuelle Funktionen wichtig sind.

Wodurch wird der Beckenboden geschwächt?

Der Beckenboden spielt also eine wichtige Rolle für die Erhaltung der Kontinenz. Es

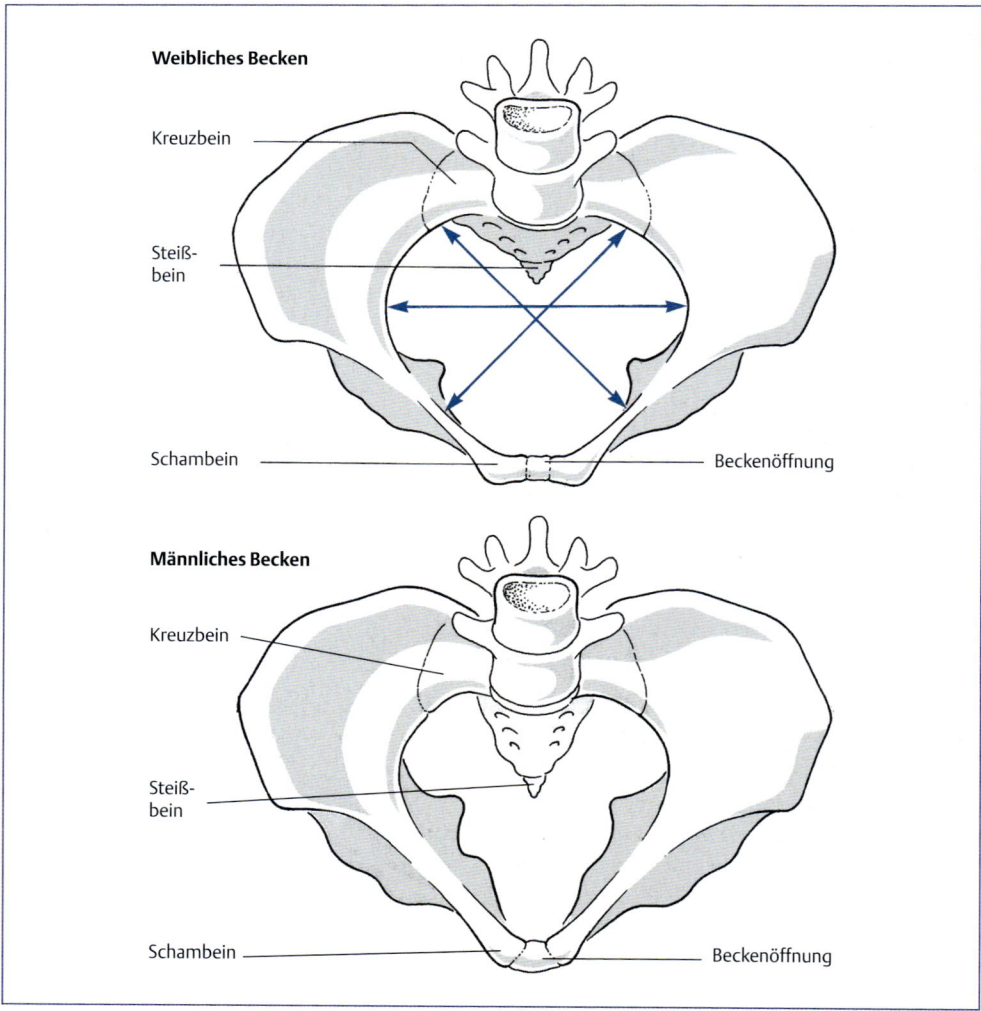

Weibliches Becken

Kreuzbein

Steiß-
bein

Schambein — Beckenöffnung

Männliches Becken

Kreuzbein

Steiß-
bein

Schambein — Beckenöffnung

Das männliche und weibliche Becken. Bei der Ansicht von oben wird es deutlich: Das Becken der Frau hat eine größere Öffnung als das des Mannes. Dadurch wird verständlich, dass die Beckenbodenmuskulatur schneller geschwächt werden kann, weil sie eine größere Weite überspannen muss.

gibt eine Reihe von Faktoren, die zu einer Schwächung dieser so wichtigen Muskulatur beitragen. Besonders stark belastet wird die Muskulatur bei der Geburt eines Kindes – in vielen Fällen kommt es zur Überdehnung.

Das ist insofern nicht schlimm, als der Beckenboden die Fähigkeit besitzt, sich schnell zu regenerieren – nur müssen Sie auch selbst etwas dazu beitragen. Nicht umsonst gibt es die Schwangerschafts- und die Wochenbettgymnastik. Sie dient u. a. zur Straffung der Beckenbodenmuskulatur und sollte daher auf jeden Fall wahrgenommen werden, damit es später nicht zur Inkontinenz kommt.

Auch Übergewicht spielt bei der Schwächung des Beckenbodens eine bedeutende Rolle, genau wie chronischer Husten, der z. B. durch starkes Rauchen ausgelöst sein kann. Die Muskulatur von Frauen, die schwere körperliche Arbeiten verrichten, ist ebenfalls stärker gefährdet. Seltener belastet Stuhlgang den Beckenboden, wenn der Kot nur durch große Anstrengungen abgesetzt werden kann. In den Wechseljahren bewirkt der Mangel an dem Hormon Östrogen eine Schwächung des Beckenbodens.

Die Neigung zur Bindegewebsschwäche scheint einer der ausschlaggebenden Faktoren für eine Schädigung des Beckenbodens zu sein. Frauen haben ohnehin ein schwächer ausgeprägtes Bindegewebe als Männer, da dieses dehnbarer sein muss, damit es keine Schädigung bei einer Schwangerschaft davonträgt. Dennoch gibt es auch bei Frauen Unterschiede bei der Beschaffenheit des Bindegewebes. Haben Sie viele Krampfadern, ist dies Anzeichen eines schwachen Bindegewebes.

Was passiert bei einer Schwächung der Beckenbodenmuskulatur?

Die Spannung lässt nach – es kommt zur Senkung! Der Beckenboden, also die natürliche Öffnung des kleinen Beckens nach außen, besteht aus Muskeln, Bändern und Bindegewebe. Er dient dazu, die hierin befindlichen Organe, wie Blase, Scheide, Gebärmutter oder Darm, elastisch wie durch eine Hängematte nach unten hin aufzufangen. Mit zunehmendem Alter kann sich, durch Nachlassen der Elastizität von Muskeln und Bändern, der Beckenboden so weit absenken, dass es zu einem Gebärmuttervorfall in die Scheide kommt.

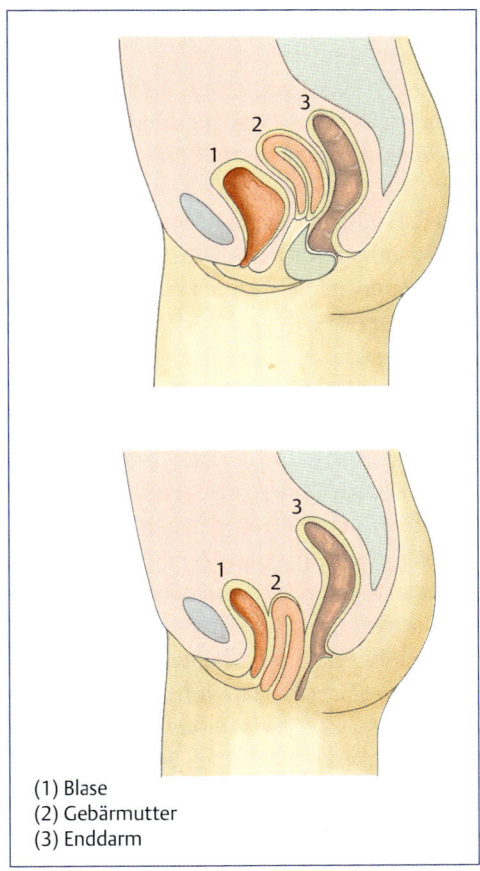

(1) Blase
(2) Gebärmutter
(3) Enddarm

Schwächung der Beckenbodenmuskulatur.

Blasenfunktionsstörungen

Wenn man die Faktoren betrachtet, die eine Schwächung der Beckenbodenmuskulatur auslösen, verwundert es nicht, dass die häufigste Form des unfreiwilligen Urinverlusts bei Frauen die Belastungsinkontinenz ist, bei der durch einen erhöhten Druck im Bauchraum Harn abgeht.

Eine Schwäche des Beckenbodens ist in einigen Fällen auch mit einer Senkung der Blase (1), der Harnröhre, der Gebärmutter (2) oder des Mastdarms (3) verbunden (siehe Abb. Seite 61). Im schlimmsten Fall kommt es zu einem Vorfall der Harnblase oder der Gebärmutter. Das bedeutet, dass diese Organe aus der Harnröhren- bzw. der Scheidenöffnung nach außen treten. Bei der Senkung der Gebärmutter wird auch die Blase in Mitleidenschaft gezogen. Sie steht dann nicht mehr im rechten Winkel über der Harnröhre, sondern kippt nach hinten über. Dies führt dann zu einer Vorwölbung der Harnblase in die vordere und des Enddarms in die hintere Scheidenwand. Ein Teil der Blase liegt dann unterhalb des Blasenausgangs, so dass sich dort Restharn sammelt, der nicht ablaufen kann.

Kommt eine Beckenbodensenkung häufig vor?

Schätzungsweise jede zehnte Frau leidet an einer Schwäche des Beckenbodens. Während dieses Problem in früheren Zeiten sehr oft verschwiegen wurde, ist mittlerweile ein deutlicher Wandel im Umgang mit dieser Erkrankung zu erkennen. Dies vielleicht auch deswegen, weil heute moderne und schonende Therapieverfahren zur Verfügung stehen, die wirkungsvoll und nachhaltig für Beschwerdefreiheit sorgen können.

Wie kündigt sich eine Beckenbodensenkung an?

Eine Beckenbodensenkung kündigt sich durch eine Reihe von Symptomen an, die je nach Schweregrad zu unterschiedlichen Beschwerden führen können. Typisch ist ein zeitweiliges Fremdkörpergefühl in der Scheide, schwer zu ortende Unterbauch- und Rückenschmerzen, Probleme beim Geschlechtsverkehr und Schwierigkeiten, die Blase und den Darm in gewohnter Weise zu entleeren. Oft wird von den betroffenen Frauen auch darüber geklagt, dass sie ständig das Gefühl haben, über die Scheide »jeden Augenblick etwas verlieren zu können«.

Wie wird eine Beckenbodensenkung behandelt?

Eine sorgfältige und ausführliche Untersuchung ist für einen bleibenden Erfolg von entscheidender Wichtigkeit, um den jeweils besten und erfolgversprechendsten Behandlungsweg einer Beckenbodensenkung festlegen zu können. Bei der Entscheidungsfindung sind das Ausmaß der Senkung, eine evtl. zusätzliche Blasenschwäche und der Zustand der Muskulatur und des Bindegewebes von Bedeutung. Die übliche Untersuchung der Scheide durch den Frauenarzt wird ergänzt durch eine Ultraschalluntersuchung des Unterbauches und eine Kontrolle der Lage der Blase und des Enddarms. Hinzu kommt eine urodynamische Messung, die den Blasenverschluss überprüft. Diese Untersuchung kann zwar etwas unangenehm sein, ist aber für die Festlegung der geeigneten Therapie erforderlich.

Leichtgradige Vorfallerkrankungen bedürfen nicht immer einer operativen Korrektur. Hier können Beckenbodengymnastik, Behebung von Begleiterkrankungen (z.B. chronisches Asthma, Verstopfung des Darmes) und die

Anwendung lokaler Hormoncremes durchaus erfolgreich sein.

Gibt es operative Techniken zur Behandlung der Beckenbodensenkung?

Das Operationsprinzip ist bei allen Verfahren ähnlich. Die Gebärmutter bzw. das Scheidenende werden angehoben und Blase sowie Enddarm in ihre ursprüngliche Position zurückverlagert. Häufig wird bei einer solchen Operation auch die Gebärmutter entfernt. Auch wenn die Gebärmutter aufgrund eines früheren Eingriffs nicht mehr vorhanden ist, kann das verbleibende Scheidenende vorfallen. In diesem Fall wird die Scheide im Rahmen eines vaginalen Eingriffs an einem Beckenrand angeheftet und damit in ihre ursprüngliche Position zurückverlagert.

Operative Therapien, bei denen versucht wird, den Vorfall von Blase und Darm in die Scheide mit körpereigenem Gewebe zu beheben, eignen sich nicht bei Inkontinenz. Insbesondere wenn eine ausgeprägte Bindegewebsschwäche zugrunde liegt, ist hierbei mit einer erhöhten Rückfallrate zu rechnen. Als Alternative für solche Situationen bietet sich eine relativ neue Operationsmethode an, die als »Hängemattenprinzip« bezeichnet wird. Dabei werden kleine, feinmaschige Kunststoffnetze zur Stabilisierung zwischen Blase und Scheide eingesetzt und im Becken fixiert – ähnlich wie bei einer Hängematte. Dadurch kommt es zu einer dauerhaft stabilisierenden Unterfütterung der Organe sowie von überdehntem oder auch abgerissenem Bindegewebe in ihrer natürlichen Position.

Wundinfektionen, Bildung von Fisteln zwischen Blase und Scheide, Verletzung von Nachbarorganen (Blase, Darm und Harnleiter) sind dabei glücklicherweise selten. Jedoch ist keine Operation ohne Risiko! So kann es nach dem Eingriff eines großen Blasenvorfalls auch zu einer mehr oder weniger starken Blasenschwäche kommen, die dann mithilfe einer weiteren Operation behoben werden sollte. Ein weiteres mögliches Problem sind Infektionen und Abstoßungsreaktionen der eingelegten Netze durch den Körper. Daher wird zur Vermeidung einer Infektion vorsichtshalber vorbeugend ein Antibiotikum verabreicht. Für ein bis zwei Tage erhalten die Patienten eine Scheiden-Tamponade, gelegentlich auch einen Harnblasenkatheter, über den der Urin abgeleitet wird. Das Netz ist nach etwa acht bis zehn Wochen vollständig eingeheilt und von körpereigenem Bindegewebe umschlossen. Bis zum Abschluss des Heilungsvorganges sollten sich die Patienten unbedingt körperlich schonen sowie schweres Heben und jegliche sportliche Betätigung vermeiden. Auch auf Geschlechtsverkehr muss in der Zeit der Genesung verzichtet werden. Nach einer intensiven ärztlichen Abschlussuntersuchung können wieder alle täglichen Aktivitäten verrichtet werden.

Gibt es noch weitere Formen von Inkontinenz bei Frauen?

Oft liegt bei Frauen eine Kombination von Stress- und Dranginkontinenz vor. Sie verlieren dann nicht nur beim Husten, Lachen, Treppensteigen oder Heben schwerer Lasten Urin, sondern verspüren auch in anderen Situationen plötzlich einen übermächtigen Harndrang. Diese Form der Inkontinenz bedarf der besonderen medizinischen Abklärung.

Blasenfunktionsstörungen

Was sind die Ursachen der Inkontinenz bei Männern?

Die Dranginkontinenz ist die häufigste Art der Blasenschwäche bei Männern. Rund 10 Prozent der Männer leiden unter einer Belastungsinkontinenz. Etwa 10 bis 30 Prozent haben eine Kombination aus diesen beiden Formen. Männer können auch unter Überlaufinkontinenz, Tröpfelinkontinenz und Reflexinkontinenz leiden.

Blasenschwäche bei Männern hat meist nicht nur eine Ursache. Häufige Faktoren sind:
- Eine geschwollene Prostata, die den Durchfluss des Urins verhindert, kann oft zu Dranginkontinenz führen oder einem plötzlich auftretenden Harndrang.
- Eine Prostata-Operation kann die Muskeln zeitweilig schwächen oder schädigen, was zu Belastungsinkontinenz führt.
- Harnweginfektionen können eine Überaktivität der Blase verursachen.
- Nerven- oder Hirnschädigungen sowie bestimmte Medikamente können für eine Inkontinenz ursächlich sein.
- Übergewicht kann zusätzlichen Druck auf die Unterleibs- und Beckenbodenmuskulatur ausüben.
- Auch diuretische Medikamente gegen Durchblutungsstörungen können das Risiko einer Blasenschwäche erhöhen.
- Diabetes kann ebenfalls zu Blasenschwäche führen.

Bei der Behandlung der männlichen Harnblasenschwäche werden – je nach Diagnose –, unterschiedliche Verfahren angewendet.

Oft ist die Prostata schuld
Inkontinenz wird beim Mann häufig durch eine Prostatavergrößerung im Alter verursacht.

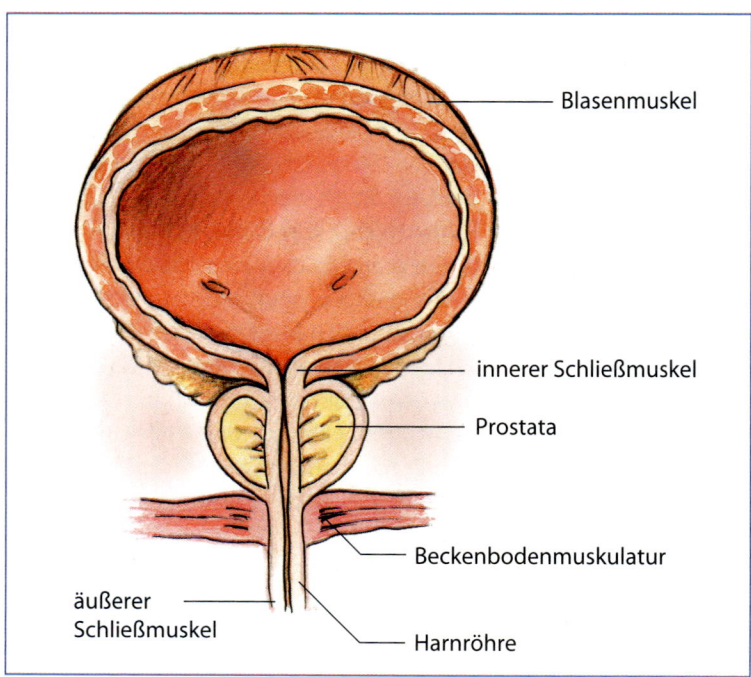

Blasenmuskel

innerer Schließmuskel

Prostata

Beckenbodenmuskulatur

äußerer Schließmuskel

Harnröhre

Prostata.

Die männliche Blase verfügt über einen sehr stabilen Verschlussapparat. Unterhalb der Blase liegt die Prostata oder Vorsteherdrüse, die die Harnröhre ring- bzw. kugelförmig umschließt. Die Prostata liegt dem männlichen Beckenboden auf, in dem sich der äußere Schließmuskel befindet.

Bei der Prostatavergrößerung handelt es sich meist um das so genannte gutartige Adenom. Dieses verengt die Harnröhre, was zur Überlaufinkontinenz führen kann. Ähnliche Symptome wie das Adenom ruft auch das Prostatakarzinom, der Krebs der Vorsteherdrüse, hervor. Daher sollten Sie auf jeden Fall bei den ersten Anzeichen für eine Veränderung der Prostata zum Arzt zu gehen.

> Prostatakrebs ruft die gleichen Symptome hervor wie eine gutartige Prostatavergrößerung. Gehen Sie daher unbedingt zum Arzt, wenn Sie Probleme beim Wasserlassen haben.

Benigne Prostatahyperplasie (BPH)/ Benignes Prostatasyndrom (BPS)

Die gesunde Prostata eines erwachsenen Mannes ist etwa walnussgroß. Mit zunehmendem Alter kann sich die Prostata vergrößern. Ein gutartiges Adenom kann nach der operativen Entnahme von Prostatagewebe mikroskopisch nachgewiesen werden. In diesem Fall spricht man von einer BPH.

Wie häufig ist das Prostata-Adenom?

Die Prostata vergrößert sich etwa bei der Hälfte aller Männer über 50 Jahre. Warum das der Fall ist, ist bislang nicht vollständig geklärt. Man nimmt aber an, dass das gutartige Adenom entsteht, wenn die Produktion des männlichen Sexualhormons Androgen zurückgeht. Gefährlich ist das Prostata-Adenom

zunächst zwar nicht, es sollte jedoch in jedem Fall entfernt werden, damit es nicht zu Harninkontinenz und in Folge zu Nierenschädigungen kommt.

Wie entsteht die Überlaufinkontinenz beim Mann?

Eine vergrößerte Prostata drückt auf die Harnröhre und kann diese verengen. Dadurch wird der Harnfluss verlangsamt, die Blase kann sich nicht mehr vollständig entleeren. Es entsteht das Gefühl von Harndrang, und die Betroffenen müssen auch nachts in kürzeren Abständen zur Toilette. Der Betroffene muss teilweise die Bauchmuskulatur zu Hilfe nehmen, um den Urin aus der Blase zu drücken (so genannte Bauchpresse). Ein weiteres Anzeichen für eine vergrößerte Prostata kann ständiges Nachträufeln sein. Dafür verantwortlich ist der höhere Blaseninnendruck. Er erhöht sich, wenn die Blase nicht mehr vollständig entleert wird und sich deshalb ausdehnt. Weitere Symptome können starker, überfallartiger Harndrang und Dranginkontinenz sein.

Im zweiten Stadium kann der Urin nicht mehr vollständig aus der Blase entleert werden. Die Blase dehnt sich immer mehr und verliert dadurch ihre Fähigkeit zur Kontraktion. Dies hat zur Folge, dass im letzten Stadium

HINWEIS

Falls Sie also älter als 50 Jahre sind, unter rasch wiederkehrendem Harndrang leiden, nur geringe Mengen Urin absetzen und nachts häufig auf die Toilette müssen, sollten Sie sich unbedingt ärztlich untersuchen lassen. Denn je früher Veränderungen der Prostata festgestellt werden, umso effektiver ist die Behandlung.

Blasenfunktionsstörungen

ein hoher Blaseninnendruck herrscht, der zu einem ständigen Tröpfeln aus der Blase führt. Der Harn staut sich bis zu den Nieren zurück und zerstört das Nierengewebe.

Prostata-Operationen

Ein Prostata-Adenom muss in jedem Fall entfernt werden, weil die Harnröhre sonst verengt bleibt und keine Besserung der Überlaufinkontinenz eintritt.

Es gibt zwei Methoden zur Entfernung des Adenoms:

- Bei der Prostata-Adenomektomie wird der Unterbauch geöffnet und das Adenom entfernt.
- Bei der Transurethralen Resektion der Prostata (TURP = Transurethrale Prostata-Operation) wird mit einem hochfrequenten Elektromesser, welches durch die Harnröhre in die Blase eingeführt wird, das Prostatagewebe abgetragen. Anstelle von Strom kann auch Lasertechnik angewendet werden.

Ist eine Operation aus irgendeinem Grund nicht durchführbar, besteht die Möglichkeit, so genannte Stents in die Harnröhre einzusetzen. Das sind Spannvorrichtungen, welche die Harnröhre erweitern.

Harninkontinenz nach Prostata-Operation

Wurden Sie an der Prostata operiert und haben Sie jetzt Probleme, den Urin zu halten?

Bei Männern kann es nach einer Prostata-Operation zu Harninkontinenz kommen, da Harnröhre oder Harnblase in ihren Lagen verändert oder die Schließmuskel verletzt wurden, so dass es zu einer Schließmuskel-

schwäche mit entsprechender Harnblasenschwäche kommt. Eine Harninkontinenz mit leichten bis mittelgradigen Beschwerden kann in der Regel mithilfe von Beckenbodentraining und/oder einer medikamentösen Therapie gelindert werden.

In schweren Fällen sind häufig operative Maßnahmen notwendig, um eine Besserung der Beschwerden zu erreichen. Mithilfe einer kleinen Synthetikschlinge wird die Harnröhre in ihre ursprüngliche Position zurückgehoben und damit gleichzeitig gestützt. Die meisten Patienten sind direkt nach dieser Operation wieder kontinent und können schon nach wenigen Tagen normale, nicht zu anstrengende Tätigkeiten aufnehmen. Auch kann es sinnvoll sein, einen künstlichen Schließmuskel zu implantieren oder so genannte »bulking agents« (Kollagen) im Schließmuskelbereich einzuspritzen.

Verletzter Schließmuskel oder überaktive Blase?

Fragen Sie Ihren Urologen, welche Ursachen Ihre Harninkontinenz nach einer Prostata-Operation hat. Denn letztlich bringt hier nur eine Blasen-Schließmuskel-Funktionsüberprüfung Gewissheit, um den richtigen Therapieweg einzuschlagen.

Leiden auch Männer unter Belastungsinkontinenz?

Aufgrund ihres weitaus stabileren Beckenbodens leiden Männer naturgemäß weniger unter Belastungsinkontinenz. Sie tritt in der Regel nur nach einer Entfernung der Prostata auf, und zwar auch nur, wenn die Muskulatur rund um den oberen Harnröhrenabschnitt und der äußere Schließmuskel im Beckenboden verletzt wurden. Ansonsten ist diese

Form der Inkontinenz bei Männern so gut wie unbekannt.

Gibt es weitere Formen der Harninkontinenz bei Männern?

Während bei der Frau die Reizblase eine der häufigsten Ursachen für Inkontinenz darstellt, ist diese Form der Blasenschwäche bei Männern nur ganz selten und meist seelisch bedingt. Auch von Blasenentzündungen, die eine Überempfindlichkeit der Rezeptoren in der Blasenwand bedingen und bereits bei geringer Füllung Harndrang auslösen, sind Männer seltener betroffen als Frauen. Dies liegt an der größeren Länge ihrer Harnröhre. Bakterien, die eine Blasenentzündung hervorrufen, gelingt es nicht so leicht, die Harnröhre hochzusteigen. Bei Männern können zudem Kolibakterien aus dem Darm nicht so leicht in die Harnröhre gelangen, da ihre Harnröhrenöffnung im Penis weiter vom After entfernt ist als bei der Frau.

Die anderen Formen der Harninkontinenz, wie zum Beispiel die Reflexinkontinenz oder die Dranginkontinenz, die durch Nervenstörungen bedingt sind, treten bei Männern genauso häufig auf wie bei Frauen. Auch können bei Männern Fistelgänge zwischen Harnröhre und Mastdarm – beispielsweise nach Unterleibsoperationen – entstehen, so dass es zum Harnträufeln aus der Afteröffnung kommt.

Darmstörungen

Wie funktioniert unser Darm?

Der Darm ist für die Aufnahme der Nahrungsbestandteile zuständig. Der Stuhl – also alle nicht verdaulichen Nahrungsbestandteile – wird im Enddarm (Rektum) gesammelt und über diesen als Kot ausgeschieden.

Der Stuhltransport im Dünn- und Dickdarm erfolgt durch komplexe Kontraktionen der Darmwand und wird zum größten Teil durch ein eigenes, wandnahes peripheres Nervensystem reguliert. Der vorletzte Teil des Dickdarms (Sigmoid) speichert den Stuhl. Ab einem gewissen Füllungszustand wird die Dehnung des Enddarms über Nervenfasern an das Gehirn weitergeleitet und als Stuhldrang wahrgenommen. Periodische Kontraktionen des Dickdarms transportieren den Stuhl in den Enddarm, was den Stuhldrang auslöst. Mithilfe des feinen Zusammenspiels der Verschlussmuskeln des Enddarms und der Darmmuskulatur ist es nun möglich, den Stuhl kontrolliert zu entleeren.

Der Schließmuskel bildet den Abschluss des Enddarmes. Dieser ist in die muskulären und bindegewebigen Strukturen des Beckenbodens eingelassen. Es gibt einen (unwillkürlichen) inneren Schließmuskel, der 70 Prozent der Verschlusskraft leistet, und einen willkürlich zu beeinflussenden äußeren. Zusammen mit dem dehnbaren Enddarm, der als Reservoir für den Stuhl funktioniert, und den in der Darmwand eingelagerten Nerven wird diese gesamte Funktionseinheit als Kontinenzorgan bezeichnet. Dem Beckenboden kommt in diesem fein abgestimmten System eine besondere Bedeutung zu.

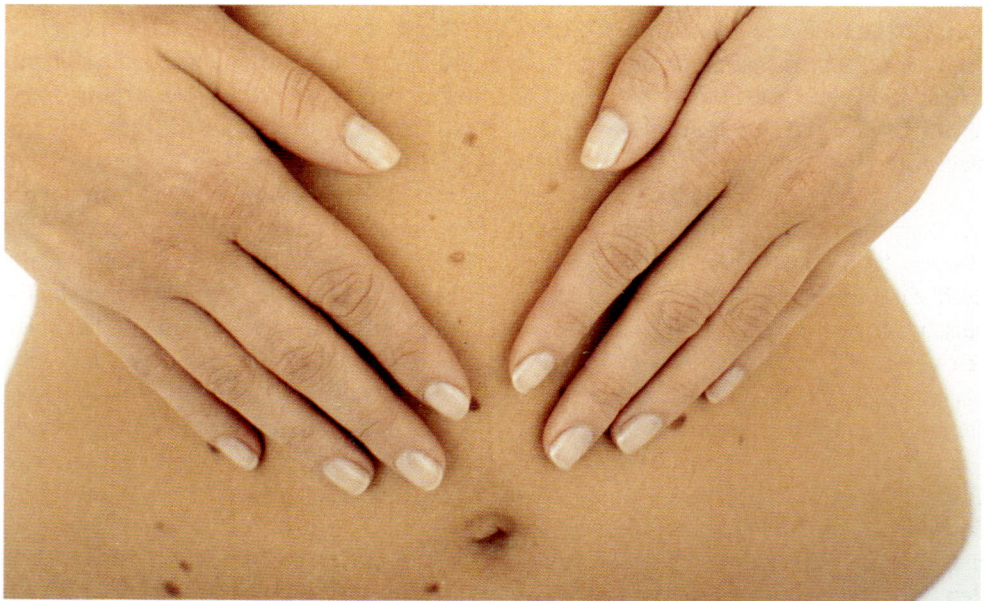

Welche unterschiedliche Formen der Darmstörungen gibt es?

Jede Erkrankung des Darms oder der verschiedenen Komponenten des Kontinenzorgans kann zu Darmstörungen führen. Diese lassen sich in drei Hauptsyndrome unterteilen:

- **Stuhlinkontinenz** unerwünschter Stuhl- oder Gasabgang
- **Verstopfung** (Obstipation): erschwerte, unregelmäßige, manchmal schmerzhafte Stuhlentleerung
- **Reizdarm** zusätzlich zur Obstipation; dabei wird über episodische Durchfälle, Bauchschmerzen, vermehrte Gasbildung und (seltener) Übelkeit und Brechreiz geklagt.

Stuhlinkontinenz

Was ist Stuhlinkontinenz?

Wenn jemand von Inkontinenz spricht, denkt er automatisch an Harninkontinenz. Allerdings fällt es noch viel schwerer darüber zu sprechen, wenn die Kontrolle über den Darm verloren geht. Man spricht dann von Darm- und Stuhlinkontinenz. Dies ist für die Betroffenen seelisch noch belastender, schafft Unsicherheit und behindert das Sozialleben.

Der Begriff Stuhlinkontinenz bezeichnet den Verlust der Fähigkeit, Darmgase und/oder Stuhl zu kontrollieren und willkürlich zurückzuhalten. Die Schwere der Erkrankung reicht von leichten Problemen bei Blähungen bis hin zu einer schweren Halteschwäche für flüssigen oder geformten Stuhl.

Bei bestehender Darmschwäche kann Durchfall (Diarrhö) zur Inkontinenz führen. Hier muss die Ursache diagnostisch geklärt werden. Es kann sich u. U. auch um eine ernst zu nehmende Erkrankung handeln. In vielen Fällen kann Durchfall auch durch diätetische Maßnahmen, Erhöhung der Flüssigkeitszufuhr und/oder Bewegung gebessert werden.

Bei einer Dranginkontinenz bemerkt die betroffene Person zwar den Stuhldrang, muss sich aber beeilen, um zur Toilette zu kommen. Etwa die Hälfte aller Betroffenen kann dabei flüssigen bis breiigen Stuhl nicht mehr bewusst halten. Etwa ein Drittel der Erkrankten kann auch festen Stuhl nicht halten. Manche haben zudem einen starken Abgang von Winden, ohne es zu merken. Bei doppelter Inkontinenz leiden die Betroffenen sowohl über Harn- als auch über Stuhlinkontinenz. (Babys sind doppelt inkontinent. Um Blase und Darm kontrollieren zu können, muss sich deren Nervensystem erst entwickeln. Die Kontrolle über den Darm wird zuerst erlangt. Am anderen Ende des Lebens arbeitet die Zeit leider gegen uns.)

Wie häufig tritt Stuhlinkontinenz auf?

Stuhlinkontinenz ist seltener als Harninkontinenz und trotzdem häufiger, als man zunächst vermutet. In den westlichen Ländern ist mit einer Häufigkeit von ca. 5 Prozent der Bevölkerung zu rechnen, d. h. in Deutschland (Gesamtbevölkerung von rund 80 Millionen) mit 5 Millionen Betroffenen, die – in unterschiedlicher Ausprägung – an Stuhlinkontinenz leiden. Auf 10 000 Menschen kommen rund 90 Betroffene aller Altersgruppen, während es bei der Harninkontinenz nur 600 sind. Die Häufigkeit nimmt mit dem Alter jedoch stark zu, da mit nachlassender Gewebeelastizität, vor allem des Beckenbodens, auch eine Schwächung des Schließmuskels eintreten kann. Ob Frauen oder Männer häufiger betroffen sind, ist umstritten, hat anatomi-

Darmstörungen

sche Ursachen und hängt vor allem auch mit Geburten zusammen.

Betroffene sollten sich nicht scheuen, ihren Arzt auf ihre Beschwerden anzusprechen. Stuhlinkontinenz ist ein Gesundheitsproblem, wie viele andere auch. Es gibt keinen Grund, das Leiden zu verschweigen oder sich dafür zu schämen. Nur wer Hilfe sucht, dem kann geholfen werden.

Gibt es verschiedene Schweregrade von Stuhlinkontinenz?

Es gibt verschiedene Einteilungen der Stuhlinkontinenz. Für die Bewertung des Schweregrades einer Stuhlinkontinenz wurden SCORE-Systeme entwickelt (Das weltweit meist verwendete System von JORGE und WEXNER wurde 1994 zum ersten Mal beschrieben.). Die Inkontinenz-Ergebnisse werden in ihrer Schwere (Luft, Schleim, flüssiger Stuhl, geformter Stuhl) und Häufigkeit (pro Tag, pro Woche) in einem Zahlensystem von 1 bis 20 erfasst; je höher der Wert, desto schwerer die Inkontinenz. Dieses System erlaubt auch eine Bewertung von Behandlungserfolgen.

Am häufigsten benutzt wird die einfache klinische Einteilung der Stuhlinkontinenz in drei Grade:

Grad 1: Leichte Form
- unkontrollierter Abgang von Winden
- gelegentliches Stuhlschmieren bei Belastung
- leichte Verschmutzung der Wäsche

Grad 2: Mittlere Form
- unkontrollierter Abgang von dünnflüssigem Stuhl
- unkontrollierter Abgang von Winden
- gelegentlicher unkontrollierter Stuhlabgang

Grad 3: Schwere Form
- geformter Stuhl und Winde gehen vollständig unkontrolliert ab. Es kommt zu einem totalen Kontrollverlust über die Darmentleerung, der mit ständigem Stuhlschmieren verbunden ist. Den Darminhalt willentlich oder reflektorisch zurückzuhalten, ist unmöglich. Auch fester Stuhl wird verloren.

Gibt es verschiedene Formen von Stuhlinkontinenz?

Man unterscheidet verschiedene Formen der Stuhlinkontinenz. In vielen Fällen kommen mehrere Faktoren zusammen.

- **Obstipationsbedingte Stuhlinkontinenz** Diese Form der Stuhlinkontinenz wird auch als »paradoxe Diarrhö« bezeichnet. Nach außen hin scheint es, als ob der Betroffene an Durchfall leidet. Tatsächlich ist es aber so, dass der Darm voller Stuhl ist und sich oft schon Stuhlsteine im Enddarm gebildet haben. Der Enddarm versucht nun, die Stuhlsteine mit einer vermehrten Schleimproduktion aufzuweichen. Der Darmschleim ist jedoch nicht in der Lage, den Stuhlstein vollständig zu verflüssigen. Nur ein Teil des Kots wird dünnflüssig über den Enddarm ausgeschieden. Ursächlich hierfür ist oft mangelnde Mobilität, ballaststoffarme Ernährung und zu geringe Flüssigkeitszufuhr.
- **Symptomatische Stuhlinkontinenz** Diese Stuhlinkontinenzform kann eine Folge von verdorbenen Lebensmitteln sein. Auch die Einnahme von Medikamenten (Antibiotika, Eisenpräparate) oder Erkrankungen (Diabetes mellitus, Schilddrüsenüberfunktion) kommen infrage. Das Gehirn ist nicht mehr in der Lage, den vermehrten Stuhlgang zu kontrollieren.
- **Neurologische Stuhlinkontinenz** Die Ursache für diese Stuhlinkontinenzform liegt in einer fehlenden Verbindung der Nerven zwischen Gehirn und Rückenmark. Verletzungen des Rückenmarks oder auch zerebrale Erkrankungen kön-

nen der Auslöser sein. Ohne die Wahrnehmung eines Stuhldrangs kann das Gehirn nicht steuernd eingreifen und der Darm entleert sich automatisch über einen Rückenmarkreflex.

Was sind die Ursachen der Stuhlinkontinenz?

Eine Darmentleerungsstörung kann unterschiedliche Gründe haben, die man zunächst vom Arzt klären lassen muss.

- Empfindungsstörungen: Der Patient spürt nicht, dass Stuhl in den Enddarm gelangt, die willkürliche Kontraktion des Sphinkters kommt zu spät, um den Stuhl zurückzuhalten.
- Aufmerksamkeitsstörungen verzögern die Kontraktion des willkürlichen Schließmuskels bei Stuhldrang.
- Imperativer, unüberwindbarer Stuhldrang durch verfrühte und ununterdrückbare Kontraktionen des Enddarms.
- Gangstörungen verhindern, dass die Toilette rechtzeitig erreicht wird.
- Senkung des Beckenbodens nach langjährigem Pressen bei Verstopfung oder Blasenentleerungsstörungen.
- Eine Kotmasse im Enddarm oder eine Analfistel können kleine Stuhlverschmierungen verursachen (»Pseudo-Stuhlinkontinenz«).
- Funktionsstörungen des Schließmuskels am Darmausgang durch Verletzungen, beispielsweise nach Geburten (Dammriss) oder Operationen.
- Funktionsstörungen des Schließmuskels durch Enddarmentzündungen oder chronisch-entzündliche Darmerkrankungen (wie Colitis ulcerosa oder Morbus Crohn).
- Tumoren des Enddarms.
- Lähmungen des Schließmuskels durch Läsionen der motorischen Bahnen im Rückenmark.
- Operative Eingriffe am Schließmuskelapparat.

- Auch nach der Rückverlegung eines künstlichen Darmausgangs kann es einige Zeit dauern, bis sich das Stuhlverhalten wieder eingependelt hat.
- Mit steigendem Alter sinkt die natürliche Fähigkeit, den Schließmuskel ausreichend gespannt zu halten. Die Muskelmasse im Beckenboden- und Analbereich nimmt ab.
- Beeinträchtigung der Nervenwahrnehmung am Darmausgang und Störungen der zentralen nervlichen Steuerung der Darmentleerung: Die Betroffenen spüren den Drang zur Stuhlentleerung verspätet oder gar nicht mehr. Dies kann bei Erkrankungen wie Schlaganfall, Gehirntumor, Multiple Sklerose, Demenz oder Diabetes sowie bei Operationen und Querschnittslähmungen vorkommen.
- Darmträgheit und Verstopfung. Der Darm produziert mehr Flüssigkeit, die als Überlaufinkontinenz in Erscheinung tritt. Durch den festsitzenden Stuhl entsteht eine Blockade, an der nur wässriger Stuhl passieren kann. Er ist meist schwer zu kontrollieren und tritt daher tröpfchenweise aus – was sich in ständigem Stuhlschmieren oder unbemerktem Abgang kleiner Stuhlmengen nach dem Stuhlgang zeigt. Zudem pressen Menschen oft, um den Darm zu entleeren. Diese Anstrengung kann u. U. zu Verletzungen führen.
- Durch starkes Übergewicht kommt es zu einer Beckenbodenschwäche.
- Schwangerschaft kann die Beckenbodenmuskulatur belasten und die Entbindung dann zu deren Überdehnung, Schwächung und manchmal zu Rissen sowie zu Nervenschäden führen.
- Eine Reihe von Medikamenten kann die Entstehung einer Stuhlinkontinenz begünstigen. Dazu gehören Abführmittel in hoher Dosierung, Psychopharmaka, Antidepressiva und Parkinson-Medikamente.

Darmstörungen

Sollte ein Missbrauch von Laxanzien vorliegen, muss dieser gestoppt werden.

- Ausgeprägte Hämorrhoiden (Vorstülpen ausgedehnter Hämorrhoiden nach außen mit Verlust der sensiblen Wahrnehmung) oder ein Vorfall des Mast- oder Enddarms (Vorstülpen der Darmschleimhaut nach außen mit Verlust der sensiblen Wahrnehmung) durch häufiges Pressen beim Stuhlgang.
- Sensorische Störungen durch Dickdarmentzündungen
- Muskuläre Störungen durch Fistelspaltung, infiltrierende Abszesse und angeborene Fehlbildung (Analatresie)
- Psychische/psychiatrische Störungen wie Rückfall in kleinkindliche Verhaltensweisen (Psychosen) oder Konflikte mit Betreuungspersonen

Lassen sich die Ursachen in Hauptgruppen zusammenfassen?

Die vielfältigen Faktoren, die eine Stuhlinkontinenz auslösen können, lassen sich in fünf Gruppen zusammenfassen:

- Schädigung des Schließmuskels und/oder der Analhaut
- Beckenbodeninsuffizienz
- Durchfall-Erkrankungen
- Nervenschädigungen
- Darm-Motilitätsstörungen/Verstopfung

Schädigung des Schließmuskels und/oder der Analhaut

Ein Vorfall des Enddarms ist die häufigste Ursache, die zu Stuhlinkontinenz führt. Dabei tritt die sensible Analhaut durch den Analkanal hervor, wobei auch Teile des Schließmuskels nach außen verlagert werden: Stuhlschmieren, Stuhlabgang oder unwillkürlicher Abgang von Winden sind die Folge.

Bei Frauen, bei denen der Schließmuskel schwächer angelegt ist als beim Mann, sind die Ursachen der Stuhlinkontinenz häufig eine Verletzung durch eine vaginale Entbindung (Dammriss oder -schnitt mit Einriss oder Zerstörung des Schließmuskels) oder ein Vorfall von Darm, Scheide, Gebärmutter oder Blase, die auch zu Harninkontinenz führen können. Sichtbare Verletzungen werden sofort versorgt, aber ein großer Teil tritt erst im Laufe des Lebens als Schließmuskelschwäche in Erscheinung.

Eine indirekte Schädigung ist bei der Prolapserkrankung gegeben. Der Vorfall von Analkanal oder Enddarmanteilen dehnt den Schließmuskel chronisch auf, er verliert damit seine Verschlusskraft. Eine Operation kann bei der Behebung eines Organvorfalls oder eines Schließmuskeldefektes erfolgreich sein. Bei vollständigem Kontrollverlust über die anale Kontinenz kann der Schließmuskel ersetzt werden.

Operative Eingriffe, z. B. bei Fisteln oder am Mastdarm, können ebenfalls eine Verletzung des Schließmuskelapparates verursachen.

Beckenbodeninsuffizienz

Der Beckenboden ist der untere Abschluss des Bauchraumes und besteht aus einem straffen Verbund von Muskeln und Bindegewebe. Im Laufe des Lebens, wenn die Elastizität des Gewebes nachlässt – besonders bei Übergewicht – senkt sich der Beckenboden und die natürlich angelegten Schwachstellen (Scheide und After) werden ausgedehnt. Die Organe des Beckens (Blase, Gebärmutter, Enddarm) können durch diese aufgeweiteten Öffnungen heraustreten, die Verschlussmechanismen von Blase und Darm funktionieren nicht mehr. Die Folgen sind Harn- und Stuhlinkontinenz. Das Ausmaß des Prolaps wird anhand verschiedener Bezugspunkte im Stehen oder in Steinschnittlage unter Pressen der Patienten erfasst (International

Continence Society-Klassifikation der Beckenbodeninsuffizienz, ICS).

Was kann man dagegen tun? Dem Beckenboden sollte sehr frühzeitig Beachtung geschenkt werden. Speziell nach Operationen und Geburten ist ein gezieltes Beckenbodentraining zu empfehlen. Dies kann nach physiotherapeutischer Anleitung leicht als Dauerbehandlung selbst durchgeführt werden. Wie bei vielen Gesundheitsstörungen ist die Gewichtsreduktion bei Übergewichtigen anzuraten. Eine gezielte Beckenbodenschulung kann zu einer wesentlichen Besserung oder Heilung der Stuhlinkontinenz führen. Passive Muskelstimulation durch Elektroden ist ergänzend einzusetzen. Diese Therapie erfordert etwas Geduld, da erste Erfolge erst nach drei bis sechs Monaten zu erwarten sind.

Durchfallerkrankungen

Dünnflüssiger Stuhl kann auch bei sonst Gesunden die Kraft des Schließmuskels überfordern. Der Schließmuskelapparat kann den Stuhlabgang nicht mehr kontrollieren. Typische Beispiele mit sehr hoher Stuhlfrequenz sind chronisch entzündliche Darmerkrankungen wie Morbus Crohn und Colitis ulcerosa. Morbus Crohn neigt, bei Befall des Enddarmes, außerdem zu Fistelbildungen, die den Schließmuskel nachhaltig schädigen können. Colitis ulcerosa führt über chronisch entzündliche Wandveränderungen (Verhärtungen) im Enddarm zum Verlust der Reservoirfunktion dieses Darmabschnitts und damit zur Inkontinenz. Das gleiche Problem kann nach der Entfernung des Enddarms wegen eines Tumors auftreten.

Was kann man dagegen tun? Es ist verständlich, dass zuerst die Grunderkrankung behandelt werden muss, erst dann können evtl. Schäden am Schließmuskel saniert werden.

Nervenschädigungen

Nervenschädigungen mit Stuhlinkontinenz als Folge können unterschiedliche Auslöser haben, zu denen beispielsweise Schlaganfall, Demenz oder Multiple Sklerose zählen. Radikale Tumoroperationen im kleinen Becken, Überdehnungen bei der vaginalen Entbindung oder auch Bandscheibenvorfälle sind mögliche Ursachen für eine Schädigung des analen Schließmuskelsystems und damit der analen Kontinenz.

Was kann man dagegen tun? Auch hier steht die Behandlung der Grunderkrankung im Vordergrund. Da die Nervensteuerung geschädigt ist, kann die Muskulatur des Schließmuskels nur direkt stimuliert werden, ein Effekt wird dabei eher über die Kräftigung des Beckenbodens erreicht. Die sakrale Nervenstimulation ist eine viel versprechende neue Behandlung, die sich besonders bei zentralnervösen oder Rückenmarksschäden eignet. Dabei werden die intakten Endstrecken der Nerven, die zum Schließmuskel ziehen, mit einem Schrittmacher stimuliert. Dies führt zur Kontinenz. Zur Stuhlentleerung wird der Schrittmacher dann abgeschaltet. Daneben kann bei Nervenschäden auch auf ein Anal-Tampon als Hilfsmittel zurückgegriffen werden. Dieses bietet Ihnen für ca. 12 Stunden Schutz.

Darm-Motilitätsstörungen/-Verstopfung

Es gibt angeborene und erworbene Störungen der Darmmotilität (Beweglichkeit).

Verstopfung

Weniger als drei Stuhlgänge pro Woche sind bei Ihnen die Regel? Oder Sie haben harte oder klumpige Stühle, bei denen Sie stark pressen müssen? Dann leiden Sie vermutlich unter Verstopfung.

Darmstörungen

Was sind die Ursachen der Verstopfung?

Die Verstopfung (Obstipation) entsteht durch einen verlangsamten Stuhltransport im Darm und/oder durch eine Entleerungsstörung (normale Stuhlfrequenz: zwischen 3-mal pro Tag und 3-mal pro Woche).

Häufiger als eine angeborene Anomalie ist eine zu geringe Flüssigkeitszufuhr Ursache für Verstopfung. Der Körper benötigt, auch für eine regelrechte Darmfunktion, 2 bis 2,5 Liter Flüssigkeit pro Tag. Wird weniger zugeführt, dickt der Stuhl ein. Auch Medikamente wie Antidepressiva und die Begleitmedikation beim Selbstkatheterismus können die Ursache für Verstopfung sein. Ebenso sind Bewegungsmangel oder der Ausfall des gastrokolischen Reflexes, der bei Gesunden die Stuhlentleerung unmittelbar nach der Mahlzeit fördert, mögliche Gründe der Obstipation.

Wenn der Stuhl zu sehr eindickt und den Darm verstopft, versucht der Körper durch vermehrte Absonderung von Darmschleim dem entgegenzuwirken. Dieses Phänomen ist der so genannte »paradoxe Stuhlgang«. Es wird dünnflüssiger Stuhl abgesetzt, obwohl eine extreme Verstopfung vorliegt. Verantwortlich dafür sind häufig auch Fehlernährung oder jahrelanger Missbrauch von Abführmitteln.

Was kann man dagegen tun? Die beste Therapie ist die Erhöhung der Trinkmenge. Wiederholte Darmspülungen können ebenfalls helfen. Von Abführmitteln ist dringend abzuraten, da zur Erzielung einer Wirkung (wegen einer Gewöhnung des Darms) immer höhere Dosen verwendet werden müssen. Außerdem wird bei langzeitigem Gebrauch die Darmwand geschädigt. Ernähren Sie sich besser ausgewogen mit ballaststoffreichen Speisen.

Reizdarm-Syndrom

Was sind die Ursachen des Reizdarm-Syndroms?

Häufig vermutete Ursachen eines Reizdarm-Syndroms sind:

- **Diätfehler** Zu viele Früchte und Fasern können die Gasbildung fördern. Genauso kann eine faserarme Kost ein Reizkolon verursachen.
- **Psychosomatische Ursachen** Der Zusammenhang Stress-Darm-Motilitätsstörung ist trotz zahlreicher Studien nicht ausreichend belegt. Dass bei einzelnen Patienten psychische Faktoren den Verlauf und das subjektive Krankheitserleben beeinflussen, ist aber nicht bestritten. Darmbeschwerden sind bei Depressionen besonders häufig.

Die Symptome können sein Obstipation, Durchfall und Schmerzen. Eine erhöhte Gasbildung ist nicht belegt. Möglicherweise sind Patienten, die über Blähungen klagen, besonders empfindlich gegenüber einer Dehnung des Dünndarms durch Gase.

Wie erfolgen Anamnese und Diagnostik der Stuhlinkontinenz?

Der richtige Ansprechpartner bei diesen Problemen ist der Proktologe. Die Proktologie ist ein Spezialfach, welche die Krankheiten des Mastdarms und Afters sowie deren Behandlung einschließt. Aber auch Fachärzte für Urologie, Gynäkologie, Chirurgie, Neurologie, Geriatrie und Rehabilitation helfen Ihnen bei Ihrer Erkrankung. Ebenso wie Apotheker, Physiotherapeuten und Sanitätshäuser Hilfsmittel vorstellen und Auskunft geben, an wen Sie sich wenden können.

Das Hauptaugenmerk richtet sich zuerst auf den Ausschluss einer tumoralen, entzündlichen, infektiösen Erkrankung sowie auf Störungen der Verdauung (Bauchspeicheldrüseninsuffizienz). Aber auch die häufig vorkommende Intoleranz gegenüber Milchzucker, Fruktose und Sorbitol kann ein Reizdarmsyndrom vortäuschen.

Die Diagnostik der Stuhlinkontinenz beginnt mit einer ausführlichen Befragung nach der Kranken(vor)geschichte des Betroffenen durch den Arzt nach folgenden Gesichtspunkten:
- Beginn der Beschwerden
- Stuhlganghäufigkeit
- Stuhlbeschaffenheit (Konsistenz und Form)
- Art und Umstand des ungewollten Stuhlverlustes
- Fähigkeit, den Stuhlgang zu verzögern
- Fähigkeit, zu unterscheiden, ob der Mastdarm mit Stuhl oder nur mit Luft gefüllt ist
- Gefühl der unvollständigen Darmentleerung
- Notwendigkeit mehrerer, kurz aufeinander folgender Stuhlgänge
- vorausgegangene Behandlungen und Operationen
- chronische Erkrankungen
- bei Frauen auch Art und Umstand von Geburten

Sie können Ihren Arzt dabei unterstützen, indem Sie Ihre Symptome genau beobachten. Ein Stuhltagebuch hilft Ihnen, Unregelmäßigkeiten aufzudecken und die Fragen des Arztes zu beantworten. Vorlagen für ein Stuhltagebuch erhalten Sie u.a. bei der Deutschen Kontinenz Gesellschaft.

Die Basisuntersuchungen bei Stuhlinkontinenz können von Ihrem Hausarzt und/oder den vorgenannten Fachärzten erfolgen. Der Arzt wird den Bauch abtasten und abhören. Darmgeräusche können Hinweise auf Transportstörungen des Darmes geben.

Zur Basisdiagnostik gehört neben der klinischen Untersuchung auch die Austastung des Enddarms mit dem Finger. Bei der rektalen Austastung kann der Arzt die Eigenspannung des Schließmuskels in Ruhe und beim willkürlichen Zukneifen untersuchen, aber auch Irritationen, entzündliche oder ulzeröse Veränderungen der Perianalhaut, Fissuren, Narben, Hämorrhoiden, Polypen, Fisteln oder Tumoren nachweisen oder ausschließen.

Basisdiagnostik – Darmspiegelung

Die Spiegelung des gesamten Dickdarms (Koloskopie) und des Enddarms (Rektoskopie) gehört ebenso wie die Spiegelung des Analkanals (Proktoskopie) zur Basisdiagnostik der Stuhlinkontinenz.
- Bei der **Koloskopie** wird ein dünner Schlauch in den After eingeführt und bis zum Kolon vorgeschoben. Integriert in dieses Koloskop ist eine Optik, über die der Arzt das Darminnere beurteilen kann.

Darmstörungen

Auf diese Weise können Tumoren, Polypen und Darmentzündungen festgestellt werden. Als Vorbereitung für die Untersuchung muss eine gründliche Reinigung des Darmes erfolgen.

- Bei der **Rektoskopie** muss nur der Enddarm entleert werden. Die Untersuchung ist weniger aufwendig und erfolgt mit dem Rektoskop, einem starren Rohr.
- Ähnlich läuft auch die **Proktoskopie** ab. Hier können etwaige Hämorrhoiden nachgewiesen und ggf. gleich durch einen ambulanten Eingriff entfernt werden. Eine spezielle Vorbereitung ist meistens nicht notwendig.

Erweiterte Diagnostik – spezielle Untersuchungen

Zur erweiterten Diagnostik zählen folgende spezielle Untersuchungen:

- Bei der **Endosonografie** wird der Schließmuskel mittels Ultraschall untersucht. Dies ist schmerzlos und belastet den Patienten nicht. Während der Untersuchung wird eine kleine Sonde, die mit Wasser gefüllt ist und um 360 Grad rotiert, in den Analkanal eingeführt. Verletzungen des Schließmuskels, wie sie beispielsweise nach Entbindungen oder Operationen auftreten können, lassen sich so gut nachweisen.
- Bei der ebenfalls schmerzlosen **Analsphinktermanometrie** wird die Funktion des Schließmuskels geprüft. Durch Einführen einer kleinen Sonde in den Analkanal werden zunächst der unwillkürliche Ruhedruck und dann der willkürliche Kneifdruck bestimmt. Dazu muss der Patient den Schließmuskel anspannen.
- Obligat für die Schließmuskeluntersuchung ist die **Druckmessung**. Es gibt verschiedene Untersuchungsgeräte, denen gemeinsam ist, dass ein Messfühler in den Enddarm eingeführt wird. Beim He-

rausziehen werden die Druckverhältnisse im Schließmuskelbereich elektronisch registriert. Die Messwerte ergeben einen Überblick über die Schließmuskelkraft und Schädigung des inneren oder äußeren Schließmuskels. Gemeinsam mit der Ultraschalluntersuchung ist eine Lokalisation der Schädigung möglich.

- Bei der analen **Manometrie** wird mithilfe eines kleinen ballonartigen Instruments der Druck bei Anspannung und Entspannung der Muskeln gemessen. Der Ballon wird in luftleerem Zustand in den After eingeführt und dann befüllt. So können auch Reflexe und das Empfindungsvermögen getestet werden.
- Bei der **Defäkografie** wird der Enddarm mit einem zähflüssigen Röntgen-Kontrastmittel gefüllt und während des Stuhlgangs ein Video-Röntgenfilm aufgenommen. Damit lassen sich die funktionellen Abläufe während der Darmentleerung analysieren und auch Aus- oder Einstülpungen sowie innere Vorfälle der Darmwand nachweisen.
- Bei einem **Elektromyogramm** kann geprüft werden, ob die Nervensignale alle wichtigen Muskeln – z. B. den Schließmuskel – erreichen und korrekt steuern. Die Untersuchungsmethode ist zugunsten der Sonografie und der analen Manometrie in den Hintergrund getreten und bleibt sehr speziellen Fragestellungen vorbehalten.
- **Neurophysiologische Untersuchungen** geben Aufschluss über die Funktion des Nervensystems und/oder der Muskulatur. Ihr Einsatz ist für Diagnostik und Verlaufskontrolle neurologischer Erkrankungen von großer Bedeutung.
- Ergänzend, aber für eine evtl. Operationsplanung sehr wichtig, ist die Darstellung des Ortes der Schädigung in der **Kernspintomografie** (Beckenboden-MRT). Diese Untersuchung erlaubt eine sehr feine Beurteilung der Gewebestrukturen.

Wie werden Darmstörungen behandelt?

Wie wird die Stuhlinkontinenz behandelt?

Nachdem die Ursachen der Stuhlinkontinenz geklärt wurden, gilt es in erster Linie, die zugrundeliegende Grunderkrankung zu behandeln. Hierfür kommen sowohl konservative als auch operative Therapieverfahren zur Anwendung.

HINWEIS

Grundsätzlich sind bei jeder Behandlung der Stuhlinkontinenz unerlässlich: Stuhlgangsregulierung und Beckenbodengymnastik.

Bei leichten und mittleren Formen der Inkontinenz werden in der Regel zunächst nichtoperative (konservative) Methoden eingesetzt, wie Beckenbodentraining, Biofeedback, Elektrotherapie, Fußreflexzonentherapie, Verfestigung oder Verdünnung des Stuhls, Training der Stuhlgewohnheiten und ggf. Medikamente. Wenn diese konservativen Maßnahmen keinen Erfolg bringen oder bereits eine schwere Stuhlinkontinenz vorliegt, helfen häufig nur operative Maßnahmen.

Stuhlgangsregulierung heißt, einen geschmeidigen Stuhl zu produzieren, der ohne Druck abgesetzt werden kann. Allerdings kann im Gegensatz zu der meist erforderlichen Verdünnung des Stuhles bei Durchfallerkrankungen eine Eindickung erforderlich werden.

In vielen Fällen kann die Stuhlinkontinenz durch eine Änderung der **Ernährungsgewohnheiten** gebessert werden. So lässt sich durch die Aufnahme ballaststoffreicher Nahrungsmittel mit viel Vollkornprodukten, Obst und Gemüse das Stuhlvolumen erhöhen und die Stuhlkonsistenz normalisieren. Darüber hinaus sollte weitgehend auf blähende Speisen, Kaffee und Alkohol verzichtet werden.

Beckenbodengymnastik stärkt gezielt die Muskeln im Anal- und Beckenbereich (wie Anspannen und Entspannen) und wirkt einer Aufdehnung entgegen.

Spezialisten können dem Patienten helfen, seine Toilettengewohnheiten mithilfe von Verhaltenstherapie-Techniken zu erkennen und zu steuern. Das **»Toilettentraining«** beinhaltet beispielsweise das Einführen regelmäßiger Zeiten für den Toilettengang.

Eine weitere Trainingsmethode ist die **Elektrostimulation** mit so genannten Schwellstromgeräten. Dabei werden Elektroden in Vagina oder After platziert. Durch Reizstrom wird die Muskulatur direkt stimuliert und damit der Schließmuskel – und auch der Beckenboden – gekräftigt. Dadurch werden die Muskeln zusammengezogen und wieder entspannt. So erhöht sich die Muskelspannung. Spürbare Effekte sind allerdings erst nach Wochen zu erzielen – die Patienten benötigen also Geduld und Durchhaltevermögen.

In einer Stufenbehandlung wird diese Stimulation mit aktiven Anspannungsübungen kombiniert und geht dann über in eine **Biofeedback**-Dauerbehandlung. Dauerbehandlung ist wichtig, damit die Muskelkräftigung nicht wieder verloren geht. Ein Trainingserfolg lässt sich nach frühestens sechs Monaten feststellen und messen. Beim Biofeedback lernt der Patient, seine Schließmuskelspannung bewusst wahrzunehmen und zu steuern. Nach Platzieren eines kleinen Ballons im Analkanal spannt der Patient den Schließmuskel an. Über ein Signal wird angezeigt, wenn ein bestimmter Kneifdruck erreicht ist.

Abführmittel (Laxanzien) dienen der Stimulierung des Dickdarms, um Stuhl auszuscheiden. Sie unterscheiden sich in ihren Wirkprinzipien. Stuhlaufweichende Abführmittel bringen beispielsweise mehr Flüssigkeit in den Stuhl. Einige Abführmittel lösen Kontraktionen des Darms aus, indem sie den Stuhl voluminöser und wässriger machen. Andere, wie zum Beispiel Glycerin-Zäpfchen, hinterlassen auf der Innenseite des Afters eine Beschichtung, um damit die Stuhlausscheidung zu erleichtern. Um weniger häufig zur Toilette zu müssen, können Sie den Enddarm auch mittels Zäpfchen gezielt entleeren – z.B. wenn Sie länger unterwegs sein werden.

Umgekehrt lässt sich die Darmtätigkeit durch **Medikamente** (Motilitätshemmer) verlangsamen und so die Häufigkeit des Stuhlgangs verringern und hinauszögern. Diese Methoden sollten Sie jedoch nicht regelmäßig oder dauerhaft anwenden.

Bei Nervenschäden im Beckenbereich ist die **sakrale Nervenstimulation** hilfreich. Sie kann bei intakter Nervenendstrecke die Schließmuskelfunktion verbessern. Die noch intakten Nervenenden des Schließmuskels werden dabei mit einem kleinen Schrittmacher stimuliert, der chirurgisch in das Gesäß implantiert ist. Er reizt die jeweiligen Nerven durch leichte elektrische Impulse. Dies soll die Koordination zwischen Gehirn, Beckenboden, Darm und Schließmuskeln verbessern. Um Stuhl zu entleeren, wird der Schrittmacher abgeschaltet. Möchte der Patient die Therapie beenden, kann der Schrittmacher operativ wieder entfernt werden.

Können auch operative Möglichkeiten bei Stuhlinkontinenz zum Einsatz kommen?

Operationen am Schließmuskel

Kleine Verletzungen und Einrisse des Schließmuskels können genäht werden, um so wieder einen sicheren Verschluss des Afters zu gewährleisten.

Wenn der Schließmuskel nicht mehr funktioniert und irreparabel zerstört ist, versucht man, diesen zu rekonstruieren. Für den Schließmuskelersatz stehen zwei operative Methoden zur Verfügung: die »Gracilis-Plastik« und der »künstliche Sphinkter«. Die Operationsmethoden sind allerdings sehr aufwändig.

Bei der »Gracilis-Plastik« wird der Muskel durch körpereigene Implantate ersetzt, in der Regel einem Muskel vom Oberschenkel, der um den Schließmuskel geschlungen wird. Durch eine Stimulation mittels eines Schrittmachers wird die Kontinenz erreicht.

Eine andere Möglichkeit ist die Implantation eines körperfremden, künstlichen Schließmuskels. Der künstliche Schließmuskel besteht aus einem mit Flüssigkeit gefüllten bandförmigen Kissen, das über ein vollständig unter der Haut verpflanztes System gefüllt und entlastet werden kann. Hierfür ist ein Ventil mit der Hand zu bedienen, so dass eine gezielte Steuerung möglich ist. Besonders bei dem künstlichen Schließmuskel ist die Komplikationsrate wegen des Fremdmaterials hoch.

Kolostomie

Bei der Kolostomie handelt es sich um eine Operation, bei der ein Teil des Dickdarms mit der Bauchdecke verbunden wird. Dadurch entsteht eine künstliche Darmöffnung (Stoma), an der ein Beutel angebracht ist. Ein solches Kolostoma kann sowohl vorübergehend als auch dauerhaft eingerichtet sein.

Prolaps-Operation

Bei einem Vorfall des Enddarms (Prolaps) kann eine Operation vom After aus durchgeführt werden, um den vorgefallenen Darmabschnitt zu entfernen. Um einen erneuten Vorfall zu verhindern, wird nach Entfernen des betroffenen Darmsegmentes der Dickdarm durch ein Kunststoffnetz am Kreuzbein fixiert – die so genannte Resektionsrektopexie. Prolaps-Operationen werden in der Regel mittels Endoskop (»Schlüsselloch-Technik«) durchgeführt.

Welche Hilfsmittel stehen bei Stuhlinkontinenz zur Verfügung?

Da mögliche Hilfsmittelangebote oft nicht bekannt sind, begnügen sich viele Betroffene mit Windeln oder Vorlagen – mit dem Nachteil, dass diese unpraktisch in der Handhabung sind und zu Geruchsbildung führen.

Ein einfaches und diskretes Hilfsmittel ist ein **Anal-Tampon**, das in den After eingeführt wird und so den unfreiwilligen Abgang von festem Stuhl sicher verhindert. Geruchsbildung und lästiges Wundsein entfallen. Darmgase können problemlos entweichen. Das Hilfsmittel aus weichem und hautverträglichem Schaumstoff lässt sich mithilfe von Gleitgel wie ein Zäpfchen einführen und später mit dem Rückholbändchen problemlos herausziehen. Besonders leicht einzuführen sind schmale Schaumstoff-Tampons, die sich erst im Darm durch die natürliche Körperfeuchtigkeit und -wärme ausdehnen und sich dann genau den anatomischen Gegebenheiten anpassen. Vor dem Einsatz eines Anal-Tampons muss mit dem behandelnden Arzt die Behandlungsmöglichkeit geklärt werden.

Anwender gewöhnen sich in der Regel innerhalb kürzester Zeit an dieses Hilfsmittel. Da der Tampon den Stuhl im Körperinneren hält, bemerken Außenstehende die Stuhlinkontinenz nicht. Das Hilfsmittel bietet auch einen optimalen Hautschutz und ist zudem so dis-

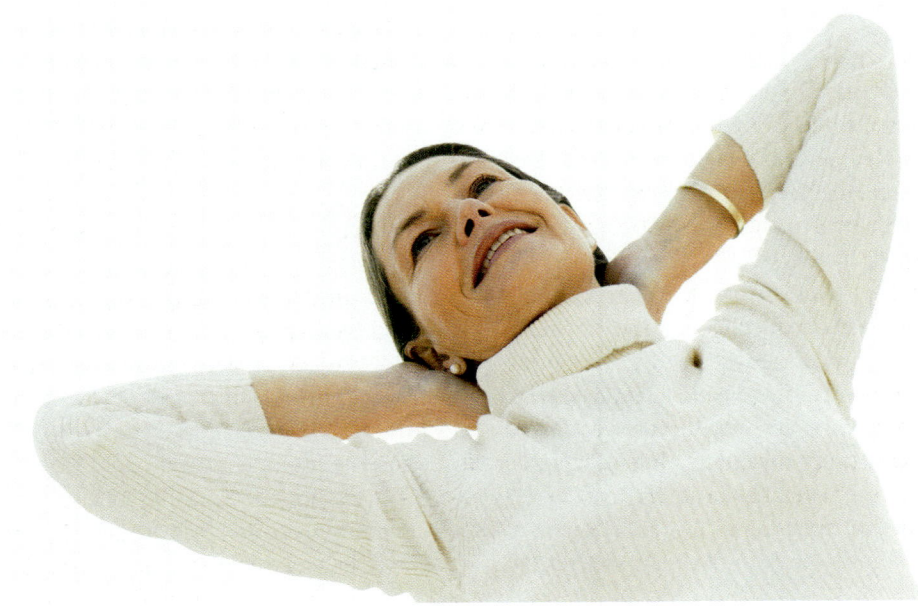

Darmstörungen

Anal-Tampons sind geeignet bei:
- altersbedingter Erschlaffung der Analmuskulatur
- Verletzung des Schließmuskels
- Stuhlinkontinenz (ohne erkennbare Ursachen)
- Schlaganfall/Wachkoma
- Multipler Sklerose
- Querschnittslähmung
- Spina bifida

Nicht geeinet sind Anal-Tampons bei: Durchfall, Morbus Crohn, Analfisteln, Wunden im Retum, Dickdarmentzündungen, Darminfektionen

Die anale Irrigation ist geeignet bei:
- Darmstörungen
- Störungen der Transportfunktion
- Stuhlinkontinenz
- akuter oder chronischer Verstopfung des Darms

Diese Methode ist nicht geeignet bei: Verschluss des Dickdarms, spinalem Schock, akuten entzündlichen Darmerkrankungen sowie in der Schwangerschaft.

kret zu verwenden, dass die Betroffenen es auch beim Sport oder Schwimmen tragen können. Anwender sind in ihrer Bewegungsfreiheit nicht eingeschränkt und fühlen sich sozial integriert. Ein genaues Protokoll über die Stuhlgewohnheiten hilft anfänglich, den Wechsel des Anal-Tampons an die Zeiten der Darmentleerung anzupassen, so dass ein mögliches Dranggefühl von vornherein vermieden wird.

Die **anale Irrigation** ist eine weitere Option in Form einer Darmspülung bei der Behandlung von Darmfunktionsstörungen. Bei diesem Verfahren wird mittels eines Rektalkatheters, der über eine Kontrolleinheit gesteuert wird, eine individuell festgelegte Menge an körperwarmem Wasser in den Darm eingebracht. Dieses wirkt dort einige Minuten und löst durch sein Volumen Entleerungsreflexe des Darms aus, so dass es nach rund 15 bis 30 Minuten zu einer vollständigen Entleerung kommt. Die Methode sollte unbedingt nur nach ärztlicher Anordnung und unter Anleitung von qualifizierten Fachleuten geübt werden. Einmal erlernt, stellt sie jedoch ein sicheres, sanftes und nebenwirkungsfreies Verfahren dar.

Wie erfolgt die Behandlung der Verstopfung?

Wer unter hartnäckiger Verstopfung leidet, sollte viele Ballaststoffe zu sich nehmen und dazu reichlich trinken; bevorzugt Mineralwasser, Saftschorle oder Kräutertees. Auch Physiotherapie und Beckenbodengymnastik zur gezielten Sphinkterrelaxation, ggf. Biofeedback, sollten angewandt werden. Manchmal ist zusätzlich der Einsatz eines entleerenden Zäpfchens oder eines Abführmittels erforderlich, was jedoch nicht zur Gewohnheit werden sollte. Vorsicht auch bei gleichzeitiger Inkontinenz! Auch Glyzerinzäpfchen und ggf. Klistiere können zur Erleichterung der Rektumentleerung beitragen.

Bei schmerzhafter Sphinkterspastik bzw. Hinweis auf paradoxe Sphinkter-/Puborektaliskontraktion kann ein Versuch mit niedrigdosiertem Botulinumtoxin vorgenommen werden. Eine strenge Indikationsstellung besteht für Anticholinergika und Antispastika. In Einzelfällen kann eine gezielte Nutzung von »Reflexentleerungen« zum Einsatz kommen (Darmentleerung bei voller Blase, Suche nach perianalen Triggerpunkten, Vermeidung einer gröberen Sphinkterdehnung).

Empfehlungen bei Verdacht auf verlangsamte Darmpassage:

- Stuhlvolumen fördern mittels faserreicher Kost oder Methylcellulose.
- Verstopfende Medikamente umstellen oder anpassen.
- Bauchmassagen oder so genannte Kolonbehandlung.
- Mobilitätswirksame Medikamente ohne reizende Wirkung, wie Cisaprid (Propulsin) und Domperidon (Motilium).
- Disaccharide wie Lactulose und Lactitol und Quellstoffe wie Plantagoovate und Leinsamen. Diese dürfen auch langfristig gegeben werden.
- Naturheilmittel mit den Wirkstoffen Rizinusöl, Flohsamenschalen, Arnikawurzel, Macrogol, Sennesfrüchte, Sennesblätter, Glyzerin, Lactulose.
- Salinische Abführmittel wie Magnesium- und Natriumsulfat und Laxanzien mit starkreizender Wirkung (Antrachinone). Diese dürfen nur kurzfristig und kontrolliert gegeben werden.
- Bei schwierigen Fällen helfen starkreizende Abführmittel, kombiniert mit Einläufen und einer Infusionsbehandlung.

Wie erfolgt die Behandlung des Reizdarm-Syndroms?

Bei Blähungen

- Getränke mit Kohlensäure, Kaffee, Milchprodukte, Bohnen, Hülsenfrüchte, Bananen.
- Besserung des Transits mit Ballaststoffen wie Methylcellulose.
- Kümmel, Fenchel und oberflächliche Entschäumer wie Dimeticon (Sabsimplex), da diese keine Nebenwirkungen haben.
- In akuten Fällen erleichtert ein »Darmrohr« den Gasabgang.

Bei Schmerzen können

- Spasmolytika probiert werden, evtl. kombiniert mit Ballaststoffen und Psychopharmaka,
- Massagen im Rahmen der Kur durchgeführt werden,
- oftmals warme Bäder helfen,
- Psychotherapie und Hypnose chronische Schmerzen lindern. Ängste vor Krebs sollten angesprochen, eine zugrundeliegende Depression angegangen werden.

Bei Durchfall

- helfen Loperamid (Imodium) oder Diphenoxylat (Reasec).

Die weitere Therapie ist abhängig von der zugrundeliegenden Ursache.

Beim Arzt

Wie läuft ein Arzt-Patienten-Gespräch ab?

Soll ich mit meinem Arzt über meine Blasenprobleme sprechen?

Wenn sich Harninkontinenz zum ersten Mal bemerkbar macht, wissen viele nicht, an wen sie sich wenden sollen. Anfangs wird das Problem meist verdrängt. Die Betroffenen hoffen, dass die Harninkontinenz irgendwie schon wieder vorübergehen wird. Oft wird sie auch als normales Altersproblem gesehen, mit dem man sich abfinden muss. Dabei kann Harninkontinenz in den meisten Fällen behandelt werden.

In Deutschland leiden über zehn Millionen Menschen an einer Blasenfunktionsstörung. Doch kaum einer von ihnen spricht darüber. Trotz der deutlichen Einschränkungen im täglichen Leben besteht für Betroffene häufig eine starke Hemmschwelle, mit ihren Beschwerden zum Arzt zu gehen. Nur knapp drei von zehn betroffenen Frauen suchen wegen ihrer Harninkontinenz einen Arzt auf. Bei Männern ist der Anteil noch geringer. Um die Blasenschwäche richtig behandeln zu können, muss deren Ursache jedoch abgeklärt werden. Dazu steht dem Arzt eine Vielzahl zuverlässiger Untersuchungsmethoden zur Verfügung. Bei der Therapieplanung sollte der Arzt auch die Bedürfnisse des Betroffenen genau kennen. So reichen für viele einfache Hilfsmittel schon aus, um eine deutliche Verbesserung ihrer Lebensqualität zu erzielen.

Daher zögern Sie nicht, wenn Sie unter unfreiwilligem Urinverlust leiden – gehen Sie zum Arzt. Je schneller Sie das Problem medizinisch angehen, umso größer ist die Wahrscheinlichkeit, dass Ihnen geholfen werden kann. Ihr Körper teilt Ihnen auf diese Weise mit, dass mit ihm etwas nicht stimmt. Ähnlich wie der Schmerz ist die Inkontinenz also ein Warnsignal, und dieses sollten Sie nicht ignorieren. Hinter einer Inkontinenz können sich auch schwerwiegende Erkrankungen verbergen. Gerade dann gilt es, die Erkrankung möglichst frühzeitig zu erkennen und entsprechende Therapien einzuleiten.

Ihr Auto bringen Sie ja auch regelmäßig zur Inspektion oder – falls es defekt ist –, in die Werkstatt und lassen es reparieren. Mit Ihrem Körper ist es ganz genauso!

Blasenfunktionsstörungen können mit Medikamenten und/oder anderen Methoden behandelt werden. Beim Auftreten von Inkontinenz oder Blasenentleerungsstörungen wird der Arzt zuerst eine Blasenentzündung ausschließen oder diese ggf. medikamentös behandeln.

Bei welchem Arzt finde ich Hilfe?

Natürlich finden Sie beim Urologen kompetente Hilfe. Aber auch Ihr Hausarzt oder Ihr Gynäkologe können geeignete Ansprechpartner sein. Denn Inkontinenz ist eine Erkrankung, die fächerübergreifend von fast allen medizinischen Disziplinen wie Urologie, Gynäkologie, Neurologie, Radiologie, Allgemeinmedizin, Innere Medizin und Chirurgie behandelt wird. Auch deutschlandweit verbreitete Beratungsstellen und Kontinenz-Zentren sind wichtige Ansprechpartner, wo Facharztgruppen und spezialisierte Physiotherapeuten zusammenarbeiten.

Wie bereite ich mich auf den Arztbesuch vor?

Vielleicht fragen Sie sich, welchen Arzt Sie aufsuchen sollen. Machen Sie es wie immer: Ihr Hausarzt sollte die erste Anlaufstation sein. Falls nötig, wird er Sie an einen Spezialisten überweisen.

Vor der eigentlichen körperlichen Untersuchung wird Ihnen Ihr Arzt mehrere Fragen zu Ihrem Problem stellen. Beantworten Sie diese wahrheitsgemäß. Seien Sie ehrlich! Es ist in Ihrem Sinne. Denn nur so kann sich der Arzt schon vor der Untersuchung ein ungefähres Bild von Ihren Beschwerden machen. Es besteht überhaupt kein Grund, sich zu schämen. Sprechen Sie Ihre Situation aktiv an und warten Sie nicht darauf, dass Ihr Arzt Sie von sich aus danach fragt. Schildern Sie ihm genau, in welchen Situationen Sie unwillkürlich Harn verlieren.

Machen Sie ihm auch deutlich, welchen Einfluss die Erkrankung auf Ihren Alltag hat, Ihr Leben beeinträchtigt und wie Sie sie empfinden. Denken Sie daran, auch Beschwerden, die Ihnen vielleicht unerheblich vorkommen, können für den Arzt ein wichtiges Indiz zum Aufspüren der Krankheitsursache sein. Vor dem Arzt braucht Ihnen kein Beschwerdebild peinlich zu sein. Für ihn gehört das Gespräch, ebenso wie die medizinische Diagnostik, Untersuchung und die Behandlung aller körperlichen und seelischen Zustände zur täglichen Routine.

Es ist in jedem Fall sinnvoll, sich vorab über das Gespräch mit dem Arzt einige Gedanken zu machen. So sind Sie auf mögliche Fragen vorbereitet. Vielleicht gibt Ihr Arzt Ihnen aber auch einen Fragebogen, den Sie ausfüllen sollen. Es gibt speziell für Harninkontinenz-Patienten entwickelte Fragenkataloge, die helfen, die mögliche Ursache einzugrenzen.

So könnten Sie das Gespräch mit Ihrem Arzt beginnen:

- Seit längerem gibt es etwas, was meinen Alltag sehr einschränkt. Ich verliere häufig unbeabsichtigt Urin.
- Es ist mir unangenehm, darüber zu reden – aber ich habe ein Problem. Ich verliere tagsüber ungewollt Urin.
- Es ist mir zwar unangenehm, darüber zu sprechen, aber seit einiger Zeit habe ich Probleme, das Wasser zu halten.
- Seit einiger Zeit ist mir aufgefallen, dass ich häufig Harndrang verspüre und ständig auf die Toilette muss.
- Ich habe das Problem, dass ich nachts öfters aufwache und auf die Toilette gehen muss.
- Zurzeit habe ich ein Problem. Ich muss ständig auf die Toilette und traue mich schon nicht mehr wegzugehen, wenn ich nicht weiß, ob eine Toilette in der Nähe ist.
- In letzter Zeit muss ich häufig zur Toilette. Manchmal schaffe ich es kaum rechtzeitig. Kann es sein, dass mit meiner Blase etwas nicht in Ordnung ist?
- Ich brauche den Rat eines Fachmannes. Es geht um meine Blase. Ich habe das Gefühl, dass ich sie nicht mehr richtig kontrollieren kann. Vielleicht können Sie mir helfen.
- Das Thema ist mir sehr unangenehm. Ich habe Probleme mit der Blase.
- In letzter Zeit verlasse ich meine Wohnung nur noch ungern. Wenn ich doch einmal unterwegs bin, halte ich ständig Ausschau nach dem nächsten WC. Denn meine Blase meldet sich manchmal ganz plötzlich und ist für mich dann kaum noch zu kontrollieren.

Als Erstes wird Ihr Arzt Sie fragen, wie lange Sie schon unter dem unfreiwilligen Harnverlust leiden und wie groß die Urinmengen sind, die in der Regel abgehen. Falls Sie auf diese Frage keine genaue Antwort wissen,

Beim Arzt

können Sie zumindest Informationen darüber geben, wie häufig Sie Ihre Unterwäsche infolge der Blasenschwäche wechseln müssen oder ob Sie Hilfsmittel zum Aufsaugen des Urins (z. B. Binden) benutzen.

Ganz wichtig ist die Frage, in welchen Situationen die unfreiwillige Entleerung auftritt. Kommt es beim Husten, Niesen oder gar bereits im Stehen zum Verlust von Urin? Oder sind es andere Situationen, zum Beispiel wenn Sie aufgeregt sind, sich fürchten oder kalte Füße bekommen? Beschreiben Sie Ihre Probleme und Beschwerden so genau wie möglich.

Interessant ist weiterhin für den Arzt, wie oft Sie zur Toilette gehen, ob Sie beim Wasserlassen ein Brennen verspüren oder andere Schmerzen haben und ob Sie es bei Harndrang schaffen, die Toilette rechtzeitig zu erreichen.

Über das Wasserlassen an sich wird Ihnen der Arzt auch noch einige Fragen stellen. Ist Ihr Harnstrahl eher schwach oder kräftig? Müssen Sie beim Wasserlassen pressen? Haben Sie hinterher das Gefühl, sich nicht vollständig entleert zu haben? Auch über die Dauer des Wasserlassens werden Sie voraussichtlich Auskunft geben müssen.

Der Arzt wird Sie u. U. auch zu Schwangerschaften, Geburten und Unterleibsoperationen sowie zu Medikamenten befragen, die Sie nehmen. Auch sollten Sie Auskunft darüber geben können, ob es ein bestimmtes Ereignis gab, nach dem Sie die Inkontinenz erstmals feststellten, wie die Geburt eines Kindes oder das Auftreten der Wechseljahre.

Sie sehen, alles sind ganz zielgerichtete Fragen, deren Beantwortung in keiner Weise peinlich oder unangenehm sein muss. Doch nur, wenn Sie gewissenhaft Antwort geben,

ist eine Einschätzung Ihrer Beschwerden und der Gründe für die Harninkontinenz möglich.

> **HINWEIS**
>
> Denken Sie daran: Ihr Arzt will nicht in Ihre Intimsphäre eindringen, er muss Ihre Beschwerden nur genauer kennenlernen, um Ihnen helfen zu können.

Schon bei der Terminvereinbarung beim Arzt können Sie einige Fragen im Vorfeld klären:
- ☑ Muss ich nüchtern sein (Essen, Trinken)?
- ☑ Darf ich vorher meine Medikamente einnehmen?
- ☑ Soll ich meine Blase vor der Untersuchung entleeren?
- ☑ Gibt es sonst etwas, was ich beachten muss?

Falls vorhanden, sollten Sie zum Arztbesuch auch mitbringen:
- ☑ Vorbefunde
- ☑ Krankenhausberichte aus der letzten Zeit
- ☑ Operationsberichte
- ☑ Röntgen- bzw. Ultraschallbefunde (falls vorhanden, auch Bilder)
- ☑ Laborbefunde
- ☑ Arztberichte von anderen Ärzten

Welche Fragen wird mir der Arzt stellen?

Mögliche Fragen Ihres Arztes könnten sein:
1. Wie oft müssen Sie tagsüber und auch nachts die Blase entleeren?
2. Können Sie den Urin beim Auftreten des ersten Harndrangs noch lange halten oder müssen Sie sofort zur Toilette?
3. Passiert hierbei gelegentlich ein Unglück, d. h. nässen Sie ein oder verlieren Sie auf dem Weg zur Toilette bereits Urin?
4. Entleert sich der Urin bei Einnahme ent-

spannender Sitzausgangspositionen sofort oder erst später und zögerlich?

5. Wird der Harndrang evtl. überhaupt nicht mehr wahrgenommen und die Blase entleert sich völlig unbemerkt?

6. Ist der Urinstrahl dünner und schwächer?

7. Ist die Urinbeschaffenheit manchmal oder ständig auffällig (trübe, übel riechend)?

8. Ist die Harnentleerung schmerzhaft?

9. Ereigneten sich in der Vergangenheit häufig fieberhafte Harnweginfekte, die mit Antibiotika behandelt werden mussten?

10. Kam es in der Vergangenheit schon einmal zu einem schmerzhaften Harnverhalt mit evtl. umgehend notwendiger Entleerung der Blase mittels Katheter?

11. Ist die sexuelle Empfindsamkeit in letzter Zeit herabgesetzt oder gestört?

12. Wie hoch ist die tägliche Trinkmenge oder haben Sie diese wegen der Blasenfunktionsstörung bereits willkürlich eingeschränkt?

13. Ist in der Vergangenheit schon einmal die Restharnmenge bestimmt worden?

14. Werden regelmäßig Inkontinenzhilfen benutzt (Windeln, Vorlagen, Kondomurinale)?

15. Seit wann verlieren Sie ungewollt Urin?

16. Wie oft verlieren Sie in einer Woche durchschnittlich Urin?

17. In welchen Situationen verlieren Sie Urin?

Wozu soll ich ein Miktionsprotokoll führen?

Möglicherweise wird der Arzt Sie bitten, ein so genanntes Miktionsprotokoll zu führen. Darin tragen Sie über einen bestimmten Zeitraum ein, wann und wie häufig Sie die Toilette aufsuchen müssen, in welchen Situationen Sie ungewollt Urin verlieren und wie viele Einlagen Sie benutzen. Es kann auch sinnvoll sein, Ihre Trinkmenge festzuhalten. All diese Informationen bringen zusätzliche Hinweise über die funktionelle Blasenkapazität und über eine verstärkte Symptomatik durch evtl. falsches Trinkverhalten. Ein Muster eines Miktionstagebuches finden Sie auf Seite 45.

HINWEIS

So messen Sie den Urin, um die Menge im Protokoll eintragen zu können:
Leeren Sie Ihre Blase während der Kontrolltage immer in einen Flüssigkeits-Messbecher oder ein Glas mit Füllmengen-Angabe.

Welche Untersuchungen nimmt der Arzt vor?

Die Befragung zu Ihren Beschwerden und zum Krankheitsverlauf, also die **Anamnese**, ist die Grundlage für eine weiterführende Diagnostik und Behandlung. Keine Angst: Die oftmals gefürchtete Blasenspiegelung steht meist erst ganz am Ende der Untersuchungen und kommt auch nur dann zum Einsatz, wenn andere, weniger belastende Diagnoseverfahren kein oder ein nur unzureichendes Bild ergeben.

Zunächst erfolgt eine allgemeine unkomplizierte **körperliche Untersuchung**, besonders der Genital- und Analregion. Unter Umständen wird der Arzt auch Ihren Bauch abtasten und sich vergewissern, dass Sie im Unterbauch keine Schmerzen haben, die auf eine Entzündung hinweisen könnten. Außerdem prüft der Arzt den Zustand Ihres Beckenbodens. Das Gewebe dort kann durch Geburten oder Operationen geschwächt sein.

Beim Arzt

Durch die Untersuchung einer **Urinprobe** will der Arzt eine mögliche Harnwegentzündung ausschließen. Die Urinprobe wird auf Bakterien, Eiter, Blut und andere Substanzen untersucht. Ist jedoch von vornherein klar, dass eine Blasenentzündung vorliegt, wird Ihr Arzt Ihnen sofort ein Antibiotikum verschreiben, das die Bakterien abtötet. Unter Umständen erfolgt auch eine **Blutanalyse**.

Verfügt der praktische Arzt über ein Ultraschallgerät, wird er auch eine **Sonografie** vornehmen. Zuvor werden Sie gebeten, Ihre Blase zu entleeren. Auf dem Ultraschallbild ist zu sehen, ob sich nach dem Wasserlassen noch Restharn in der Harnblase befindet. Mithilfe der Sonografie können auch gleichzeitig die Nieren untersucht sowie die Lage Ihrer Blase und Harnröhre beurteilt werden. Auch das gibt dem Arzt wertvolle Hinweise auf die Art Ihrer Harninkontinenz.

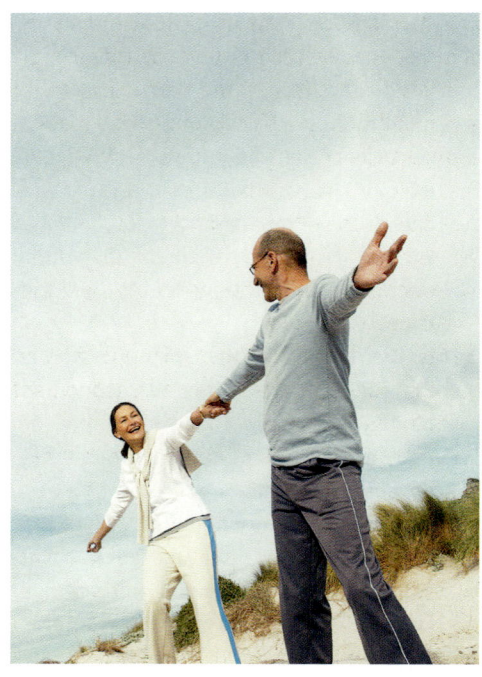

Wann erfolgt eine Überweisung zum Spezialisten?

Manchmal kann es notwendig sein, weitere Untersuchungen vorzunehmen, um bestimmte Krankheiten auszuschließen oder eine Operation durchzuführen. Dann wird Ihr Hausarzt Sie zu einem Urologen überweisen, dem weitere Möglichkeiten zur Diagnosefindung zur Verfügung stehen. Dieser führt mit speziellen Geräten die so genannten urodynamischen Untersuchungen durch.

Bei Männern erfolgt oftmals die rektale Untersuchung der Prostata. Diese Untersuchung wird von vielen als unangenehm empfunden. Sie ist jedoch nicht schmerzhaft und zur Diagnosestellung immer noch die wichtigste manuelle Untersuchung.

Wird die Ursache für die Inkontinenz bei Frauen in einem Mangel an Östrogenen oder einer Unterleibserkrankung vermutet, kann die Überweisung zum Frauenarzt erfolgen. Bei der gynäkologischen Untersuchung wird geprüft, ob sich Gebärmutter und Scheide gesenkt haben. Zudem wird der Beckenboden in seiner Beschaffenheit beurteilt.

Liegt der Verdacht auf eine Störung der Nerven vor, kann der Besuch beim Neurologen notwendig werden.

Hat der Arzt alle Fragen verständlich geklärt?

Nicht selten ist es so, dass Betroffene den Arzt genauso unwissend wieder verlassen, wie sie ihn aufgesucht haben. Deshalb sollten Sie stets nachfragen, wenn Sie etwas nicht verstanden haben oder Ihnen die Antworten und Erklärungen des Arztes unklar sind, weil er z. B. mit unverständlichem medizinischem Fachlatein gesprochen hat. Nehmen Sie Ihre Mündigkeit wahr!

Sollte Ihnen der Arzt ein Medikament verschreiben, lassen Sie sich die Einnahme genau erklären oder besser schriftlich geben – bei Tabletten die Häufigkeit und Dauer der Einnahme.

Auf jeden Fall sollten folgende Fragen geklärt werden:

☑ Welches Ergebnis ist durch die Behandlung zu erwarten?

☑ Mit welchen Nebenwirkungen und Komplikationen muss ich möglicherweise rechnen?

☑ Vertragen sich die Medikamente mit meinen bereits einzunehmenden Arzneimitteln?

☑ Wie lange wird die Behandlung voraussichtlich dauern?

☑ Wie muss ich die Medikamente einnehmen bzw. aufbewahren?

☑ Darf ich während der Behandlung oder nach der Operation meinen normalen Lebensgewohnheiten nachgehen?

Geben Sie dem Arzt eine Rückmeldung, wenn bei Ihnen die verordnete Therapie nicht anschlägt oder es zu unangenehmen Nebenwirkungen kommt. Nur so kann Ihr Arzt die Therapie ändern oder noch individueller anpassen.

Welche Untersuchungsmethoden gibt es zur Diagnosestellung?

Was versteht man unter einer klinischen Untersuchung?

Die klinische Untersuchung beinhaltet die Kontrolle der äußeren Genitale und wurde im vorherigen Kapitel bereits ausführlich beschrieben.

Was versteht man unter einem Vorlagen-Test?

Wiegen Sie eine trockene Vorlage. Tragen Sie dann diese Vorlage eine Stunde lang bei voller Blase. Testen Sie, welche Auswirkungen Sitzen, Stehen, Treppensteigen und sonstige körperliche Anstrengungen haben. Nun wiegen Sie die Vorlage erneut, um herauszufinden, wie viel Urin ausgelaufen ist. So können Sie auch feststellen, welche Aktivitäten den größten Harnverlust auslösen.

Was versteht man unter einer Urinuntersuchung?

Bei der Urinuntersuchung wird ein Mittelstrahlurin benötigt, um eine Verunreinigung des Urins mit Bakterien zu vermeiden, die sich im Bereich der Harnröhre befinden. Mit der Urinanalyse kann eine Entzündung der Nieren, eine bestehende Zuckerkrankheit und eine bakterielle Harnweginfektion festgestellt werden, was eine weiterführende endoskopische oder radiologische Diagnostik notwendig machen kann. Der Urin wird auf Bakterien, rote und weiße Blutkörperchen, Eiweiß, Glukose und Säuregrad untersucht und ein Urinstatus erhoben.

Bei einem Urinstatus werden verschiedene Werte getestet:

▪ **pH-Wert** Er gibt die Menge der H+-Ionen im Urin an. Dieser Wert verändert sich bei schweren Stoffwechselstörungen.

▪ **Nitrit** Er wird von Bakterien aus Nitrat gebildet. Ein positiver Nachweis spricht daher für einen Harnweginfekt.

Beim Arzt

- **Bilirubin** Es entsteht beim Abbau des Farbstoffes der roten Blutkörperchen. Erhöhte Mengen Bilirubin im Urin können auf eine Störung in den Gallenwegen hindeuten.
- **Zucker** Steigt der Zuckergehalt im Blut über einen bestimmten Wert, wird er mit dem Urin ausgeschieden. Deshalb findet man im Rahmen eines Diabetes mellitus erhöhte Werte. Der Urin eines Gesunden ist zuckerfrei.
- **Rote Blutkörperchen** Erhöhte Werte finden sich bei einem Infekt der Nieren oder Harnblase, können aber auch Hinweis auf eine bösartige Erkrankung oder eine Entzündung der Nierenkörperchen sein.
- **Eiweiß** Erhöhte Werte finden sich z. B. bei einer chronischen Nierenerkrankung.
- **Spezifisches Gewicht** Dieses gibt die Menge der im Urin gelösten Stoffe an und gibt Aussage über die Verdünnung des Urins. Je höher das spezifische Gewicht, desto konzentrierter der Urin und desto weniger trinkt der Patient.
- Möglich sind auch der Nachweis von **weißen Blutkörperchen** (erhöht bei einem Harnweginfekt), **Ketone** (Hinweis auf veränderte Stoffwechsellage) oder **körperfremde Stoffe** wie Drogen oder Medikamente.

Urinkultur

Bei einer Urinkultur handelt es sich um eine Nachweismethode von Bakterien im Urin (z. B. bei Harnweginfekten), bei der die Bakterien auf Nährböden angezüchtet werden. Damit kann die Bakterienart bestimmt und ein wirksames Antibiotikum ermittelt werden.

Wie wird eine Restharnprüfung durchgeführt?

Mit einer sonografischen Restharnbestimmung erfolgt die grobe Orientierung über die Vollständigkeit der Blasenentleerung. Eine volle Blase erscheint auf dem Ultraschallbild als schwarzer Fleck. Eine vollständig entleerte Blase wäre nicht zu erkennen. Die Restharnbestimmung ist deshalb eine wichtige urologische Untersuchung und erfolgt mittels Ultraschall unmittelbar nach dem Wasserlassen. Der Restharn sollte normalerweise unterhalb von 50 ml liegen. Abhängig vom klinischen Verlauf können auch höhere Restharnmengen (bis 100 ml) toleriert werden. Manchmal erfordern jedoch auch geringere Restharnmengen eine entsprechende Therapie.

Wie läuft eine Ultraschalluntersuchung ab?

Die Sonografie ist ein bildgebendes Verfahren und eine der wichtigsten schmerzfreien Untersuchungen für die Nieren und ableitenden Harnwege. Sie kann weiterführende Informationen über Größe, Ausdehnung, Struktur sowie Form und Lage von Nieren, Blase, Harnleitern, Prostata und Hoden geben. Eine Ultraschalluntersuchung sollte auch den Check der Nieren beinhalten, da z. B. Nierensteine Grund für rezidivierende und schlecht behandelbare Harnweginfekte sein können. Vor der Untersuchung soll man ganz normal Wasserlassen, ohne besonders zu pressen. Der Arzt setzt dann eine Ultraschallsonde auf den Unterbauch auf und kann aus dem Bild auf dem Monitor mithilfe einer Formel den Restharn errechnen.

Weshalb eignet sich die Ultraschalluntersuchung besonders für die Harnorgane?

Alle wasserhaltigen und blutreichen Organe sind mit Ultraschall gut zu untersuchen. Schlecht untersuchbar sind gashaltige Organe (Lunge und Darm) sowie Knochen. Die Sonografie eignet sich auch zur Diagnostik von krankhaften Veränderungen an Nieren,

Nebennieren, Harnleiter, Harnblase, Hoden und Nebenhoden.

Was ist eine urodynamische Untersuchung?

Unter der Bezeichnung »Urodynamik« versteht man Standardtests, nach denen die Funktion der Blase beurteilt wird. Mit den urodynamischen Untersuchungen wird überprüft, inwieweit die Blase ihre Speicherfunktion erfüllt, ob die Blasenmuskulatur ihren Aufgaben nachkommt und ob der Verschluss der Harnröhre durch die Beckenbodenmuskulatur intakt ist.

Die Blasendruckmessung erfolgt über einen dünnen Katheter, der über die Harnröhre in die Blase eingeführt wird. Während der Blasenfüllung wird der Druck in der Blase und des Harnröhrenverschlusses gemessen und registriert, wobei der Harnröhrendruck größer sein sollte als der Blaseninnendruck. Auf diese Weise kann beispielsweise das Auftreten von Detrusorinstabilitäten, also unwillkürliche Blasendruckerhöhungen während der Füllphase, leicht diagnostiziert werden. Den Messkatheter müssen Sie sich als dünnen Schlauch vorstellen, der im Inneren mehrere feine Schläuche und zwei Sensoren zur Blasen- und Harnröhren-Druckmessung besitzt. Das Einführen eines Katheters wird durch ein Gleitmittel erleichtert. Die Schleimhautoberfläche der Harnröhre wird dadurch auch leicht betäubt. Danach wird die Blase über den Katheter mit einer körperwarmen Flüssigkeit gefüllt.

Beim Einführen des Schlauches muss der Patient angeben, ab welchem Zeitpunkt er einen Drang verspürt und genau in diesem Moment wird der Druck in der Blase und im Blasenausgang gemessen. So wird festgestellt, bei welcher Blasenfüllung Harndrang auftritt. Auch das plötzlich auftretende, ungesteuerte Zusammenziehen des Blasenmuskels, das auf eine Dranginkontinenz hindeutet, kann so bestimmt werden. Der Arzt kann Sie auch auffordern, während der Untersuchung den Druck in der Bauchhöhle, beispielsweise durch Husten, zu erhöhen. So wird ermittelt, wo die Probleme liegen und ob der Blasenmuskel oder vielleicht die Beckenbodenmuskulatur zu aktiv bzw. zu schwach ist. Geht jetzt Harn ab, kann mittels Sensoren festgestellt werden, ob der Druck in der Harnröhre zu diesem Zeitpunkt geringer ist als der Blaseninnendruck. Zum Schluss muss der Patient die Blase entleeren. Auch dabei werden der Druck und die Aktivität der Blase sowie der Beckenbodenmuskulatur gemessen. Dies ermöglicht die Einschätzung, ob eine Restharnbildung auf den zu geringen Detrusordruck zurückzuführen ist. So kann man wichtige Aufschlüsse bei einer Blasenfunktionsstörung erhalten.

Was ist eine Elektromyografie?

Bei einer Elektromyografie werden die elektrischen Ströme der Beckenbodenmuskulatur bei Bewegung der Muskeln gemessen. Mit dieser Untersuchung kann festgestellt werden, ob die Beckenbodenmuskulatur die Harnröhre verschließen kann.

Die elektrische Spannung in den Muskeln wird von Elektroden aufgenommen. Es gibt zwei Verfahren. Entweder wird eine Oberflächenelektrode durch einen Katheter in die Harnröhre eingeführt und ist in Kontakt mit deren Schleimhaut. Oder eine Nadelelektrode, die genauer ist und eine feine Nadel enthält, wird durch die Haut oder Vagina in den Harnröhrenschließmuskel eingeführt. Auf einem Bildschirm wird die elektrische Aktivität im Muskel als Kurve gezeigt und Spannungsschwankungen über einen Lautsprecher in Geräusche umgesetzt. Für eine weitere Beurteilung der Stärke des Harnröhrenschließmuskels muss manchmal während der Untersuchung uriniert werden.

Was versteht man unter einer Uroflowmetrie?

Bei der Uroflowmetrie (Harnflussmessung) werden Störungen der Blasenentleerung genauer untersucht. Dazu muss die Harnblase gefüllt sein und ein starker Drang zum Wasserlassen bestehen. Die volle Blase wird über einen Trichter in einen Durchflussmesser vollständig entleert. Dabei wird aufgezeichnet, welche Fließgeschwindigkeit maximal erreicht und welche Zeit dazu benötigt wird. Außerdem wird die Durchschnittsgeschwindigkeit ausgerechnet. Normalwerte für die Uroflowmetrie sind bei Männern > 15 ml/s, bei Frauen > 20 ml/s. Der Grenzbereich liegt unter 15 ml/s, sichere pathologische Befunde liegen unter 10 ml/s.

Der Test dauert ca. 30 Minuten. Sie sollten möglichst normal Wasserlassen, ohne starkes Pressen. Bei der Untersuchung sind keine anderen Personen anwesend, man ist unbeobachtet. Da man lediglich die Blase in ein Auffanggefäß entleeren muss, ist die Uroflowmetrie mit keinerlei Unannehmlichkei-

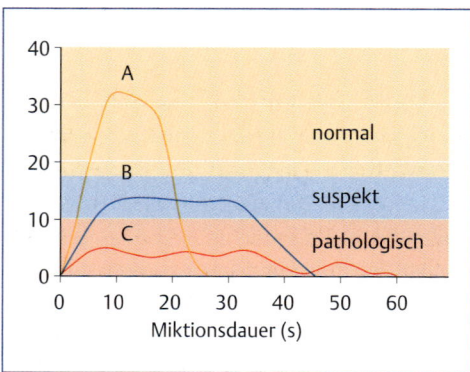

Harnflussmessung.

ten oder Schmerzen verbunden. Meist wird der Arzt danach noch eine Restharnprüfung mittels Ultraschall vornehmen.

Was ist eine Zystometrie?

Bei der Zystometrie (Blasenfunktionsprüfung) wird der Druck innerhalb der Blase bei unterschiedlicher Füllmenge gemessen. Bei Beginn der Untersuchung muss die Blase leer sein. Drucksensoren werden in die Blase und den Mastdarm eingeführt. Danach wird die Blase mit einer warmen Kochsalzlösung gefüllt und während des Einfüllens der Druck ermittelt. Der Druck der vollen Blase wird ebenfalls beurteilt, und zwar während körperlicher Betätigungen wie Hüpfen, Bücken, Husten und Lachen. Am Ende wird die Blase entleert und der Blasendruck während des Urinierens gemessen.

Bei der Video-Zystometrie oder Video-Zystometrografie wird der oben beschriebene Vorgang durch Röntgenaufnahmen überwacht. Dabei wird ein Kontrastmittel in die Kochsalzlösung gegeben. Dies ist die beste Methode, um zwischen Belastungs- und Dranginkontinenz zu unterscheiden oder die Kombination von beidem festzustellen.

Was ist eine urethrale Druckprofilometrie?

Hierbei handelt es sich um eine Druckprofilmessung (Urethrozystotonometrie). Diese Untersuchung erlaubt einen Einblick in die Funktion des Blasenverschlusses. Der Druck im Inneren der Blase wird dem Druck in der Harnröhre gegenübergestellt. Ein sehr dünner Spezialkatheter wird in die leere Blase eingeführt und Wasser in die Blase geleitet. Der Druck in Blase und Harnröhre wird gemessen und somit ein direkter Nachweis einer Belastungsinkontinenz ermöglicht.

Bei normaler Funktion des Verschlussapparates steigt der Druck bei Belastung in der Harnröhre stärker an als in der Blase. Bei einem unzureichenden Verschlusssystem entspricht der Harnröhrendruck unter Belastung dem Blasendruck oder ist schwächer als dieser.

Die Kurven in der Abbildung zeigen, wie bei jedem Hustenstoß Urin aus der Harnröhre entweicht. In der oberen Kurve bezeichnen die Peaks (nach oben) jeweils einen Hustenstoß. In der unteren Kurve (Peaks nach unten) entsprechen sie jeweils einem Urinverlust.

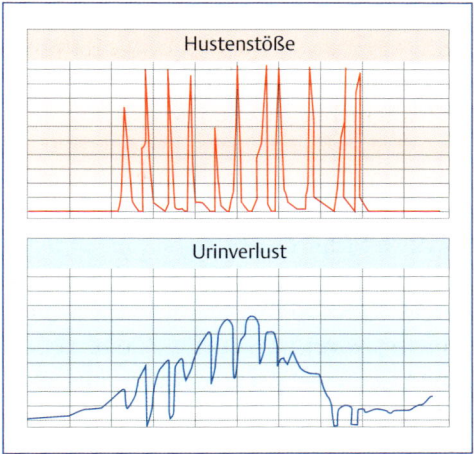

Nachweis einer Blaseninkontinenz.

Was ist eine Zystomanometrie?

Bei der Zystomanometrie (Druck-Fluss-Messung) handelt es sich um die Untersuchung der Reservoirfunktion der Harnblase. Es werden Blasenkapazität (Fassungsvolumen), Blasenstabilität (gleichmäßige Zunahme des Blasendrucks unter Füllung oder unwillkürlicher plötzlicher Anstieg und Abfall), Elastizität/Dehnbarkeit der Blasenwand sowie Sensibilität und Kontraktionskraft des Blasenmuskels bestimmt. Dazu wird die Blase kontinuierlich mit einer Kochsalzlösung gefüllt und dabei das Blasenvolumen sowie der Druck in der Blase und im Bauchraum gemessen. Über einen transurethralen (durch die Harnröhre) oder suprapubischen (durch die Bauchdecke) Messkatheter wird der Druck in der Harnblase gemessen; über eine rektale Sonde wird gleichzeitig der Druck im Bauchraum bestimmt. Die Differenz aus beiden ergibt den Druck, den der Blasenmuskel selbst ausübt.

Dieses Verfahren erlaubt es, Druckschwankungen, die vom Blasenmuskel aktiv ausgelöst werden, von denen abzugrenzen, die passiv durch Veränderung des Bauchdrucks entstehen (z. B. Husten oder Niesen). Aus diesen Messwerten lässt sich auf Restharn, Fassungsvolumen der Blase, Dehnbarkeit des Detrusors, den ersten Harndrang und die Stabilität des Blasenmuskels (überempfindlich oder überaktiv) schließen.

Was ist eine Zystoskopie?

Die Zystoskopie (Blasenspiegelung) ist eine endoskopische Untersuchung, mit der der Blaseninnenraum betrachtet werden kann. Bei Männern werden auch die Harnröhre und die Prostata inspiziert. Trotz aller Fortschritte der bildgebenden Verfahren (Ultraschall, Röntgen) ist es bei bestimmten Erkrankungen dennoch nötig, eine Blasenspiegelung durchzuführen.

Zahlreiche Harnwegerkrankungen können zur Diagnosesicherung eine Blasenspiegelung erforderlich machen. Solche Erkrankungen sind z. B. Blutbeimengungen zum Urin, Veränderungen der Blasenschleimhaut, Entzündungen der Harnblase, Blasentumore, Blasenentleerungsstörungen und Blasensteine.

Eine Zystoskopie kann ambulant unter Vollnarkose oder lokaler Betäubung erfolgen, der

91

Beim Arzt

eigentliche Eingriff dauert wenige Minuten. Bei Erwachsenen wird vor der Untersuchung ein Gleitgel mit Zusatz eines Betäubungsmittels in die Harnröhre gegeben. Ein spezielles Endoskop wird durch die Harnröhre in die Blase eingeführt, so dass Blase und Harnröhre von innen betrachtet werden können. Zur Blasenspiegelung kann ein starres oder ein biegsames Zystoskop verwendet werden. Das flexible Zystoskop passt sich der gekrümmten Harnröhre des Mannes besser an und lässt sich daher leichter einführen. Das starre Zystoskop hat dafür durch sein Linsensystem eine bessere Bildqualität und größere Kanäle für Eingriffe wie Gewebeprobeentnahmen.

Durch die Reizung der Harnröhre während der Untersuchung kann es vorübergehend zu häufigerem Harndrang, Harnröhrenbrennen und geringfügigen Blutbeimengungen zum Urin kommen. Das Risiko einer Verletzung von Harnröhre oder Blase bei einer Zystoskopie ist sehr gering. Da hierbei steril gearbeitet wird, kommen Harnwegentzündungen ebenfalls nur sehr selten vor. Um möglichen Infektionen vorzubeugen, verabreichen manche Urologen routinemäßig ein Antibiotikum. Auf alle Fälle sollte in den ersten 24 Stunden nach einer Zystoskopie viel Wasser getrunken werden.

Gibt es auch urologische Röntgenuntersuchungen?

Röntgenuntersuchungen sind keine Routineuntersuchungen bei Inkontinenz, sondern werden nur bei speziellen Fragestellungen eingesetzt.

Intravenöses Urogramm

Dabei wird ein Röntgenkontrastmittel in die Armvene gespritzt. Unter Röntgenkontrolle lassen sich die ableitenden Harnwege darstellen und verfolgen, wie der Urin über die Nieren durch die Harnleiter in die Blase fließt. Dabei lassen sich Anomalitäten aufspüren, z. B. ob der Urin falsch abfließt, nämlich von der Blase zu den Nieren.

Zystografie

Dabei wird die Blase über einen Katheter mit einer Flüssigkeit gefüllt, die ein Kontrastmittel enthält. Die Füllungsstadien werden durch Röntgenbilder dokumentiert oder auf dem Bildschirm beobachtet.

Miktionszystourethrografie (MCU)

Dabei werden während der Blasenentleerung Röntgenaufnahmen gemacht, wobei auch auf eine mögliche Senkung des Blasenhalses oder der Harnröhre geachtet wird. Natürlich kann hierbei auch die Kontraktionsfähigkeit der Blasenmuskulatur überprüft werden. Zuvor wird die Blase über einen Katheter mit Kontrastmittel gefüllt.

Therapie

Inkontinenz – was tun? Welche Behandlungsmöglichkeiten gibt es bei den verschiedenen Inkontinenzformen?

Es gibt heute zahlreiche Möglichkeiten, Harninkontinenz zu behandeln. Lassen Sie sich von Ihrem Arzt beraten, welche Methode in Ihrem speziellen Fall am meisten Erfolg verspricht. Die Wahl der Behandlung hängt vor allem davon ab, welche körperlichen Ursachen diagnostiziert wurden und in welcher Form die Inkontinenz bei Ihnen auftritt. Schildern Sie Ihrem Arzt daher genau, in welchen Situationen Sie unter Harnverlust leiden und die damit verbundenen Auswirkungen auf Ihren Alltag.

Neben einfachen Methoden wie dem Trink- und Blasentraining sowie dem Beckenbodentraining gibt es auch Medikamente, die den Blasenmuskel entspannen und dadurch den Harndrang sowie das unfreiwillige Wasserlassen reduzieren. Wenn diese Behandlungsmaßnahmen nicht den gewünschten Erfolg bringen, kann bei einigen Formen von Blasenfunktionsstörungen auch auf operative Maßnahmen zurückgegriffen werden. Diese können dauerhafte Besserung gewährleisten. Liegt sowohl eine Stress- wie auch eine Dranginkontinenz vor, sollte vor der Operation die Dranginkontinenz möglichst durch medikamentöse Therapie behandelt werden. Sonst kann es sein, dass die Inkontinenz sich mit der Operation nicht beheben lässt.

Bei der Harninkontinenz gibt es – abhängig von der Form – grundsätzlich drei unterschiedliche Wege der Therapie:

- physiotherapeutische Methoden (Trink- und Blasentraining, Beckenbodentraining),
- Medikamente (Alpha-Rezeptorenblocker, Anticholinergika und Sympathikomimetika),
- operative Verfahren,

sowie weitere allgemeine unterstützende Maßnahmen und Hilfsmittel. Dazu zählen:

- Aufklärung des Patienten über die Art der Blasenfunktionsstörungen sowie etwaige Komplikationsmöglichkeiten,
- Verhaltenshinweise: Miktionskalender, gleichmäßig auf den Tag verteilte Trinkmengen (1,5 bis 2 l/Tag), individuell geplante Miktionsintervalle, keine Verzögerung der Miktion nach Spüren des Harndrangs,
- Beratung zu Blasen- sowie Toilettentraining,
- Beratung über Hilfsmittel: Einlagen, Tropfenfänger, Windeln sowie externe urinableitende Utensilien wie Kondomurinale, Klebesysteme (derzeit vorwiegend bei Männern).

Therapieziele:

- erhöhten Detrusordruck vermeiden
- funktionsfähige Speicherphase anstreben
- Blasenentleerung fördern
- Infektionsrate mindern!
- anatomische Strukturveränderungen rückbilden
- subjektive Beschwerden mindern

Behandlung der Stressinkontinenz

Medikamente, die Substanzen enthalten, welche an die alpha-adrenergen Rezeptoren

Therapie

im Blasenhals und in der Harnröhre andocken, nennt man Alpha-Sympathomimetika. Diese Präparate haben die Funktion, den Harnröhrendruck zu erhöhen und den Verschluss des Blasenhalses zu lockern, so dass die Urinflussrate ansteigt und das Restharnvolumen sinkt. Sympathomimetika imitieren den Effekt des Sympathikus, die Muskulatur der Harnröhre anzuregen, den Druck am Blasenhals zu erhöhen und damit die Blase dicht zu verschließen.

Stressinkontinenz tritt bei Frauen häufig erstmals in oder nach den Wechseljahren auf. Dies liegt u. a. daran, dass sich die Schleimhäute des unteren Harntrakts zurückentwickeln. Die Verabreichung von Östrogenen kann diesen Vorgang teilweise rückgängig machen, wodurch sich oft auch die Inkontinenz beheben lässt. Östrogene können in Tablettenform eingenommen werden. Sind die Probleme jedoch auf den unteren Harntrakt beschränkt, kann man auch Zäpfchen oder Cremes mit Östrogenen in die Vagina einführen.

Behandlung der Überlaufinkontinenz/Restharnbildung

Die Behandlung der Überlaufinkontinenz richtet sich nach der Ursache. In der Regel werden zunächst andere Behandlungsmethoden als die medikamentöse Therapie eingesetzt, beispielsweise wird das Abflusshindernis operativ beseitigt, oder es wird versucht, die der Harninkontinenz zugrundeliegende Krankheit in den Griff zu bekommen. Doch kann auch hier die Einnahme von Medikamenten notwendig werden, wenn eine Entleerung der Blase kaum mehr von selbst möglich ist oder sich eine große Menge Restharn bildet, in dem sich Bakterien absetzen. In diesem Fall werden Medikamente verabreicht, die einerseits den Muskel am

Blasenausgang entspannen, andererseits die Blasenmuskulatur zur Kontraktion anregen. Alpha-Rezeptorenblocker und 5-Alpha-Reduktasehemmer sind z. B. Arzneistoffe wie Prazosin, Terazosin, Doxazosin, Indoramin, Alfuzosin, Tamsulosin und Finasterid.

Behandlung der Drang- und Reflexinkontinenz

Gegen die motorische Drang- und Reflexinkontinenz werden Medikamente eingesetzt, die das plötzliche Zusammenziehen des Blasenmuskels einschränken. Besonders wirksam sind dabei die Anticholinergika (Spasmolytika), die auch bei der Reizblase helfen. Sie entspannen die Blasenmuskulatur, hemmen die Kontraktion des Blasenmuskels und erhöhen somit die Aufnahmekapazität der Blase. Die Harnblase kann sich nun stärker füllen, bevor sich starker Harndrang einstellt. Alle zur Behandlung der Harninkontinenz zugelassenen Anticholinergika sind vergleichbar gut wirksam und verträglich. Die auftretenden Nebenwirkungen sind meist harmlos, wobei Mundtrockenheit die häufigste und typische Nebenwirkung darstellt. Das Antidepressivum Imipramin hemmt ebenfalls die Kontraktionsfähigkeit des Blasenmuskels. Es sollte jedoch möglichst nur bei Dranginkontinenz eingesetzt werden, wenn der Patient gleichzeitig unter depressiven Stimmungen leidet. Bei manchen Patienten setzt man auch lokal wirkende Betäubungsmittel ein, die in die Blase eingebracht werden.

Wird eine Dranginkontinenz durch eine Blasenentzündung ausgelöst, müssen die Bakterien abgetötet werden, da diese Infektionen verursachen. In diesem Fall wird Ihr Arzt Ihnen ein Antibiotikum verschreiben, das über den gesamten verordneten Zeitraum genommen werden muss, damit auch wirklich alle Krankheitserreger abgetötet werden.

Ziel der Behandlung ist grundsätzlich die Kontinenz, damit die Patienten in ihrem Tagesablauf und sozialen Leben möglichst wenig oder gar nicht beeinträchtigt werden. Hierzu sind ein normaler Detrusordruck, eine ausreichende Blasenentleerung und eine genügende Speicherkapazität der Blase erforderlich, ebenso die Vermeidung von rezidivierenden Harnweginfekten; Letzteres umso mehr, da jede Infektion insbesondere bei schubförmigem Verlauf der MS einen erneuten Schub auslösen kann.

Wesentliche Bestandteile der Therapie der Drang- und Reflexinkontinenz sind

- **Verhaltensmaßnahmen** Ausreichende Trinkmenge und deren gleichmäßige Verteilung über den Tag, regelmäßige Toilettengänge, ggf. suprapubisches Beklopfen der Bauchwand, Beckenbodentherapie
- **Vermeidung von Harnweginfekten** durch Ansäuern des Urins mit L-Methionin, Vitamin C, Grapefruit-Saft; Kontrolle des Erfolges mit pH-Papier
- **Intermittierender Katheterismus** Ein Dauerkatheter sollte möglichst vermieden werden. Ist dieser jedoch erforderlich, sollte ein suprapubischer Zugang gewählt werden.
- **Suprapubischer Vibrator** Es gibt Patienten, denen der ISK widerstrebt; für sie kann ein suprapubischer Vibrator eine Alternative sein. Durch einen solchen batteriebetriebenen Apparat lässt sich das Restharnvolumen bei 80 Prozent der Patienten deutlich verringern.
- **Hilfsmittel** wie Kondomurinale, aufsaugende Hilfsmittel, z. B. Tropfenfänger, Einlagen etc.

Die medikamentöse Therapie ist eine Domäne der Behandlung der Dranginkontinenz, falls keine Beseitigung der auslösenden Ursache möglich ist. Zur medikamentösen Behandlung der Detrusor-Hyperreflexie und zumeist auch der Detrusor-Sphinkter-Dyssynergie eignen sich vor allem Anticholinergika und Muskelrelaxanzien. Dabei werden von den Rezeptoren Impulse vom Nervensystem auf die Blasenmuskulatur fortgeleitet und führen bei Aktivierung zur Kontraktion der Harnblase. Die Wirkstoffe dieser Medikamente sind Trospoumchlorid, Tolterodin, Oxybutynin, Propiverin, Flavoxat, Imipramin, Solifenacin und Darifenacin.

Auftretende Nebenwirkungen können sich allerdings erst einige Tage nach Therapiebeginn deutlich reduzieren und der Therapieerfolg ist häufig erst nach mehrtägiger Therapiedauer zu erwarten. Bis zum Erreichen der maximalen Wirkung kann eine Behandlungsdauer von bis zu drei Monaten notwendig sein. Auch sollte man bei komplett fehlender Wirkung nach 2 bis 4 Wochen eine alternative Substanz verwenden, da viele Patienten auf unterschiedliche Medikamente ansprechen oder Nebenwirkungen bei Wechsel des Präparats reduziert sind. Aufgrund der beschriebenen Nebenwirkungen wurde in den letzten Jahren die Entwicklung von Retardpräparaten in den Vordergrund gestellt. Hierbei konnten mit der täglichen Einmalgabe die Nebenwirkungen, insbesondere das Auftreten von Mundtrockenheit, was oft zum Absetzen des Medikaments nach kurzzeitiger Gabe geführt hat, deutlich reduziert werden.

Die Verwendung von reinen Kalziumantagonisten, Beta-2-Agonisten, trizyklischen Antidepressiva und Prostaglandinsynthesehemmern ist aufgrund ausgeprägterer Nebenwirkungen bei häufig nur unzureichender Wirkung im Vergleich zu den Anticholinergika in den Hintergrund getreten. Dennoch finden diese Substanzen als Alternativ- oder Zusatztherapie Beachtung. Auch besitzen ei-

Therapie

nige Medikamente unterschiedliche Wirkansätze durch eine kombinierte anticholinerge, spasmolytische und lokalanästhetische Wirkung.

Auch die Phytopharmaka haben bei der Behandlung der Dranginkontinenz einen gewissen Stellenwert. Die Wirkung erfolgt parasympatholytisch und spasmolytisch. Hier kommen Substanzen mit folgenden Inhaltsstoffen zur Anwendung: Baldrianwurzel, Hopfenzapfen, Johanniskraut, Kürbissamen, Kava-Kava, Rauschpfeffer-Wurzelstoff. Die Verwendung sollte jedoch bei Erfolglosigkeit zeitlich limitiert sein. Auch ist zu beachten, dass das Wirkpotenzial dieser Substanzen im Vergleich zu den modernen anticholinergen Substanzen geringer ist.

Behandlung bei Querschnittslähmungen

Bei Querschnittslähmungen werden auch so genannte polysynaptische Inhibitoren eingesetzt. Dazu zählt u.a. der Wirkstoff Diazepam, der in Deutschland unter dem Handelsnamen Valium vor allem als Beruhigungsmittel bekannt ist. Über längere Zeit sollte dieser Wirkstoff jedoch nicht eingenommen werden, da er abhängig machen kann. Außerdem kann – wie bei einem Beruhigungsmittel nicht anders zu erwarten – Müdigkeit auftreten. Auch Angstzustände sind keine Seltenheit.

Medikamentöse Therapien
Medikamente schaffen Abhilfe

Die medikamentöse Behandlung umfasst Substanzen zur Verbesserung der Blasenentleerungsfunktion, zur Verringerung der Nykturie, zur Therapie akuter Harnweginfekte und zur Vermeidung von Infektrezidiven.

- Zur **Stimulation (Stärkung)** werden folgende Arzneistoffe eingesetzt: Bethanecholchlorid, Distigminbromid.
- Zur **Hemmung (Erschlaffung)** werden folgende Wirkstoffe eingesetzt: Oxybutynin, Trospiumchlorid, Propiverin, Butylscopolamin, Tolterodin, Flavoxat, Imipramin, Methantheliniumbromid, Diazepam, Phenoxybenzamin, Tamsulosin, Baclofen, Tizanidin, Doxazosin, Dantrolen, Botulinumtoxin A.

Medikamente zur Reduktion der Urinproduktion

Häufig finden auch Medikamente Anwendung, die zu einer vorübergehenden Reduktion der Urinproduktion führen. Der Einsatz sollte jedoch kritisch erfolgen, da bei kontinuierlicher Einnahme eine Überwässerung und Elektrolytverschiebung (Störung des Salz-Wasser-Haushalts) auftreten können (Wasserintoxikation). Aus diesem Grund sollten diese Medikamente, die in Form von Tabletten oder Nasenspray erhältlich sind, nur eingenommen werden, wenn beispielsweise aufgrund eines beruflichen oder gesellschaftlichen Ereignisses (vor längeren Fahrten, Konzerten) das Auftreten von Inkontinenz vermieden werden soll. Die Wirkung hält in der Regel ca. 6 Stunden an. Voraussetzung sind jedoch eine intakte Nieren- und Herzfunktion sowie eine genaue Instruktion über den Wirkmechanismus.

Botulinum-A-Toxin

In den letzten Jahren ist auch die Anwendung von Botulinum-A-Toxin zur Behandlung der Detrusorinstabilitäten bei Nervenerkrankungen, wie Multiple Sklerose, neu hinzugekommen. Ein Wirkstoff, der sich bereits bei anderen Patienten mit Blasenlähmung bewährt hat. Das aus Bakterien gewonnene Medikament wurde bisher vor allem bei Patienten mit erworbener Querschnittslähmung angewandt. Das Prinzip von Botulinom-A-Toxin besteht darin, eine spastische in eine schlaffe Lähmung umzuwandeln. Noch gelten die aus der Schönheitschirurgie bekannten Giftspritzen nicht als medizinischer Standard. Der Arzt muss sie auf eigene Verantwortung verordnen und das Risiko einer Blasenlähmung erwägen. Der Eingriff gilt auch nicht als Mittel der ersten Wahl (Off label-Use).

Nervenerkrankungen, wie MS, können zu einer Überaktivierung des Blasenmuskels führen. Nervenschädigungen im Rahmen einer MS-Erkrankung betreffen häufig auch die Entleerung der Blase. Ein besonderer Fall dieser Störung ist die überhöhte Anspannung des Blasenmuskels (neurogene Detrusor-Hyperaktivität) und damit das Auftreten unkontrollierter und unkoordinierter Blasenentleerungen. Injektionen von Botulinum-A-Toxin in den Detrusor-Muskel können die Symptome und Folgen dieser Blasenfunktionsstörung bessern.

Botulinum-A-Toxin besitzt die Eigenschaft, Muskeln für mehrere Monate lähmen zu können; die überaktive Blasenmuskulatur wird ruhig gestellt. Diese Wirkung führt zu einer deutlichen Besserung der Blasenfunktion. Insbesondere Infektionen treten auch erheblich seltener auf als vor der Therapie. Die Injektion von Botulinum-A-Toxin in den Blasenmuskel kann daher eine Behandlungsoption für Patienten darstellen, die auf herkömmliche Medikamente (Anticholinergika) gegen neurogene Detrusor-Hyperaktivität nicht hinreichend ansprechen.

Notwendig zur Anwendung von Botulinum-A-Toxin ist eine Blasenspiegelung in örtlicher Betäubung. Botulinum-A-Toxin muss direkt in den Blasenmuskel eingespritzt werden. Die Behandlung kann ambulant erfolgen. Die Wirkdauer beträgt bei der Erstinjektion 3 bis 9 Monate. Der Wirkverlust macht sich durch neuerlichen Urinverlust bemerkbar. Danach ist die erneute Injektion notwendig. Bisherige Daten weisen darauf hin, dass es bei wiederholten Injektionen nicht zu einem Wirkverlust, sondern sogar zu einer Wirkungsverstärkung kommt, die die Verlängerung des Intervalls bis zur erneuten Injektion ermöglicht.

Ein Problem der Botulinum-A-Toxin-Injektion besteht allerdings im Auftreten von Restharn. Die vorgenannten oralen Medikamente können beim Auftreten von Restharn reduziert oder abgesetzt werden, was bei Botulinum-A-Toxin aufgrund der langfristigen Wirkdauer nicht möglich ist. Auch gibt es kein Gegenmittel, um die Wirkung wieder aufzuheben. Aus diesem Grund sollten diese Patienten den intermittierenden Einmalkatheterismus erlernt haben, da bei Restharnbildung aufgrund der langen Wirkdauer auch mit der mehrmonatigen Blasenentleerung über Einmalkatheterismus zu rechnen ist. Bei Patienten, die bereits seit längerer Zeit unter der Anticholinergikagabe ihre Blase mittels Einmalkatheterismus entleeren müssen, nimmt die Botulinum-A-Toxin-Injektion einen zunehmend größeren Stellenwert ein, da die Detrusorinstabilitäten zuverlässig eingestellt und systemische Nebenwirkungen, falls sie überhaupt auftreten, nur von kurzer Dauer sind.

Therapie

Aus den bisherigen Untersuchungsergebnissen lässt sich schließen, dass die direkte Verabreichung von Botulinum-A-Toxin in den Blasenmuskel beim Fehlschlagen anderer Medikamente zur Behandlung von Harninkontinenz bei MS eine sichere und zuverlässige neue Möglichkeit ist. Allerdings ist die Voraussetzung der intermittierende Selbstkatheterismus, da die Wirkung von Botulinum-A-Toxin den Blasenmuskel völlig ausschalten kann, eine »normale« Entleerung nicht mehr möglich ist und es zum Auftreten von Restharn kommt.

Physikalische Therapien

Blasentraining

Blasentraining wurde in erster Linie für die Detrusor-Hypoaktivität entwickelt, die infolge einer traumatischen Querschnittslähmung bei Paraplegikern regelmäßig auftritt, bei MS-Patienten jedoch dagegen eher selten ist.

Das Blasentraining ist eine einfache, aber wirksame Methode, sich eine gute Toilettenroutine anzugewöhnen und einer Neigung zu Inkontinenz frühzeitig vorzubeugen. Bevor Sie mit dem Training beginnen, sollten Sie über drei bis fünf Tage eine Volumen- und Häufigkeitstabelle erstellen. Dabei notieren Sie jeden Tag, wie oft Sie wasserlassen, ob kleinere Harnverluste auftreten und wie hoch das Gesamtvolumen in 24 Stunden ist. Dazu gehört auch, dass Sie aufschreiben, wie viel Sie getrunken haben (Trink- und Blasenprotokoll).

Ziel ist es, ohne irgendeine Anstrengung oder Schwierigkeit ungefähr alle drei Stunden Wasser zu lassen. Beginnen Sie mit dem Entleeren der Blase. Notieren Sie die Zeit. In der nächsten Stunde dürfen Sie kein Wasser lassen, wie stark der Drang auch sein mag. Erst wenn die Zeit um ist, gehen Sie auf die Toilette, ob Sie nun müssen oder nicht. Wiederholen Sie ein oder zwei Tage lang dieses zeitlich genau festgelegte Wasserlassen. Erhöhen Sie nun in den nächsten Tagen die Zeitabstände um fünf Minuten. Beim nächsten Mal zögern Sie es weitere fünf Minuten hinaus, wodurch sich der Abstand um zehn Minuten verlängert. Steigern Sie dies weiter, bis Sie es nicht mehr länger aushalten. Gehen Sie dann zu einem Abstand zurück, den Sie einhalten können. Erst wenn Sie sich auf dieser Stufe sicher fühlen, fahren Sie mit der schrittweisen Verlängerung fort. Es ist wichtig, mit jedem Zeitabstand so lange fortzufahren, bis Sie sich wohlfühlen. Der schwierigste Teil ist, den Wunsch, Wasser zu lassen, zu unterdrücken, bis das Ende der selbst auferlegten Zeitspanne naht.

Biofeedback und Beckenbodentraining

Biofeedback und Beckenbodentraining bei neurogener Inkontinenz können zu einer Reduktion des imperativen Harndrangs und der Inkontinenz führen. Vor allem Patienten mit geringer Beckenbodenspastik profitieren hiervon. Insbesondere bei Männern zeigt sich bei der Kombination aus Beckenbodenübungen und elektrischer Muskelstimulation ein Effekt auf Miktionshäufigkeit, Harndrang und Inkontinenz. Beim Biofeedback lernt der Patient, seine Schließmuskelspannung bewusst wahrzunehmen und zu steuern.

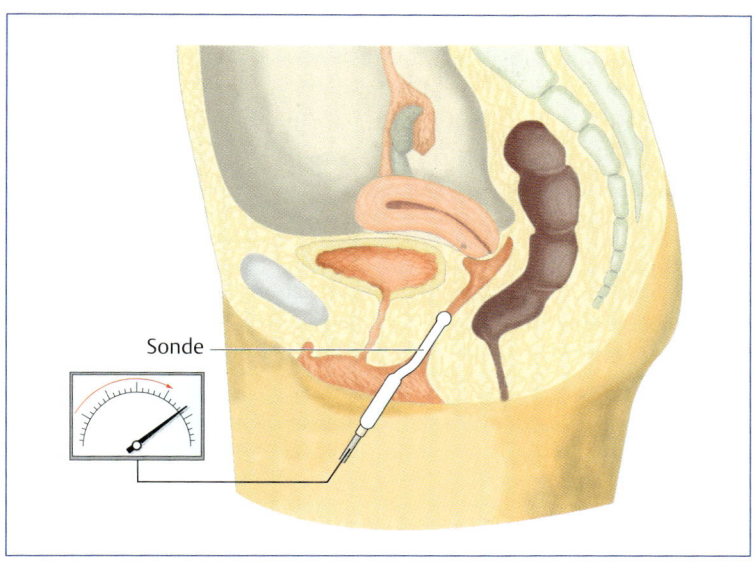

Biofeedback.

Im Falle der Harninkontinenz wird Biofeedback eingesetzt, um eine bessere Kontrolle über die Beckenbodenmuskulatur zu erreichen und zu verhindern, dass die falschen Muskeln, wie z.B. die Gesäßmuskeln, angespannt werden. Eine kleine Sonde (Sensor) oder ein luftgefüllter Tampon in der Scheide oder im Enddarm misst dabei elektronisch die Muskelkraft des Beckenbodens, leitet das Signal an einen Computer weiter und macht die körpereigenen Ströme und somit das Zusammenziehen der betreffenden Muskulatur hör- oder sichtbar. Je stärker der Beckenboden angespannt wird, umso stärker ist der Ausschlag der Instrumentenanzeige. Die Übenden erhalten somit eine direkte Rückmeldung (Feedback), ob sie die richtigen Muskeln trainieren und wie stark die Anspannung ist. Somit können die Übungen gezielt und erfolgreich durchgeführt werden. In vielen Fällen wird durch das Biofeedback-Training schon nach kurzer Zeit eine spürbare Verbesserung der Inkontinenzbeschwerden erreicht.

Reflexzonentherapie, Elektrostimulation und andere Behandlungsformen

Vor allem bei der Behandlung von Stressinkontinenz hat sich die Physiotherapie bewährt, bei der physikalische Reize mechanischer oder elektrischer Art auf den Organismus ausgeübt werden. Zur Stärkung des Beckenbodens werden neben der Beckenbodengymnastik u.a. Reflexzonentherapie und Elektrostimulation angewendet.

Bei der Reflexzonentherapie, die sowohl als Massage, als Reizstrombehandlung oder auch in Form von Wärme oder Wechselbädern durchgeführt werden kann, werden Außenreize durch die Haut zu bestimmten Muskelgruppen im Körper (z.B. der Beckenbodenmuskulatur) weitergeleitet. Diese sollen dadurch besser durchblutet und in ihrer Funktion angeregt und gestärkt werden. Bei der Fußreflexzonentherapie handelt es sich um ein alternativ-medizinisches Verfahren. Die Wirkungsweise beruht auf der Stimulation eines bestimmten Hautareals (energiereflektierende Zone, meist Füße). Diese An-

Therapie

regung wird dann über die Nervenleitung zu dem mit dem Hautareal in Beziehung stehenden Organ weitergeleitet. Dadurch kommt es zu einer besseren Durchblutung und einem Anstieg der Temperatur. Nicht selten stellt sich eine positive Beeinflussung der organischen Funktionsstörung ein.

Mittels Elektrotherapie, bei der Elektroden in Form eines Vaginal- oder Anal-Tampons in Scheide oder Enddarm eingeführt werden, können Muskelkontraktionen oder -relaxationen ausgelöst werden, die den Blasenverschluss passiv stimulieren (Belastungsinkontinenz) oder das Zusammenziehen der Blasenwandmuskulatur hemmen (Dranginkontinenz). Durch leichte elektrische Reize (5 bis 10 Hz) wird die Beckenbodenmuskulatur angeregt, zum Zusammenziehen gereizt und gestärkt sowie deren Empfindung verbessert. Außerdem kann eine Schmerzlinderung erreicht werden. Diese Therapiemethode eignet sich vorwiegend für Patienten, die kein Gespür für ihren Beckenboden besitzen und beim Erlernen des Beckenbodentrainings und der Beckenbodenkontraktion Schwierigkeiten haben. Sie sollte in Kombination mit Beckenbodentraining durchgeführt werden, um das Gefühl für diese Muskulatur zu stärken. Elektrostimulationsgeräte haben u. a. Programme für Belastungsinkontinenz und Reizblase. Ein solches Gerät sollte nur nach Beratung durch medizinisches Fachpersonal angewendet werden. Die Behandlung muss täglich für 20 Minuten über einen Zeitraum von zwei bis vier Wochen durchgeführt werden. Nach Abschluss der Elektrostimulation bildet sich die Beckenbodenmuskulatur allerdings wieder zurück, falls sie nicht weiter trainiert wird.

> **HINWEIS**
>
> Mehrmals tägliche sakrale Stimulation mit TENS-Geräten kann bei MS-Patienten eine Reduktion von Harndrang und Inkontinenzepisoden bringen.

Bädertherapie

Die Balneotherapie kann bei leichteren Formen der Drang- und Belastungsinkontinenz als unterstützende Maßnahme sehr erfolgreich sein. Sole-Vaginal-Spülungen sollten 3- bis 5-mal täglich über mehrere Wochen durchgeführt werden. Sie regen den Schleimhautstoffwechsel an, sorgen für eine bessere Durchblutung des Beckenbodens und eine Stärkung des Blasenverschlusses. Diese Behandlung kann 2- bis 3-mal pro Woche mit Moorbädern kombiniert werden, die entspannend auf die Blasenmuskulatur wirkt.

Entspannungsübungen

Entspannungsübungen können vor allem bei der Dranginkontinenz erfolgreich sein. Auch Atemtherapie, Autogenes Training, Yoga, Progressive Muskelentspannung, Tai-Chi, Qi Gong, Meditation und Massagen beseitigen psychische Anspannung und Erschöpfung.

Vaginalkugeln und -kegeln

Hierbei handelt es sich um einfache und wirkungsvolle Trainingshilfen zur Stärkung des Beckenbodens bei der Frau. Zum Training werden kleine Kegel (Konen) aus Kunststoff, die mit einem Rückholbändchen versehen sind, in die Scheide eingeführt und durch Anspannen der Muskeln am Herausfallen gehindert. Diese Trainingshilfen sollten allerdings nicht bei Senkungen angewandt werden.

Unterstützende Maßnahmen

Intermittierender Einmalkatheterismus

Bei Durchführung des intermittierenden Einmalkatheterismus – auf den im nachfolgenden Kapitel noch ausführlich eingegangen wird – muss in Abhängigkeit von der Restharnmenge mehrmals täglich ein Harnröhrenkatheter in die Blase eingeführt werden, der unmittelbar nach der Entleerung wieder entfernt wird. Der Katheter kann entweder vom Patienten selbst oder Pflegepersonal bzw. Angehörigen gelegt werden. Aufgrund der Weiterentwicklung der Kathetersysteme ist heutzutage nach entsprechender Schulung bei den meisten Patienten eine problemlose und saubere Blasenentleerung möglich. Die Entleerung mittels Einmalkatheterismus bringt bei korrekter Anwendung ein sehr geringes Risiko für Harnweginfektionen mit sich.

Harnröhrendauerkatheter oder Bauchdeckenkatheter

Die Versorgung mittels Harnröhrendauerkatheter oder Bauchdeckenkatheter stellt für zahlreiche Patienten trotz der Weiterentwicklung moderner Behandlungsverfahren die am besten praktikable Methode dar, so z.B. bei bettlägerigen und nicht kontinuierlich von Pflegepersonal oder Angehörigen betreuten Patienten. Der Nachteil dieser Systeme besteht jedoch darin, dass annähernd alle Katheter nach einem Tag mit Bakterien infiziert sind. Dies kann zu einer Erhöhung des Harnweginfektrisikos, häufigen Katheterwechseln aufgrund von Verkrustungen oder Verstopfungen und zu wiederholten Antibiotikagaben führen. Die Infektionsprophylaxe kann durch Ansäuerung des Urins oder durch eine niedrig dosierte Langzeitantibiotikagabe erfolgen. Die Indikation für die Gabe dieser Medikamente muss bei jedem Patienten individuell gestellt werden.

Versorgung mit Kondomurinal beim Mann

Bei restharnfreier Blasenentleerung kann der Urinverlust bei Männern durch ein Kondomurinal aufgefangen werden. Kondomurinale sind kleine Gummihülsen, die über den Penis gestülpt und in der Regel 24 Stunden getragen werden. Speziell für allergiegefährdete Patienten gibt es latexfreie Kondomurinale. Voraussetzung für die optimale Haftung der Kondomurinale ist die passende Größe! Aufgrund der Weiterentwicklung der Materialien und der unterschiedlich erhältlichen Größen ist die komplette Ableitung in einen Urinbeutel möglich. Am unteren Ende des Kondomurinals befindet sich der Abflussstutzen, der mit dem Beinbeutelsystem verbunden ist. Das Risiko für das Auftreten von rezidivierenden Harnweginfekten ist zudem gering, da sich bei der Versorgung mit einem Kondomurinal kein Fremdkörper in der Blase befindet, der die Infekte begünstigen würde. Allerdings sollten regelmäßige urologische Kontrolluntersuchungen vorgenommen werden.

Pessare

Pessare schließen die Harnröhre bei körperlicher Belastung. Silikonpessare gibt es in Ring- und Würfelform. Die Würfel haften an der Schleimhaut und liegen nicht – im Gegensatz zu den Ringen – dem Beckenboden auf. Darum halten sie auch bei überdehntem, schlaffem Beckenboden. Alle Pessare werden durch die Frau selbst eingelegt, regelmäßig wieder entfernt und mit warmem Wasser gereinigt. Es gibt auch Wegwerfpessare aus

Therapie

Zellulose oder Schaumstoffmaterialien. Bei der Einführung wird stets eine östrogenhaltige Creme aufgetragen, welche den Gewebeaufbau fördert.

Auch Pessare, die eine kleine Kugel enthalten und mit einem Rückholbändchen versehen sind, haben eine stärkende Wirkung auf den Beckenboden. Beim Tragen des Pessars in der Vagina bewegt sich die Kugel mit und stößt gegen die Außenhülle des Pessars.

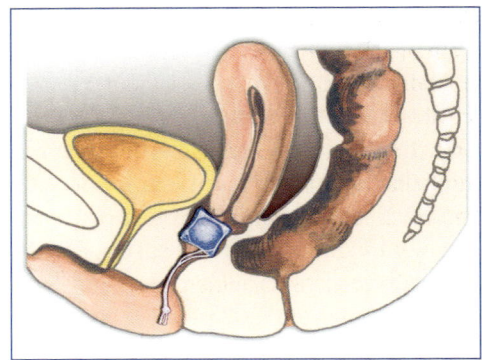

Pessar.

Operative Maßnahmen

Sakrale Neuromodulation

Bei Betroffenen, denen Medikamente und Operationen keine Linderung bringen, ist ein Neuromodulator eine Behandlungsmöglichkeit. Bei der sakralen Neuromodulation, die operativ durchgeführt werden kann, stimuliert ein kleines implantiertes Gerät die Nerven, die die Harnblase steuern. Noch ist diese Inkontinenz-Therapie wenig bekannt. Dabei könnten von dieser Methode vor allem Menschen mit überaktiver Blase profitieren, da sie unwillkürlichen Urinverlust ebenso mindert wie den plötzlichen oder häufigen Drang, zur Toilette zu müssen. Außerdem wird das Gerät auch erfolgreich bei Patienten mit Stuhlinkontinenz und chronischer Verstopfung eingesetzt. Die Erfolgsraten liegen in Abhängigkeit der zugrundeliegenden Entleerungsstörung bei 30 bis 70 Prozent.

Ein Neuromodulator funktioniert ähnlich wie ein Herzschrittmacher: Er sendet permanent schwache elektrische Impulse, von denen die Patienten nur wenig merken. Mit ihrer Hilfe dirigiert er diejenigen Nervenfasern über das Rückenmark, die Befehle zwischen Gehirn und Blase als elektrische Signale senden. Dadurch wird verhindert, dass ungewollt Harn oder Stuhl abgeht. Der Wirkmechanismus basiert darauf, dass unter Stimulation die Nerven dann so arbeiten, wie sie es von Natur aus tun würden. Die Blase wird »ruhiggestellt«, somit die Detrusorinstabilitäten und die damit verbundene Inkontinenz unterdrückt und die Normalisierung der Blasenkapazität ohne unwillkürlichen Urinverlust mit restharnfreier Blasenentleerung erreicht.

Ein Neuromodulator ist rund viermal fünf Zentimeter groß und knapp acht Millimeter flach. Bevor das Gerät in den Körper implantiert wird, findet eine Probestimulation statt. In Narkose erfolgt die Einlage von Testelektroden in die Nähe der Sakralnerven im Kreuzbein. Daher heißt diese Methode auch sakrale Neurostimulation. Die Elektroden werden durch die Haut ausgeleitet und mit einem externen Stimulationsgerät verbunden. Bei erfolgreicher Testphase (mehrere Tage bis Wochen) kann ein Implantat dauerhaft unter die Haut eingesetzt werden. Der Arzt programmiert die Stimulationswerte des Gerätes jeweils individuell. Die meisten Patienten tragen das Gerät im Gesäß, alternativ kann es auch in der unteren Bauchgegend eingesetzt werden. Die Steuerung des

Neuromodulators erfolgt mit einer »Fernbedienung«. Damit kann der Patient das Gerät an- oder ausschalten und – falls nötig – die Stärke der Impulse innerhalb definierter Grenzen verändern. Strom bekommt das Implantat aus einer kleinen Batterie. Je nach Verbrauch hält diese etwa fünf bis neun Jahre, dann muss sie ausgetauscht werden. Das geschieht bei einem kleinen operativen Eingriff.

Mithilfe der Neuromodulation ist die Normalisierung der Füllphase ohne Nebenwirkungen, die bei medikamentöser Therapie bestehen können, möglich. Aufgrund der restharnfreien Blasenentleerung kann so auch auf den intermittierenden Einmalkatheterismus verzichtet werden.

Harnröhrenbänder

Ziel der Operation ist es, den Blasenhals und die Harnröhre zu stabilisieren, so wie es die natürlichen Harnröhrenbänder ermöglichen.

Bewährt hat sich in der Vergangenheit die operative Raffung körpereigenen Gewebes am Übergang von Harnblase zu Harnröhre. Dieser Eingriff ist über einen Bauchschnitt oder eine Bauchspiegelung möglich. Der Behandlungserfolg bei dieser Operationsart liegt etwas niedriger als bei den neueren so genannten Schlingenoperationen.

Bei der Bandoperation werden die gerissenen oder ausgedehnten Harnröhrenbänder am Blasenhals durch ein etwa 1,5 cm breites Kunststoffbändchen (Blasenhalteband) ersetzt. Von einem kleinen Schnitt in die Scheide aus wird das neue Bändchen an verschiedenen Stellen im vorderen Beckenbereich (Beckenkamm, Beckenfenster) fixiert. Es wächst dort schon nach kurzer Zeit (innerhalb von etwa sieben Wochen) fest im Gewebe ein und übernimmt die Funktion des defekten Harnröhrenbandes beim Blasenverschluss. Das Bändchen wird vom Körper nicht aufgelöst, verbleibt also ein Leben lang an der eingesetzten Stelle. In der Regel können Sie Ihren normalen Tagesablauf bereits ein bis drei Tage nach dem Eingriff wieder aufnehmen. Die Erfolgsrate von Bandoperationen ist sehr hoch und bisher mit keinem anderen Verfahren zu vergleichen. 81 Prozent der behandelten Frauen sind sieben Jahre nach dem Eingriff noch kontinent, bei 16 Prozent ist zumindest eine spürbare Verbesserung zu beobachten. Nur bei wenigen Patientinnen treten Komplikationen auf. Weltweit wurden bereits über eine Million Frauen mit diesem Operationsverfahren behandelt.

Allerdings kann es durch Bandlockerungen, zunehmende Alterung des umgebenden Bindegewebes, Durchblutungsstörungen und anderen Alterungsprozessen zu einem erneut auftretenden ungewollten Harnverlust kommen. In solchen Fällen kann versucht werden, ein neues Band einzulegen.

Bei sehr jungen Frauen oder bei Frauen mit noch vorhandenem Kinderwunsch wird der Arzt von der Therapie mit der Einlage von Fremdmaterial – also der Einlage von Kunststoffbändern – als Ersteingriff allerdings abraten.

TVT-Methode bei Beckenbodenschwäche

In den letzten Jahren ist unter Gynäkologen und Urologen die so genannte TVT- oder TOT-Methode in Mode gekommen. Bei dem Verfahren setzt der Arzt nach örtlicher Betäubung ein elastisches Kunststoffband in den Unterleib ein, das die Harnröhre nur leicht anhebt, fixiert und stärkt und so die Schließmuskelfunktion verbessert. In die netzartige Struktur des Bandes sprießt rasch Bindegewebe ein und hält es fest.

Beim TVT-Verfahren (Tension free Vaginal Tape = spannungsfreies vaginales Band) wird das Kunststoffband durch die Bauchdecke spannungsfrei unter die Harnröhre gelegt und hinter dem Schambein ausgeleitet. Beim TOT-Verfahren (Trans-Obturatorial Tape) wird das Kunststoffband durch die Schenkelbeuge spannungsfrei unter die Harnröhre gelegt und in den Schenkelbeugen ausgeleitet.

Der künstliche Schließmuskel (Sphinkterprothese)

Als weitere chirurgische Behandlungsmethode gibt es die Möglichkeit, einen künstlichen Schließmuskel einzusetzen. Die Implantation dieser Sphinkterprothese kommt vor allem bei einem ungenügenden Verschluss der Harnröhre infrage. Sie ahmt die Funktion des äußeren Schließmuskels nach. Jedoch kann sie nur Personen eingepflanzt werden, die in ihrer Bewegungsfreiheit nicht stark eingeschränkt und in der Lage sind, die kleine hydraulische Pumpe, die Teil der Sphinkterprothese ist, selbst zu bedienen. Außerdem muss beachtet werden, dass manchmal

mehrere Operationen erforderlich sind, um im unteren Harntrakt die nötigen Voraussetzungen für die Implantation des künstlichen Schließmuskels zu schaffen.

Die Sphinkterprothese besteht aus einer kleinen hydraulischen Pumpe, einem Ballon zur Druckregulierung, einer Manschette zum Verschließen der Harnröhre sowie Verbindungsschläuchen. Sie wird bei Frauen so eingesetzt, dass die Pumpe in einer Falte im Inneren einer der Schamlippen liegt. Beim Mann wird die Pumpe in den Hodensack implantiert. Bei beiden Geschlechtern wird der Ballon etwas oberhalb der Blase eingesetzt; die Manschette umfasst beim Mann die Harnröhre unterhalb der Prostata, bei der Frau sitzt sie am Blasenausgang. Während der Speicherung des Harns drückt die mit Flüssigkeit gefüllte Manschette die Harnröhre zusammen, so dass Urin nicht abfließen kann.

Soll die Blase entleert werden, muss die Pumpe aktiviert werden. Dies geschieht durch Druck auf einen Knopf der Pumpe, der durch die Haut ertastet wird. Danach wird die Flüssigkeit aus der Manschette in den Ballon gedrückt, der Druck der Manschette gibt nach, die Harnröhre öffnet sich und der Urin kann abfließen. Nach kurzer Zeit fließt die Flüssigkeit aus dem Ballon zurück in die Manschette, so dass die Kontinenz wieder gewährleistet ist.

Blasenaufhängung (Kolposuspension)

Bei diesem Operationsverfahren wird eine »gesenkte« Blase wieder »aufgehängt« und führt zu einer Verbesserung des Verschlussdruckes der Harnröhre. Bei einer Operation, die ungefähr eine Stunde dauert und unter Vollnarkose durchgeführt wird, werden der Blasenhals und die Schließmuskeln der Harnröhre gestützt.

Weitere operative Maßnahmen

Erst bei Versagen dieser Standard-Therapien sind ausgedehntere operative Eingriffe, wie beispielsweise die Autoaugmentation oder die Augmentation mit Darmanteilen sowie die Harnableitung, indiziert. Die Anlage einer kontinenten Vestikostomie (durch die Bauchhaut katheterisierbare Blase) oder andere Harnableitungsverfahren (katheterisierbarer Pouch oder Ileum-Conduit) stehen an letzter Stelle der Therapiemöglichkeiten.

Beckenbodentraining

Was ist der Beckenboden?

Der Beckenboden ist eine der wichtigsten Muskelgruppen des ganzen Körpers. Er besteht aus drei Muskelschichten, welche gitterförmig übereinander gelegt sind und das Steißbein mit dem Schambein verbinden. Die Struktur ermöglicht eine starke Belastbarkeit, die auch notwendig ist; schließlich trägt der Beckenboden alle Organe des kleinen Beckens und somit den gesamten Rumpf.

Je stärker die Beckenbodenmuskulatur, desto besser funktionieren die Organe im Becken: Gebärmutter, Blase und Darm. Eine Kräftigung des Beckenbodens und gut trainierte Muskeln haben die angenehme Nebenwirkung, dass auch die sexuelle Empfindsamkeit gesteigert wird. Ist die Beckenbodenmuskulatur und damit der Verschluss der Harnröhre geschwächt – in der Regel sind Frauen davon betroffen – leiden diese unter

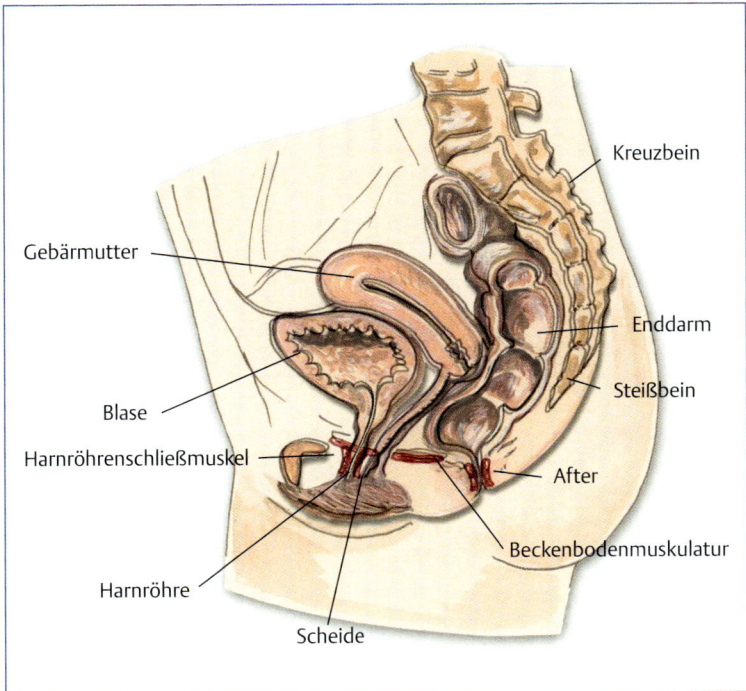

Anatomie des weiblichen Beckenbodens.

Labels: Kreuzbein, Gebärmutter, Enddarm, Steißbein, Blase, Harnröhrenschließmuskel, After, Beckenbodenmuskulatur, Harnröhre, Scheide

Therapie

Stressinkontinenz. Daher wendet sich die Beckenbodengymnastik, mit der die Muskeln wieder gestärkt werden sollen, vorwiegend an Frauen. Männer haben häufig nach einer Prostata-Operation infolge einer Beckenbodenschwächung Inkontinenzprobleme. Daher sind auch diese dazu aufgefordert, ihren Beckenboden zu trainieren.

Mit Beckenbodengymnastik sollten Frauen möglichst bereits in jungen Jahren beginnen, um einer späteren Harninkontinenz vorzubeugen. Vor allem nach einer Geburt ist das Training wichtig, da die Beckenbodenmuskulatur durch das Pressen des Kindes durch den Geburtskanal strapaziert, d.h. überdehnt, wird.

Wie kann ich meine Beckenbodenmuskulatur spüren?

Das größte Problem zu Beginn des Beckenbodentrainings liegt darin, dass viele Frauen überhaupt nicht wissen, wo ihre Beckenbodenmuskulatur liegt. Auch Frauen, die ihre Beckenbodenmuskulatur kennen, haben oft Schwierigkeiten, ausschließlich diese Muskeln anzuspannen. Zumeist werden die Bauchmuskeln gleichzeitig mit angespannt, was den Druck auf den Bauchraum erhöht und die Beckenbodenmuskeln belastet. Also muss ein Beckenbodentraining zwangsläufig damit beginnen, sich seiner Muskeln bewusst zu werden. Eine gute Unterstützung ist in solchen Fällen auch das Biofeedback.

HINWEIS

»Die eigene Körpermitte finden und kräftigen«. Gelingt Ihnen das, hält Ihr Beckenboden Harnblase und Darm in der richtigen Position. So kann Inkontinenz vermieden oder verbessert und Sexualität aktiver erlebt werden.

Übungen zur Wahrnehmung der Beckenbodenmuskulatur

Die wichtigste Voraussetzung für ein erfolgreiches Beckenbodentraining ist daher die Fähigkeit, den Beckenboden wahrzunehmen und erst einmal isoliert anspannen zu können. Am leichtesten geht dies mit den folgenden einfachen Übungen:

▪ Spannen Sie den Schließmuskel an, als wollten Sie den Harnverhalt unterbrechen. Bei richtiger Ausführung spüren Sie eine leichte Hebung der Muskeln unter dem Becken nach oben und innen.
▪ Drücken Sie beide Fußballen gegen den Boden. Heben Sie dabei nicht die Fersen ab. Legen Sie eine Hand auf das Schambein und heben Sie das Gesäß vom Boden hoch. Unterscheiden Sie nun zwischen Ihrer Beckenbodenmuskulatur (durch die aufgelegte Hand) und Ihrer Gesäßmuskulatur (durch das angehobene Becken).

Falls bei diesen Übungen – auch nach mehrmaligem Probieren – die eben beschriebene Reaktion nicht eintritt, sollten Sie das Beckenbodentraining unter fachlicher Anleitung durchführen.

TIPP

Suchen Sie im Internet unter »Beckenboden« oder »Beckenbodenzentrum« und geben Sie Ihre Stadt oder Postleitzahl ein, um in Ihrer Nähe eine geeignete Adresse zu finden (z. B. www.beckenbodenzentrum-suedhessen.de).

Was belastet den Beckenboden?

Heben Sie Gegenstände grundsätzlich nur aus dem Kreuz heraus? Haben Sie Übergewicht? Pressen Sie beim Wasserlassen, um schneller von der Toilette zu kommen? Leiden Sie unter Verstopfung?

Falls Sie diese Fragen mit Ja beantwortet haben, sollten Sie schnellstens etwas an Ihren Gewohnheiten ändern, denn all diese Faktoren belasten den Beckenboden und schwächen ihn zusätzlich. Eine Funktionsverbesserung des Beckenbodens kann viele dieser Probleme erfolgreich lindern oder sogar verhindern, nicht nur die der Inkontinenz. Sie können aktiv dazu beitragen, um Ihren Beckenboden zu entlasten. Die Änderung einiger kleiner Gewohnheiten hat nicht nur positive Auswirkungen auf den Beckenboden, sondern auch auf andere Körperteile, beispielsweise den Rücken. Zwar mag es zunächst ein wenig schwer sein, sich umzustellen, doch Sie werden sehen: Nach einiger Zeit gehen Ihnen die neuen Lebensgewohnheiten in Fleisch und Blut über.

Auch Übergewicht trägt zur Druckerhöhung im Bauchraum bei. Das Gewicht des Bauches belastet den Beckenboden zusätzlich. Es ist also nicht nur aus anderen gesundheitlichen Gründen sinnvoll, Übergewicht zu vermeiden, sondern auch im Hinblick auf den Beckenboden.

Rauchen schädigt den Beckenboden ebenfalls indirekt. Häufig kommt es bei langjährigen Rauchern nämlich zu dem allseits bekannten Raucherhusten. Tritt dieser dauerhaft auf, wird der Beckenboden ständig belastet.

Versuchen Sie, beim Wasserlassen nicht zu pressen, nur damit Sie schneller fertig sind. Auch starkes Pressen bei der Stuhlentleerung schädigt den Beckenboden. Falls Sie unter Verstopfung leiden, nehmen Sie mehr ballaststoffreiche Kost zu sich, durch die die Verdauung angeregt wird.

Ziele und Effekte des Beckenbodentrainings

Beckenbodentraining hat wenig Ähnlichkeit mit den Fitnessübungen, die Sie kennen. Sie bietet eine einfache und bequeme Möglichkeit, die wichtigen Muskeln wieder in Form zu bringen und ist besonders effektiv bei Belastungsinkontinenz. Es geht nicht um Leistung, nicht um Sport. Die Übungen bestehen aus kleinen Bewegungen, bewusstem Atmen und Gedankenimpulsen. Mit speziellen gymnastischen Übungen, die die Beckenbodenmuskulatur stärken, unterstützen Sie die medikamentöse Behandlung. Die Beckenbodenmuskeln sind für andere Personen nicht sichtbar, daher kann niemand sehen, wann Sie sie trainieren. Das bedeutet, Sie können diese Übungen jederzeit und überall durchführen: während Besprechungen, beim Warten an der Ampel oder ganz bequem in Ihrem Fernsehsessel zu Hause.

Beckenbodentraining
▪ wirkt vorbeugend und heilend
▪ verbessert die Lage von Harnblase und Gebärmutter
▪ macht verlorenes Körpergefühl für diese Muskulatur wieder bewusst
▪ kräftigt den Blasenschließmuskel
▪ ist besonders wirksam bei Belastungsinkontinenz
▪ ist wichtig nach Entbindungen

HINWEIS

Nehmen Sie sich Zeit! Regelmäßiges Üben ist das A und O für den Erfolg. Ihr Beckenbodentraining sollte ein fester Bestandteil Ihres Tagesablaufs werden. Umfangreiche Vorbereitung brauchen Sie nicht. Gelegenheiten gibt es viele, ob beim Sitzen, Stehen oder Liegen – nicht nur zu Hause.

Therapie

- ist wichtig zur Nachsorge nach Operationen
- in der Gruppe spornt an
- muss erlernt werden – am besten bei einer Krankengymnastin
- muss täglich und langfristig gemacht werden

Weshalb sind Haltung und Atmung beim Beckenbodentraining wichtig?

Haltung und Atmung sind zwei Faktoren, die beim Beckenbodentraining beachtet werden müssen, da die Reaktion der Beckenbodenmuskulatur in engem Zusammenhang steht mit Körperhaltung und Atmungsverhalten.

Bei einer korrekten Haltung hat die Wirbelsäule eine Doppel-S-Form. Die Schwerpunkte von Becken, Brustkorb und Kopf liegen auf einer senkrechten Geraden. Ist die Wirbelsäule nicht in ihrer idealen Stellung, kippt das Becken, und das Gewicht der Eingeweide drückt auf den Beckenboden. Beim Stehen und Sitzen ist daher eine aufrechte Position ebenso von entscheidender Bedeutung wie eine gekräftigte Bauch- und Rückenmuskulatur, da diese die Wirbelsäule stützt.

Zum Heben schwerer Lasten gehen Sie in die Knie und halten die Wirbelsäule gerade. Wenn Sie die Last aus dem Kreuz heraus heben, schädigen Sie sowohl den Beckenboden als auch Ihren Rücken. Mehrmals täglich bücken Sie sich, um Kisten, Eimer und vieles mehr hochzuheben. Gewöhnen Sie sich an, dies beckenbodenfreundlich zu tun. Beim richtigen Sitzen werden Beckenboden und Rücken ebenfalls entlastet. Setzen Sie sich aufrecht hin und stellen Sie die Beine ein wenig auseinander, so dass es für Sie bequem ist. Um beckenbodenfreundlich vom Sitzen zum Stehen zu kommen, ist es ebenfalls wichtig, die Muskulatur jedes Mal automatisch rich-

tig anzuspannen und zu entspannen – auch ohne Hilfe der Hände.

Mit der richtigen Atmung können Sie Ihren Beckenboden gezielt unterstützen. Die meisten Menschen atmen ein oder halten den Atem an, wenn sie ihre Muskeln anspannen. Auf den Beckenboden wirkt dabei ein enormer Bauchraumdruck. Viel besser ist es daher, beim Anspannen der Muskulatur auszuatmen, damit sich das Zwerchfell nach oben wölbt.

Beckenboden kennenlernen und Atemrhythmus wahrnehmen

1. Beckenboden realisieren
Für die Beckenbodenarbeit sind vier Bezugspunkte wichtig, die Sie bewusst aufspüren sollten: Das Steißbein, das Schambein und die zwei Sitzhöcker.

2. Grundhaltung einnehmen
Setzen Sie sich auf die vordere Sitzfläche eines möglichst ungepolsterten Stuhls. Die Beine stellen Sie etwa hüftbreit auseinander. Die Füße stehen fest auf dem Boden – leicht nach außen gedreht. Der Oberkörper ist aufrecht, die Schultern sind locker, der Kopf gerade. Stellen Sie sich vor, wie ein Faden Sie an Ihrem Scheitel sanft nach oben zieht und Sie dabei größer werden. Die Hände liegen locker auf den Oberschenkeln. Spüren Sie Ihre Sitzhöcker? Wenn nicht, legen Sie Ihre Hände seitlich unter den Po.

3. Bewegung lernen
Legen Sie Ihre Hände seitlich auf die Beckenbodenknochen. Von den Sitzhöckern aus neigen Sie Ihr Becken erst leicht nach hinten – so als ob Sie sich anlehnen wollten. Dabei rundet sich Ihre Wirbelsäule. Dann bewegen Sie das Becken nach vorn. Ihre Wirbelsäule macht jetzt ein Hohlkreuz. Gehen Sie auch mal nach rechts und links. Bei den kleinen Bewegun-

gen merken Sie, wie die Sitzhöcker zurück- oder hervortreten. In gerader Haltung sind sie am deutlichsten spürbar. Diese Mitte ist wichtig für die Beckenbodenarbeit.

4. Bewusst atmen

Ihre Atmung spielt beim Beckenbodentraining eine wichtige Rolle, ebenso in Notsituationen und zur Entspannung. Sie ist ruhig, langsam und tief. Ihr Atem ist fließende Energie, die wie eine Welle von allein kommt und geht. Versuchen Sie, diese Kraft bewusst wahrzunehmen und sie schon am Anfang als Helfer für Ihre Muskelarbeit und innere Ruhe einzusetzen.

Wenn Sie Ihr Becken nach hinten neigen, atmen Sie drucklos durch den Mund aus. Lassen Sie dabei den Bauch flach werden und spannen Sie den Beckenboden kräftig an. Halten Sie die Spannung für einige Sekunden, bevor Sie wieder entspannen und einatmen. Bei der Bewegung nach vorn atmen Sie durch die Nase »in den Bauch« ein. Wölben Sie dabei wegen der Druckerhöhung den Bauch vor und entspannen Sie den Beckenboden. Der Beckenboden arbeitet mit dem Zwerchfell, dem Atemmuskel zusammen. Allein durch eine betonte Ausatmung werden die Beckenbodenmuskulatur und der Verschluss der Blase aktiviert.

Was sollten Sie vor Beginn der Beckenbodengymnastik beachten?

Bevor Sie mit den Übungen zur Beckenbodengymnastik beginnen, sollten Sie sich in Ruhe vorbereiten und dabei ein paar wesentliche Punkte beachten:

☑ Tragen Sie bequeme Kleidung.
☑ Entleeren Sie vor Trainingsbeginn vollständig Ihre Blase.

☑ Legen Sie sich dann so bequem wie möglich in Rückenlage auf eine Gymnastikmatte.
☑ Schließen Sie die Augen und entspannen Sie sich erst einmal für ein paar Minuten.
☑ Üben Sie immer ruhig und konzentriert und nicht hastig und unkorrekt.
☑ Wenn Sie merken, dass Sie sich verkrampfen, ist es zu viel des Guten. Gönnen Sie sich Pausen, wann immer Sie während des Übens das Bedürfnis danach haben.

Steigern Sie ganz allmählich den Schwierigkeitsgrad und üben Sie Tag für Tag

Ein regelmäßiges Training der Beckenbodenmuskulatur ist das A und O für die Stärkung dieser Muskulatur. Die Übungen sollten daher jeden Tag mehrmals durchgeführt werden. Nur so haben Sie einen Nutzen im Kampf gegen die Harninkontinenz. Versuchen Sie, täglich mindestens 10 bis 15 Minuten für das Beckenbodentraining einzuplanen. Sie müssen dafür keinen strikten Zeitplan aufstellen, Sie können die Übungen auch immer wieder zwischendurch machen. Wichtig ist, dass Sie sich nicht überanstrengen. Führen Sie die Übungen aus, sooft Sie wollen und können. Und vergessen Sie nicht die Entspannungsphasen zwischen den einzelnen Übungen. Sie sind ebenfalls wichtig für den Aufbau der Muskulatur.

Sie verfolgen mit den Übungen ja ein ganz bestimmtes Ziel: Sie wollen Ihre Beckenbodenmuskulatur stärken. Nach etwa sechs Wochen stellen sich in der Regel die ersten Erfolge ein. Sie können nun einmal ausprobieren, ob Sie es schaffen, den Urin zu halten. Starten Sie Ihr Trainingsprogramm nicht mit völlig leerer, sondern mit leicht gefüllter Harnblase. Spannen Sie den Beckenboden an, so stark Sie können. Nun bringen Sie sich in

Therapie

eine Situation, in der Sie häufig Urin verloren haben. Husten Sie beispielsweise stark, oder beginnen Sie zu hüpfen. Verlieren Sie nun keinen Urin mehr, haben Sie die erste Hürde genommen. Falls Ihnen das gelungen ist, sollten Sie nach geraumer Zeit ausprobieren, ob Sie es auch mit stärker gefüllter Harnblase schaffen, den Urin zurückzuhalten. Lassen Sie sich jedoch auf keinen Fall entmutigen, wenn doch etwas Urin abgehen sollte, sondern setzen Sie Ihr Training fort, und versuchen Sie später noch einmal, sich einer Belastungssituation auszusetzen.

Beckenbodentraining in der Gruppe?

Ob Sie lieber allein oder in einer Gruppe mit dem Beckenbodentraining beginnen, bleibt Ihnen natürlich selbst überlassen. Eine Gruppe bietet den Vorzug, dass sich die Teilnehmer untereinander anspornen können. Für manche Menschen sind auch die festen Trainingszeiten wichtig. Ein Training in der Gruppe hat außerdem den Vorzug, dass man sich zu den Übungszeiten wirklich nur auf das Vorhaben konzentriert, bewusst etwas für seinen Körper zu tun, während man in den eigenen vier Wänden doch häufig abgelenkt wird. Die Übungsgruppen finden außerdem in der Regel unter fachkundiger Anleitung statt, was ein nicht zu unterschätzender Vorteil ist. Man kann also gleich überprüfen lassen, ob die Bewegungen richtig ausgeführt werden. Erkundigen Sie sich bei Ihrem Arzt, ob es in Ihrer Nähe eine Übungsgruppe gibt, die auf Beckenbodengymnastik ausgerichtet ist.

Es gibt allerdings auch die Möglichkeit, die Übungen unter Aufsicht eines Krankengymnasten zu erlernen. In diesem Fall wird zwar nicht unbedingt in einer Gruppe trainiert, dies hat aber den Vorteil, dass sich der Krankengymnast ausgiebig um Sie kümmern kann.

Einen auf Beckenbodengymnastik spezialisierten Physiotherapeuten gibt es auch in Ihrer Nähe. Informationen erhalten Sie beim Deutschen Verband für Physiotherapie, Zentralverband der Physiotherapeuten/Kranke e. V. und im Internet unter www.zvk.org.

Wer sich intensiver mit dem Thema Beckenbodentraining beschäftigen möchte, findet hierzu natürlich auch im Buchhandel geeignete Literatur, wie z. B. das Buch »Mein Beckenbodenbuch« von Franziska Liesner (erschienen im TRIAS Verlag).

Katheterismus

Weshalb Katheterismus?

Als Katheterismus bezeichnet man in der Urologie die Anwendung eines Blasenkatheters. Ein Katheter ist ein flexibler Schlauch, der in die Harnröhre gelegt wird und zur Entleerung der Harnblase dient. Der Katheterismus kann als Fremd- oder Selbstkatheterismus erfolgen.

Welche Arten von Kathetern gibt es?

Es gibt Einmal- und Dauerkatheter. Einmalkatheter werden in die Harnblase eingeführt und nach der erforderlichen Maßnahme sofort wieder entfernt. Dauerkatheter verbleiben für längere Zeit in der Blase, um den Urin abzuleiten.

Vor- und Nachteile von Kathetern

Beim Dauerkatheter handelt es sich um einen flexiblen dünnen Schlauch, der durch die Harnröhre oder die Bauchdecke in die Harnblase eingelegt wird und zur Ableitung des Urins dient. Dies kann z. B. nach Operationen oder bei einem Harnverhalt der Fall sein. Gehalten wird der Katheter durch einen kleinen Ballon an der Spitze, der nach dem Einführen mit Flüssigkeit gefüllt wird. Der Ball dient ausschließlich einer sicheren Fixierung in der Blase. Am Ende des Katheters befindet sich ein Trichteransatz, an den der Urinbeutel, ein Katheterstopfen oder auch ein Katheterventil angeschlossen werden kann.

Dauerkatheter, die durch die Harnröhre eingeführt werden, nennt man transurethrale Katheter. Durch Bakterien, die z. B. durch unsachgemäße Katheterpflege eindringen können, können Blasenentzündungen und auch Nierenerkrankungen verursacht werden. Daher ist die sorgfältige Pflege des Katheters unbedingt notwendig. Der dauerhafte Katheterismus kommt daher nur in einigen Fällen in Betracht, denn die Gefahr von Infektionen durch Krankheitskeime am Katheter ist nicht zu unterschätzen.

Der suprapubische Katheter wird durch die Bauchdecke in die Blase eingeführt. Er hat den Vorteil, dass aufgrund seiner Lage nicht so leicht Infektionen entstehen können. Außerdem werden Harnröhre und Schließmuskel nicht gereizt, was besonders bei Erkrankungen, bei denen die Blasenkontraktion nach einiger Zeit wieder einsetzt, von großem Vorteil ist.

Beim Einmalkatheter, der zur Harnentleerung dient, besteht – wie beim transurethralen Katheter – beim Einführen Verletzungsgefahr für die Harnröhre. Durch Narbenbildungen kann sich die Harnröhre verengen. Der Selbstkatheterismus ist relativ einfach zu erlernen und wird von vielen Patienten begrüßt, weil sie auf diese Weise von anderen unabhängig sind.

Wenn möglich, sollte grundsätzlich auf Dauerkatheter als definitive Harnableitung verzichtet werden. Windeln und Vorlagen sind bei entsprechender Hautpflege und genügender Wechselfrequenz vorzuziehen, sofern eine weitgehend restharnfreie Spontanentleerung gewährleistet ist.

Bei höheren Restharnwerten ist ein wiederholter Einmalkatheterismus oder Selbstkatheterismus geeignet, um gefürchtete Infektionen der oberen Harnwege zu vermeiden. Bei jüngeren Personen – z. B. Querschnittsgelähmten –, bei denen die Blasenkontraktion nicht mehr funktioniert, die aber in der Lage sind, ihre Arme zu bewegen, wird daher der so genannte Intermittierende Selbstkatheterismus (ISK) bevorzugt, bei der sich die Betroffenen in Zeitintervallen von etwa drei bis vier Stunden selbst einen Katheter zur Blasenentleerung legen, ihn nach dem Wasserlassen aber wieder entfernen.

Urinbeutel

Urinbeutel dienen dazu, den Harn aufzufangen und können an ein Kondomurinal, aber auch an eine instrumentelle Harnableitung angeschlossen werden. Eine Rücklaufsperre verhindert, dass abgeleiteter Urin in den Katheter zurückfließt. Man unterscheidet zwischen Urindrainage-Systemen (Bett- oder Nachtbeutel mit 2000 ml Fassungsvermögen) und Urin-Beinbeutel (mit bis zu 750 ml Fassungsvermögen). Urinbeutel sollten aus hygienischen Gründen nicht länger als zwei bis drei Tage verwendet werden.

Therapie

Katheterventil

Scheidet bei Patienten das Tragen eines Urin-Beinbeutels oder die Verwendung von Katheterstopfen aus, kann ein Katheterventil entscheidende Vorteile bieten. Es ermöglicht auf Knopfdruck eine einfache Harnblasenentleerung und erhält die Kapazität der Blase.

Ein Katheterventil hat folgende Vorteile:

- es sorgt für eine dauerhaft geschlossene Harnableitung
- erhebliche Senkung der Blaseninfektionsgefahr
- sichere Einhandbedienung durch den Patienten ohne einschränkende Beutelversorgung
- Steigerung der Unabhängigkeit und der Lebensqualität
- einfache, risikoarme und hygienische Handhabung
- leichte Pflege

Katheterismus bei der Frau

Beim Katheterismus befindet sich die Patientin in gynäkologischer Lagerung. Nach Spreizen der Schamlippen wird die äußere Harnröhrenmündung mit einem Desinfektionsmittel gereinigt (das auf Schleimhäuten kein Brennen verursacht!). Danach wird das anästhesierende Gleitmittel in die Harnröhre eingespritzt. Zuerst wird ein Tropfen davon auf die Harnröhrenmündung aufgetragen, damit sich der stumpfe und völlig abgerundete Konus der Spritze gut einführen lässt. Dann wird das Gleitmittel langsam in die Harnröhre gespritzt. Dadurch entfaltet und weitet sich die Harnröhre, so dass sich der Katheter wesentlich leichter einführen lässt als lediglich durch Bestreichen des Katheters mit Gleitmittel. Es ist wichtig, nach der Einspritzung 5 bis 10 Minuten zu warten, damit die betäubende Wirkung voll eintritt. Ist diese eingetreten, wird der Katheter in die Bla-se vorgeschoben, was nur einige Sekunden dauert. Ablaufender Urin zeigt an, dass der Katheter in der Blase ist. Die Patientin kann den Katheterismus unterstützen, indem sie ruhig und völlig entspannt liegt (Beckenbodenentspannung) und beim Vorschieben des Katheters tief durchatmet. Der Vorgang ist normalerweise nicht schmerzhaft. Bei vorsichtigem Vorschieben verspürt man höchstens kurzfristig ein etwas unangenehmes Gefühl in der Harnröhre.

Katheterismus beim Mann

Die Vorgehensweise ist weitestgehend identisch wie bei der Frau. Der Mann befindet sich in Rückenlage. Nach Zurückziehen der Vorhaut wird die äußere Harnröhrenmündung ebenfalls mit einem Desinfektionsmittel gereinigt. Um das Herauslaufen des Gleitmittels zu verhindern, wird beim Mann eine Penisklemme aufgesetzt. Der Vorgang ist normalerweise selbst bei einer Prostatavergrößerung nicht schmerzhaft.

Wann kommen welche Katheter zum Einsatz?

Transurethrale Einmalkatheter

Der transurethrale Einmalkatheter kommt bei folgenden Anlässen zum Einsatz:

- Zur Uringewinnung für bakteriologische Untersuchungen. Hier insbesondere bei Frauen, da eine Gewinnung von Mittelstrahlurin aufgrund anatomischer Besonderheiten nicht aussagekräftig ist (Keime der Vaginalflora gelangen mit in den Urin).
- Im Rahmen der Diagnostik der unteren Harnwege zur Applikation von Kontrastmitteln in die Harnblase und bei Blasendruckmessungen mit speziellen Messkathetern.

- Zur Instillationsbehandlung mit Chemotherapeutika zur Nachbehandlung von Blasenkrebs.
- Als intermittierender Selbst- oder Fremdkatheterismus vor allem bei neurogenen Blasenentleerungsstörungen, die anderweitig nicht therapiert werden können.

Transurethrale Verweilkatheter

Der transurethrale Verweilkatheter kommt bei folgenden Anlässen zum Einsatz:
- Bei Blasenentleerungsstörungen mit hohen Restharnmengen oder Harnverhalt.
- Zur vorübergehenden Harnableitung im Rahmen von Operationen oder intensivmedizinischer Maßnahmen.
- Bei notwendiger Bilanzierung der Harnausscheidung und Überwachung der Nierenfunktion.
- Zur Blasenspülung bei Makrohämaturie und nach transurethralen Operationen der Harnblase und Prostata.
- Zur Ausräumung einer Blasentamponade.
- Bei schweren Infektionen der oberen Harnwege (wie Nierenbeckenentzündungen) zur vorübergehenden Harnableitung.
- Als Dauerableitung bei mit anderen Mitteln nicht beherrschbarer Harninkontinenz (strenge Indikationsstellung).

Suprapubische Blasenkatheter

Der suprapubische Blasenkatheter kommt bei folgenden Anlässen zum Einsatz:
- Bei Blasenentleerungsstörungen mit hohen Restharnmengen.
- Bei Harnverhalt, wenn ein transurethraler Katheterismus nicht möglich ist.
- Bei Infektionen der Prostata und Nebenhoden.
- Zur vorübergehenden Harnableitung im Rahmen von Operationen oder intensivmedizinischer Maßnahmen.
- Zur dauerhaften Harnableitung.

Wie funktionieren die verschiedenen Kathetersysteme?

Grundsätzlich gilt für alle Techniken die Beachtung der Sterilität. Jeder Blasenkatheter muss unter sterilen Bedingungen gelegt werden, um eine Keimverschleppung in die Harnblase zu vermeiden. Hierzu werden die Harnröhrenmündung und das umliegende Gewebe desinfiziert; bei suprapubischen Blasenkathetern auch die Einstichstelle und deren Umgebung.

Einmalkatheterismus

Unter Einmalkatheterismus versteht man das einmalige, kurzfristige Einbringen eines transurethralen Katheters in die Harnblase. Dieses Verfahren wird zur Uringewinnung, zur einmaligen Blasenentleerung bei Harnverhalt, zum Einbringen (Instillation) von Medikamenten oder Kontrastmitteln in die Harnblase, sowie zur Messung und Füllung der Harnblase bei speziellen urologischen Untersuchungen (wie der Blasendruckmessung) angewandt. Hierzu wird zunächst (nach Desinfektion) ein Gleitgel in die Harnröhre gespritzt und anschließend der Katheter steril eingelegt. Unmittelbar nach der Anwendung wird er wieder entfernt.

Intermittierender Selbstkatheterismus (ISK)

Der ISK dient vor allem der Behandlung von neurogenen Blasenentleerungsstörungen und wird im nachfolgenden Kapitel noch ausführlich beschrieben.

Beim ISK wird vom Patienten unter fachlicher Anleitung der Selbstkatheterismus erlernt. Herkömmliche Einmalkatheter sind hierfür ungeeignet, da sie bei regelmäßiger Anwendung zu einer Verletzung (Traumatisierung) der Harnröhre führen können. Daher stehen hierfür spezielle, weitestgehend atraumatische Einmalkatheter zur Verfügung. Diese

Therapie

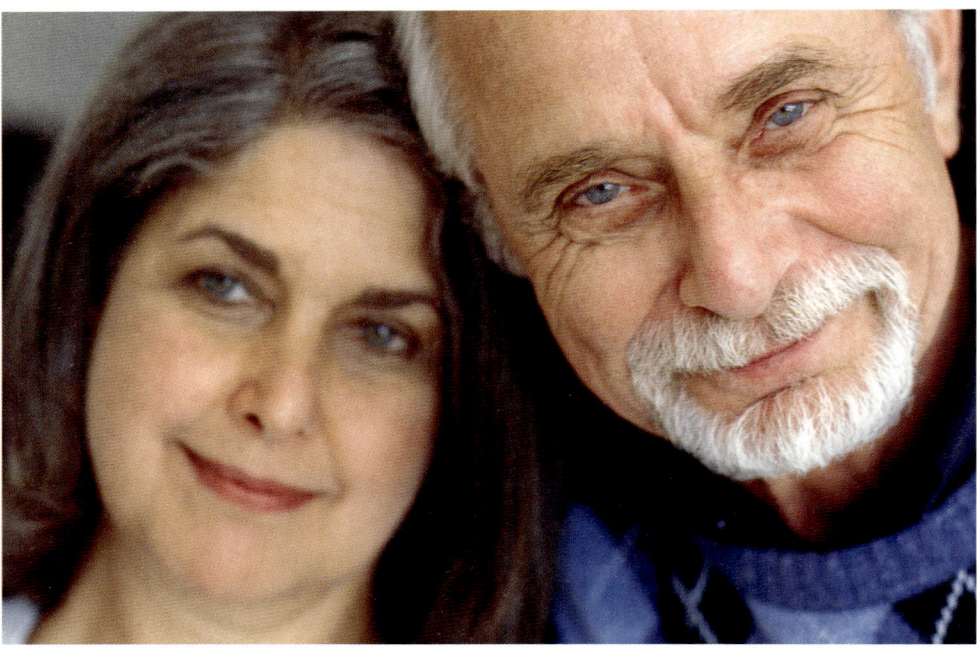

Katheter sind mit besonderen abgerundeten Spitzen und abgerundeten Ablaufaugen ausgestattet. Zusätzlich besitzen sie durch eine spezielle Beschichtung eine erhöhte Gleitfähigkeit. Bei einigen Beschichtungen ist statt eines Gleitgels auch die Benetzung mit einer sterilen Kochsalzlösung möglich, bei der die Beschichtung eine gelartige Konsistenz entwickelt. Für den mobilen Gebrauch stehen spezielle Sets zur Verfügung, bei denen das Gleitmittel und zum Teil ein Auffangbeutel in die sterile Verpackung integriert sind. Diese Katheter können ohne Berührung aseptisch aus ihrer Verpackung heraus eingeführt werden, so dass sterile Handschuhe nicht notwendig sind.

Transurethraler Dauerkatheterismus
Die Anlage eines transurethralen Dauerkatheters erfolgt analog dem Einmalkatheterismus. Zusätzlich wird hier ein Ballon im vorderen Teil des Katheters gefüllt (geblockt).

Bei der Katheterentfernung wird dieser zuerst entblockt.

Mit zunehmender Liegedauer eines transurethralen Dauerkatheters verliert das Material des Ballons seine Elastizität. Die daraus resultierende Falten- und Wulstbildung nach dem vollständigen Abziehen der Blockflüssigkeit kann bei Entfernung zu Mikroverletzungen der Harnröhre führen. Verstärkt wird diese Gefahr durch Inkrustationen am Katheter durch Auskristallisation von Urinbestandteilen. Zur Vermeidung dieser Verletzungen wird gelegentlich der Ballon nach vollständiger Entleerung erneut mit 2 bis 5 ml Flüssigkeit gefüllt, um so die Falten- und Wulstbildung des Ballons weitestgehend zu minimieren. Der leicht gefüllte Ballon vergrößert den Außendurchmesser des Katheters nur minimal, reduziert aber durch die glattere Oberfläche diese Komplikationen. Dieses Prinzip lässt sich auch auf suprapubische Verweilkatheter mit Ballon anwenden.

Suprapubischer Katheterismus

Beim suprapubischen Katheterismus erfolgt die Anlage nicht über einen natürlichen Weg, sondern über die Bauchdecke. Hierzu wird die Harnblase über einen transurethralen Katheter gefüllt und die Füllung mittels Sonografie beurteilt. Bei ausreichender Blasenfüllung wird ca. zwei Finger breit oberhalb des Schambeins eine örtliche Betäubung eingespritzt. Dabei wird die Nadel bis zur Blase vorgeschoben, bis Urin abgesaugt werden kann. Anschließend wird die Haut an der Einstichstelle mit einem Skalpell auf 5 bis 10 mm Länge eingeschnitten und der Katheter über eine Hohlnadel in die Blase gestochen. Sobald sich Urin entleert, wird der Katheter weiter vorgeschoben und die Nadel zurückgezogen. Der Katheter muss nun entweder mittels einer Hautnaht oder über einen Ballon fixiert werden. Zum Abschluss wird die Einstichstelle steril verbunden.

Suprapubischer Fistelkatheter (SFK)

Die Anlage eines suprapubischen Fistelkatheters kann ambulant in der Praxis eines Urologen erfolgen. Der Eingriff dauert nur wenige Minuten. Der Katheter und besonders auch die Einstichstelle benötigen Pflege und Überwachung. Je nach Material des verwendeten Katheters muss dieser nach etwa sechs Wochen gewechselt werden. Der Katheter darf nur kurze Zeit ausnahmsweise abgestöpselt werden, der Urin muss sich ständig ungehindert in den Auffangbeutel entleeren können.

Ein SFK kann jederzeit wieder problemlos entfernt werden, wenn nach erfolgreichem Training mit abgestöpseltem Katheter eine ausreichend restharnfreie Miktion gelingt. Die Einstichstelle schließt sich durch die Spannung der Bauchmuskelkulisse sofort wieder. Hierzu und nur zu diesem Zweck darf zu Trainingszwecken der Katheter abgestöpselt werden. Dieses Training vollzieht sich wie folgt: Verspürt der Patient bei abgestöpseltem SFK Harndrang, versucht er, die Blase auf natürlichem Weg maximal zu entleeren. Hierzu sollte er durch vorsichtiges manuelles Ausdrücken zusätzlich versuchen, die Restharnmenge gering zu halten. Unmittelbar nach Beendigung der Spontanmiktion wird der SFK wieder angestöpselt und die in der Blase verbliebene Urinmenge mit dem Messbecher gemessen. Beträgt die spontan entleerte Urinmenge über einige Tage mehr als das Doppelte der verbliebenen Restharnmenge, kann nach Rücksprache mit dem Urologen eine Entfernung des SFK erwogen werden.

Die früher gefürchtete unverzügliche Entwicklung einer Schrumpfblase bei Dauerableitung der Blase mittels Katheter gilt heute als weitgehend widerlegt. Auch die Angst vor einer unerwünschten Blasenfistel in unmittelbarer Nähe der Einstichstelle am Bauch, aus der ständig Urin heraustritt, ist bei sachgemäßer Anlage eines SFK völlig unbegründet.

Was ist bei der Pflege von Kathetern zu beachten?

Jeder Blasenkatheter – ob suprapubisch oder transurethral – führt nach wenigen Tagen zu einer Keimbesiedlung der Harnblase. Dies lässt sich nicht vermeiden. Zur Verminderung der Keimbesiedlung sollte jeder Katheter täglich mit einem schleimhautneutralen Desinfektionsmittel gereinigt werden. Bei suprapubischen Kathetern ist ein Verbandwechsel unter sterilen Vorsichtsmaßnahmen an der Einstichstelle alle zwei Tage notwendig. Aufgrund der Keimbesiedlung ist ein unbegrenztes Verweilen des Blasenkatheters nicht möglich. Transurethrale Katheter werden daher alle 2 bis 3 Wochen und suprapubische Blasenkatheter alle 4 bis 6 Wochen gewechselt.

Therapie

Welche Probleme und Komplikationen können beim Katheterismus auftreten?

- Infektionen der Harnblase
- Nierenbeckenentzündungen
- Mikroverletzungen der Harnröhre mit narbigen Harnröhrenengen
- starke Verletzung der Harnröhre wie Perforation und Bildung eines falschen Weges
- Verletzung des Darmes bei Anlage eines suprapubischen Katheters
- Blutung
- Verlust von Flüssigkeit aus dem Ballon
- allergische Reaktionen bei Latexkathetern
- Blasenkrämpfe durch den Fremdkörper

Intermittierender Selbstkatheterismus (ISK)

Geschichte des Intermittierenden Selbstkatheterismus

ISK ist seit Jahrhunderten eine anerkannte Behandlungsform bei Blasenproblemen und wurde Anfang des 20. Jahrhunderts populär. Ursprünglich wurde der Intermittierender Selbstkatheterismus zur Behandlung der Blasenfunktionsstörungen bei querschnittsgelähmten Patienten entwickelt. Aber selbst die alten Ägypter, Griechen und Römer praktizierten ihn schon.

Die Technik des ISK ist inzwischen so ausgereift, dass sie in immer höherem Maße sicher, komfortabel und bequem ist und heute zur bevorzugten Behandlungsform bei Blasenentleerungsstörungen zählt. So konnte für viele Menschen die Lebensqualität verbessert werden.

Was ist ISK?

Der Begriff »Intermittierender Katheterismus« (IK) steht für das Entleeren der Harnblase mittels eines sterilen Einmalkatheters in regelmäßigen Intervallen (ca. 4- bis 5-mal täglich). Im günstigsten Fall ist der Betroffene in der Lage, den Katheterismus selbst zu praktizieren (Intermittierender Selbstkatheterismus = ISK) oder eine andere Person führt diese Tätigkeit durch (Intermittierender Fremdkatheterismus = IFK).

Intermittierender Selbstkatheterismus (ISK) ist eine weitverbreitete Methode, um Menschen, die an Harnwegproblemen leiden, das regelmäßige Entleeren ihrer Blase auf sichere, zuverlässige und bequeme Art zu ermöglichen und somit wieder die Kontrolle über die Blase zu erlangen, selbst wenn normales Wasserlassen nicht möglich ist. Das kann sowohl auf einen Behandlungszeitraum begrenzt als auch auf Dauer erforderlich sein. Aufgrund der u. U. jahrelangen Notwendigkeit, die Blase künstlich entleeren zu müssen, sollte der ISK die Methode der ersten Wahl sein, denn er kann zu entschieden mehr Unabhängigkeit verhelfen und Komplikationen auf ein Minimum reduzieren. Ziel ist es, die Blase wieder selbstständig zu entleeren und zwar auf eine Weise, die der normalen Blasenfunktion entspricht.

Beim ISK wird die Blase mehrmals täglich entleert. Die Erfahrung hat gezeigt, dass diese Form der Harnableitung deutliche Vorteile gegenüber dem Einsatz von Dauerkathetern hat. Die Betroffenen können den Zeitpunkt der Blasenentleerung selbst bestimmen, unwillkürlicher Urinabgang wird verhindert oder zumindest reduziert. Durch die Verwendung des ISK mindert sich die Gefahr von Harnröhrenverletzungen und Harnweginfektionen. Zudem besteht kein Fremdkörpergefühl und das Tragen eines Urinbeutels

Exkurs: Die Geschichte der Inkontinenz

Bereits um 3000 v. Chr. wurden in Ägypten Sonden bzw. Katheter aus Zinn und Bronze hergestellt und ebenso wie in Indien Instrumente aus Schilfrohr, Strohhalmen oder eingerollten Palmblättern zum Katheterisieren verwendet. Zu den frühesten Aufzeichnungen zählen der London Medical Papyrus aus dem Britischen Museum in London und der in Luxor gefundene Papyrus Ebers. Beide Manuskripte, die vermutlich ca. 500 bzw. 1100 v. Chr. entstanden sind, enthalten erstmals Hinweise über Harninkontinenz und ihre Behandlungsmöglichkeiten. So werden hier inkontinenzverhütende Arzneien beschrieben und Hinweise auf Vorrichtungen zur Urinsammlung beim inkontinenten Mann und für inkontinenzverhütende Hilfsmittel bei der Frau aufgeführt. Beim weiblichen Geschlecht handelt es sich wahrscheinlich um eine Art goldenen Phallus, der in der Scheide verblieb und zweifellos bei Stressinkontinenz nach einer Entbindung eingesetzt wurde. Auch die chinesische Medizin schildert Störungen der Harnorgane, aber außer Akupunkturvorschriften werden nur empirische Rezepte verordnet. Erst um Christi Geburt wird der Einsatz des Katheters bei einer vermutlichen Überlaufinkontinenz und bei Harnverhalt beschrieben. In Persien scheint man dagegen bereits fortschrittlicher gewesen zu sein und seit uralter Zeit Katheter eingelegt zu haben. In den türkischen und armenischen Texten werden ebenfalls Blasenfunktionsstörungen erwähnt, jedoch ohne Angaben über mögliche Versorgungs- bzw. Behandlungsmethoden. Mehrere 1000 Jahre trat das Wissen über Diagnostik und Behandlung der Inkontinenz auf der Stelle. Die studierten Ärzte hielten es für unter ihrer Würde, die »niederen Organe« zu behandeln. Hippokrates (460–377 v. Chr.) erhellte ein wenig die Kenntnisse der alten griechischen Medizin auf dem Gebiet der Urologie. Er klassifiziert die Leiden der Harnorgane und unterscheidet drei Arten von Störungen (schmerzhafte Dysurie, Strangurie/tropfenweises Harnlassen und Ischurie/Harnverhalt), wobei er allerdings die Anzeichen und Ursachen nicht voneinander zu trennen weiß. Er erwähnt auch kurz die Harninkontinenz und ihre Therapie. Die Hinweise von Hippokrates zur Inkontinenz wurden später noch einmal von Galen ergänzt. Die gesamte Medizin des Spätmittelalters wird von diesen beiden Autoren beherrscht, jedoch keine nennenswerten Fortschritte in der Diagnostik und Behandlung erzielt.

Symbolisch geht ein Bibeltext des Buches Kohelet (etwa 3. Jahrhundert v. Chr.) auf das Problem ein. Dort heißt es: »... ja, eh der silberne Strick zerreißt, die goldene Schale bricht, der Krug an der Quelle zerschmettert wird, das Rad zerbrochen in die Grube fällt, der Staub auf die Erde zurückfällt als das, was er war, und der Atem zu Gott zurückkehrt, der ihn gegeben hat.« In diesem Text bedeutet der »silberne Strick« den Harnstrahl, die »goldene Schale« die Harnblase, der »Krug« den Leib und das »Rad« das Leben.

1718 verfasste der deutsche Chirurg Lorenz Heister (1683–1758) ein Lehrbuch der Chirurgie, in dem Möglichkeiten zur Inkontinenztherapie aufgezeigt wurden. In England beschrieb 1777 Thomas Leake, ein Lehrer für Geburtshilfe, zwei Hilfsmittel für die Inkontinenzversorgung. Die Problematik der Inkontinenz in der Frauenheilkunde umreißt Carl Gustav Carus (1789–1869) in seinem 1820 in Leipzig erschienenen Lehrbuch zur Gynäkologie. Nach 1830 folgen Publikationen, die teilweise auch aus heutiger Sicht sinnvoll und weiterführend sind. In diesem Zusammenhang sei der amerikanische Arzt James Marion Sims (1813–1883) genannt, der in seinem 1833 erschienenen Werk über das unwillkürliche Harnlassen und seine verschiedenen Formen berichtet. Die in der Homöopathie gebräuchlichen Arzneien gehen ebenfalls in diese Zeit zurück.

Therapie

Einer der geriatrischen »Urväter« ist Dr. E. Canstatt, der 1839 Inkontinenz als Folge der Blasenlähmung und Erweiterung der Harnblase beschrieb. Als Ursache für die »Überlaufblase« werden Strikturen der Harnröhre, Vergrößerungen und Ausartungen der Vorsteherdrüse, Blasensteine, Blasenhämorrhoiden usw. genannt. Hier wird auch bereits erwähnt, dass Incontinentia urinae oft mit Stuhlverstopfung kombiniert ist. Der Katheter wird zu dieser Zeit allerdings nur in der Diagnostik eingesetzt.

1836 beschreibt Christoph Wilhelm Hufeland in seinem Buch »Enchiridion medicum« den unwillkürlichen Urinabgang (Incontinentia urinae, Enuresis) recht genau. Er schreibt: »Der Kranke verliert entweder den Urin ohne Wissen und Willen beständig (Enuresis completa), oder nur ohne Willen, der Andrang kommt zu schnell und so dringend, dass er ihm sogleich nachgeben muss (Enuresis incompleta, spastica); oder er verliert ihn nur im Schlaf (Enuresis nocturna)«. Therapeutisch wird für die Enuresis spastica eine Entfernung des Reizes je nach seiner Ursache angegeben. Dagegen ist nach Auskunft von Hufeland die Enuresis completa (atonica) schwer zu heilen. Aber auch hier wird bereits angesprochen, dass in unheilbaren Fällen nichts anderes übrigbleibt, als das Tragen eines Urinhalters oder Kompressoriums. Dagegen mutet die Behandlung der nächtlichen Enuresis bei Kindern durch Hufeland richtig modern an. Er empfiehlt die Reduzierung der Trinkmenge vor dem Schlafengehen, das mehrmalige Wecken in der Nacht, um Urin zu lassen, aber auch Verhaltenstherapie. Im äußersten Fall rät er zum Anbinden einer biegsamen Flasche.

Anfang des 19. Jahrhunderts (1854) publizierte Ludwig Bernhard Kohlrausch (1811–1854) die erste umfassende Untersuchung über die Funktion der Blase und des Blasenhalses. Über die Blasendynamik berichten dann 1880 Mosso und Pellicani, die am Physiologischen Institut der Universität Turin arbeiteten. 1898 schildern schließlich Zuckerkandel und Frankl-Hochwarth in ihrem Buch über »Die nervösen Krankheiten der Blase«.

In der ersten Hälfte des 20. Jahrhunderts macht die Diagnostik der Blasen- und Urethralfunktionsstörung große Fortschritte. Erwähnt sei die Arbeit von Kruse (1927) über die »Cystometrischen Messungen des Blasendrucks und ihre klinische Bedeutung«. Hinsichtlich der Therapie ergaben sich nur durch die Erfindung des Blasenkatheters Anfang des 20. Jahrhunderts wesentliche neue Aspekte. 1927 hatte der amerikanische Urologe Frederic E. B. Foley die geniale Idee des selbsthaltenden Ballonkatheters, der heute als Dauerkatheter Verwendung findet. Erst in der zweiten Hälfte unseres Jahrhunderts beobachtet man eine intensivere therapeutische Beschäftigung mit dem Problem Inkontinenz, wofür nach Lachnit (1983) zwei Gründe ausschlaggebend sein dürften: zum einen die Zunahme des Anteils älterer Menschen, zum anderen die Möglichkeiten moderner Untersuchungsmethoden und die Erforschung neuer Materialien für Hilfsmittel sowie weitere Therapieformen.

Die heute weit verbreiteten Einwegwindeln wurden Anfang der 50er Jahre von der US-Amerikanerin Marion Donovan erfunden, die schon zuvor 1951 eine wasserdichte Windelhose mit Druckknöpfen auf sich patentieren ließ. 1956 entwickelte der US-Amerikaner Victor Mills die Einwegwindel weiter, bis sie 1961 von der Firma Procter & Gamble in den USA unter dem Markennamen Pampers® auf den Markt gebracht wurde. In Deutschland erfolgte die Markteinführung erst 1973. In den folgenden Jahrzehnten wurden die Einwegwindeln bezüglich Passform, Saugstärke und Hautfreundlichkeit ständig weiterentwickelt.

entfällt. Außerdem ist es den Betroffenen oft möglich, zwischen den Blasenentleerungen ohne weitere Hilfsmittel auszukommen und damit zeitweilige Kontinenz zu erlangen.

Leider ist der ISK bei MS-Erkrankten noch nicht sehr verbreitet, obwohl er gerade in der ersten Phase der Erkrankung eine sinnvolle Therapie bei den auftretenden Blasenentleerungsstörungen sein kann. Bei MS-Patienten können Begleitsymptome (Visusstörungen, Spastik, Ataxie oder Bewegungseinschränkungen mit feinmotorischen und sensiblen Defiziten der Arme und Hände, kognitive Störungen) die Möglichkeit der Durchführung der ISK beeinträchtigen. Eine gute Schulung des Patienten ist für den Langzeiterfolg entscheidend.

ISK kann das Risiko verringern von
- übermäßigem Harndrang
- häufigem Harndrang
- Inkontinenz
- nächtlichem Harndrang
- unvollständiger Blasenentleerung
- Harnweginfektionen
- Nierenschäden

Anleitung und Tipps zum ISK

Auch wenn Sie es sich im Augenblick noch nicht vorstellen können: Der Selbstkatheterismus ist relativ leicht zu erlernen. Er wird von vielen Patienten begrüßt, weil sie auf diese Weise mobil, selbstständig und von fremder Hilfe unabhängig werden. Der Selbstkatheterismus kann in einer Klinik, Arztpraxis oder zu Hause unter Anleitung eines Arztes oder einer qualifizierten Fachkraft erlernt werden.

Die Vorbereitung für den ISK sollten Sie in Ruhe und mit großer Sorgfalt treffen. Achten Sie darauf, dass Sie immer genügend Katheter und alle zugehörigen Materialien vorrätig haben. Hinterlegen Sie alle benötigten Materialien auch dort, wo Sie sich häufig aufhalten – am Arbeitsplatz, bei Freunden und Verwandten. Anfangs nehmen Sie am besten eine halbsitzende Rückenlage im Bett ein. Später kann der Selbstkatheterismus im Stehen oder Sitzen auf jeder Toilette, im Badezimmer oder auch im Rollstuhl durchgeführt werden. In der Regel muss der ISK vier- bis sechsmal täglich verrichtet werden. Damit er sich so unkompliziert wie möglich in Ihren Tagesablauf einfügt, sollten Sie sich einen festen Rhythmus angewöhnen. Zum Beispiel könnten Sie den Tag mit dem Katheterismus beginnen. Weitere Gelegenheiten sind Kaffeepausen, Unterrichtspausen, vor den Mahlzeiten.

Um Verletzungen der Harnröhre durch häufige Anwendung zu vermeiden, werden für den ISK gleitgeschichtete Katheter verwendet. Unterschieden wird dabei in Katheter, die bereits vorbeschichtet sind und Katheter mit separatem Gleitmittel. Sehr praktisch und hygienisch sind auch Katheter-Sets oder beschichtete, gebrauchsfertige Einmalkatheter. Besonders wichtig sind möglichst hygienische und sterile Bedingungen für den Eingriff. Viele Bakterien und Keime, die sich ständig in unserer Umgebung befinden, können, wenn sie mit dem Katheter in die Harnröhre oder Blase gelangen, Harnweginfektionen verursachen. Die Verwendung von desinfizierenden Gleitgels vereinfacht nicht

TIPP

Stellen Sie z. B. ein sauberes (am besten desinfiziertes) Küchentablett zum Ablegen der benötigen Gegenstände bereit und versehen Sie den Platz, an dem Sie sitzen, mit einer sauberen Unterlage.

Therapie

nur den Katheterismus, sondern erhöht auch den Schutz vor Infektionen.

Welche Mittel und Gegenstände benötigen Sie und sollten griffbereit liegen?

☑ Eine Lösung zum Desinfizieren der Hände,

☑ sterile Kompressen/Tupfer,

☑ ein Schleimhautantiseptikum,

☑ der Katheter oder das Katheter-Set,

☑ ein steriles desinfizierendes Gleitgel,

☑ ein Spiegel, den Frauen anfänglich zwischen den Beinen platzieren sollten, um die Harnröhrenmündung besser aufzufinden,

☑ ein Gefäß (Nierenschale) oder Beutel, der häufig dem Katheter-Set beiliegt oder in den Katheter integriert ist, um den Urin aufzufangen oder direkt in die Toilette abzuleiten.

> **TIPP**
>
> Öffnen Sie die Sichtverpackung der steril verpackten Kompressen und des Gleitmittels vorsichtig, ohne den jeweiligen Inhalt mit den Händen zu berühren, und legen Sie sie dann auf dem bereitgestellten Tablett ab. Die Hülle des steril verpackten Katheters an der vorgegebenen Linie einreißen und den Katheter 8 bis 10 cm aus der Hülle schieben, ohne ihn zu berühren. Den Katheter so ablegen, dass er keine unsterile Fläche berührt: am besten den entpackten Abschnitt frei über den Rand des Tabletts ragen lassen.

Frauen stellen den Spiegel in Position, damit dieser nach Desinfektion der Hände nicht mehr berührt werden muss. Es gibt auch Spiegel, die mit einem Gummiband am Oberschenkel befestigt werden können.

Wie wird das desinfizierende Gleitgel instilliert?

Nehmen Sie die bereitgelegte Fertigspritze mit Gleitgel aus dem geöffneten Blister und drücken Sie den Kolben schon vor dem Entfernen der Verschlusskappe leicht an. Der vorgelockerte Kolben löst sich später ohne Ruck, so dass das Gleitmittel gleichmäßig und sanft eingespritzt werden kann. Deponieren Sie einen Tropfen Gleitmittel an der Harnröhrenmündung, um den Spritzenkonus leichter einführen zu können. Führen Sie nun den Spritzenkonus vorsichtig in die Harnröhrenöffnung ein und instillieren Sie das Gleitmittel langsam mit leichtem und gleichmäßigem Druck. Patienten mit Sensibilität im Genitalbereich, die ein Gleitmittel mit lokalanästhetischer Wirkung verwenden, sollten unbedingt die Einwirkzeit von mindestens 5 Minuten verstreichen lassen, bevor sie mit dem Katheterismus beginnen!

Was ist bei der Desinfektion nach der ISK zu beachten?

Bei der Desinfektion des Genitalbereichs sollten Sie auch abschließend mit einem noch unbenutzten sterilen und mit Schleimhautantiseptikum getränkten Tupfer genau einmal über den Harnröhreneingang streichen. Häufiges hin und her Wischen mit dem Tupfer erhöht die Desinfektionswirkung nicht, sondern bewirkt das Gegenteil. Durch die wiederholte Berührung mit dem Tupfer, der bereits nach dem ersten Kontakt mit dem Körper unsteril ist, können eben entfernte Keime wieder auf die gereinigte Körperstelle aufgetragen werden.

> **TIPP**
>
> Achten Sie beim Entfernen der Verschlusskappe darauf, den Spritzenkonus nicht zu berühren.

Wie erfolgt der eigentliche Selbstkatheterismus bei der Frau?

Die weibliche Harnröhrenöffnung ähnelt einem kleinen Stern. Anfangs kann ein Spiegel behilflich sein, um diese zu finden. Wenn Sie vertrauter sind, werden Sie feststellen, dass es einfacher ist, ohne Spiegel auszukommen. Suchen Sie sich eine für Sie bequeme Stellung – entweder stehend oder sitzend – und versuchen Sie sich so gut wie möglich zu entspannen. Vor Beginn des Katheterismus sollten Sie zunächst Ihre Hände und anschließend die Schamlippen mit den jeweils dafür vorgesehenen Mitteln säubern und desinfizieren.

> **TIPP**
>
> Achten Sie nach der Handdesinfektion darauf, nichts – außer den sterilen Hilfsmitteln und Instrumenten – anzufassen. Wenn sich dies nicht vermeiden lässt, wiederholen Sie die Desinfektion, bevor Sie fortfahren.

Spreizen Sie mit Daumen und Zeigefinger einer Hand die äußeren und inneren Schamlippen und ziehen Sie sie leicht nach vorne oben, so dass die Harnröhrenöffnung gut sichtbar ist. Fassen Sie den Katheter dort an, wo er durch die Hülle geschützt ist und führen Sie die ca. 5 bis 6 cm vorstehende freie Spitze langsam in die Harnröhre ein, bis der Harn abfließt. Der Urin wird entweder in einem integrierten Beutel aufgefangen, in ein Gefäß oder direkt in die Toilette entleert. Die genauen Hinweise zur Handhabung der verschiedenen Einmalkatheter und Sets entnehmen Sie bitte den Gebrauchsinformationen.

> **WICHTIG**
>
> Niemals versuchen, den Katheter mit erhöhtem Kraftaufwand oder Gewalt einzuführen. Es besteht die Gefahr der Verletzung der Harnröhre!

Wie erfolgt der eigentliche Selbstkatheterismus beim Mann?

Vor Beginn des Katheterismus sollten Sie zunächst Ihre Hände und anschließend die Peniseichel nach Zurückziehen der Vorhaut mit den jeweils dafür vorgesehenen Mitteln säubern und desinfizieren.

Zum Instillieren des desinfizierenden Gleitgels halten Männer dazu mit der freien Hand den Penis unmittelbar hinter der Eichel zwischen Daumen und Zeigefinger, um den Konus so andrücken zu können, dass kein Gleitmittel nach außen austritt. Danach soll der Penis mit Daumen und Zeigefinger oder einer Penisklemme für die Einwirkzeit weiter komprimiert werden, damit das Gleitmittel nicht aus der Harnröhre läuft. Fassen Sie dann den Katheter dort an, wo er durch die Hülle geschützt ist, und führen Sie ihn vorsichtig 8 bis 10 cm in die durch das Gleitmittel aufgeweitete Harnröhre ein. Durch Zusammendrücken von Daumen und Zeigefinger wird der Katheter zunächst fixiert, gleichzeitig streifen Sie die Hülle weiter nach hinten ab. Dann schieben Sie den Katheter unter Lösen der Kompression weiter vor. Dies ist unkompliziert und gewährleistet eine aseptische Arbeitsweise, auch ohne sterile Handschuhe. Man nennt dieses saubere Verfahren auch »Katheterismus aus der Hülle«. So wird der Katheter in Etappen bis in die Harnblase vorgeschoben, bis der Urin abläuft. Das Vorschieben sollte durch den in der Harnröhre vorhandenen Gleitmittelzylinder widerstandslos funktionieren.

Welche Bedeutung hat das Kathetergel beim ISK

Vielen Patienten ist aufgrund unzureichender Aufklärung nicht bewusst, welche Bedeutung die Verwendung eines Kathetergleitgels beim ISK haben kann. Häufig wird angenommen,

Therapie

Gleitgele, die zum ISK eingesetzt werden, sollten in jedem Fall steril sein, eine besonders einfache Handhabung bieten, eine desinfizierende und betäubende Wirkung haben sowie eine Applikationsform aufweisen, die ein direktes Instillieren in die Harnröhre ermöglicht.

dass das Gleitmittel lediglich das Einführen des Katheters erleichtern soll. Gleitgele, die ein Lokalanästhetikum wie Lidocain enthalten, betäuben bei einer nur kurzen Einwirkzeit die empfindliche Harnröhre, so dass der Eingriff praktisch schmerzfrei erfolgen kann. Patienten, die sich sonst durch den Schmerz verkrampfen oder zusammenzucken, sind entspannter und das Verletzungsrisiko reduziert sich nochmals erheblich.

Durch das Instillieren des Gleitgels wird auch die sonst sternförmig zusammengefaltete Harnröhre aufgeweitet und für den Katheterismus oder den Eingriff offengehalten. Der Katheter kann so nahezu widerstandslos durch die Harnröhre bis in die Blase vorgeschoben werden. Das Verletzungsrisiko für die Harnröhre sowie die Schmerzhaftigkeit des Eingriffs werden hierbei auf ein Minimum reduziert. Verzichtet man darauf, die Harnröhre vor dem Eingriff mit einem sterilen Gleitgel auszufüllen, wird diese durch den Druck des eindringenden Katheters Stück für Stück aufgeschoben. Hierbei kann es wesentlich häufiger zu Verletzungen und Blutungen der Harnröhre kommen, die dann Vernarbungen und somit bleibende Beeinträchtigungen zur Folge haben können.

In häuslicher Umgebung ist es nahezu unmöglich, sterile Bedingungen zu schaffen. Deshalb besteht bei Eingriffen wie dem ISK die Gefahr, Keime in die Harnröhre oder Harnblase einzuschleusen. Desinfizierende Wirkstoffe eliminieren eine Vielzahl der vorhandenen Keime und beugen so, bei einer Einwirkzeit von nur wenigen Minuten, dem Entstehen von Harnweginfektionen infolge des Katheterismus vor. Ein steriles Präparat ist zwar in sich keimfrei, schützt aber nicht vor eingeschleppten Keimen aus der Umgebung. Wählt man ein Präparat ohne desinfizierende Zusätze, kommt es häufiger zu Harnweginfektionen, die oft Behandlungen mit Antibiotika notwendig machen.

Inzwischen gibt es auch speziell (hydrophil) beschichtete Katheter (incl. Sterilwasserspender), bei denen ein Gleitgel nicht mehr separat eingebracht werden muss und die insbesondere für den ISK gedacht sind. Eine patentierte Oberflächentechnologie macht die Katheterisierung für den Anwender besonders sicher. Der Salzgehalt der Oberfläche ist im Verhältnis zum Urin isotonisch und verhindert, dass die Katheteroberfläche während der Katheterisierung austrocknet. Dadurch bleibt die Gleitfähigkeit während der gesamten Katheterisierung erhalten und ermöglicht so auch ein schonendes Entfernen des Katheters. Dadurch entstehen auch bei Anwendung über einen längeren Zeitraum keine Schleimhautirritationen der Urethra.

Komplikationen

Welche Komplikationen können bei Blasenfunktionsstörungen auftreten?

Infektionen des Harntraktes – Restharn kann die Nieren schädigen –

Wenn Sie unter Blasenentleerungsstörungen leiden, kann es vorkommen, dass Sie aus Angst vor unwillkürlichem Harndrang die Flüssigkeitszufuhr einschränken. Vermeiden Sie dies unbedingt! Trinken Sie weniger, um so Ihrem Problem zu entgehen, kann dies der Blase eher schaden. Die Vermehrung von Bakterien wird begünstigt, diese können nicht komplett mit dem Urin ausgeschwemmt werden und somit wird Infektionen Vorschub geleistet.

> Die häufigsten Symptome einer Harnweginfektion sind:
> - häufiger Harndrang
> - brennende Schmerzen beim Wasserlassen
> - diffuse Schmerzen im unteren Bauchraum und im Rücken
> - Fieber
> - verfärbter und übel riechender Urin

Zudem wird die Blasenmuskulatur nicht mehr trainiert, wenn die Blase nicht regelmäßig gefüllt wird. Dann reduziert sich das Fassungsvermögen und die Blase meldet sich immer häufiger. Darüber hinaus kann es zur Bildung von Nierensteinen oder chronischen Nierenschädigungen kommen!

Restharn ist bei Blasenfunktionsstörungen ein guter Nährboden für Bakterien und erhöht das Risiko von Harnweginfektionen (HWI) und Blasenentzündungen. Die Krankheitskeime kommen meist im Darm vor (Kolibakterien) und gelangen über die Harnröhre in die Blase. Das Risiko ist vor allem bei Frauen groß, weil hier After und Blasenausgang eng beieinander liegen. Der Patient bemerkt die Harnweginfektion am ständigen Gefühl, die Toilette aufsuchen zu müssen, sowie am Stechen und Brennen beim Wasserlassen. Diese Reizung kann auch eine Blasenschwäche zur Folge haben.

Insbesondere bei andauerndem Restharn können Harnweginfektionen regelmäßig auftreten oder zu chronischen Infektionen des ableitenden Harntraktes führen. Diese Infektionen können über die Harnleiter bis ins Nierenbecken aufsteigen und dann mit irreparablen Nierenschäden enden. Daher ist es wichtig, bei bestehenden Blasenfunktionsstörungen den Restharn notfalls mithilfe eines Katheters zu minimieren und Harnweginfektionen vorzubeugen bzw. mit Antibiotika oder alternativen Heilmethoden zu behandeln.

Zudem können chronische Entzündungen der Blase zu vermehrter Steinbildung beitragen. Diese Steine können die empfindliche Blasenschleimhaut verletzen, und dort wiederum finden Bakterien ebenfalls ideale Lebensbedingungen. Auch können die Krankheitserreger in die Blutbahn gelangen und zu Urosepsis (Blutvergiftung durch urologische Komplikationen) und mitunter lebensbedrohlichem Kreislaufschock führen.

Komplikationen

Harnweginfekte bedürfen daher unbedingt der Behandlung. Auch die dem Infekt zugrunde liegende Ursache muss beseitigt bzw. behandelt werden. Achten Sie daher auf erste Zeichen einer Harnweginfektion und suchen Sie so früh wie möglich Ihren Arzt oder Urologen auf, damit die Erkrankung behandelt wird. Häufige Behandlungsmöglichkeiten (oft kombiniert) bei Harnweginfektionen sind:

- Medikamente
- Intermittierende Katheterisierung zur vollständigen Blasenentleerung
- Verwendung von Inkontinenzeinlagen und/oder eines Kondomurinals
- Training der Blase oder der Beckenbodenmuskulatur

Leidet ein Patient mit neurogenen Blasenfunktionsstörungen an einem Harnweginfekt, so ist dieser praktisch immer als potenziell kompliziert, weil chronisch rezidivierend, anzusehen. Daher ist stets eine Therapie mit Antibiotika empfehlenswert. Kurzzeittherapien sind meist nicht hilfreich. Die Differenzierung zwischen Bakteriurie und einem typischen Infekt ist angesichts oft vorhandener Sensibilitätsstörungen und imperativen Harndrangs schwierig. Laborparameter (Leukozyturie, Leukozytose, BSG und CRP-Erhöhung) können hilfreich sein.

Früherkennung eines Infektes

Besondere Bedeutung hat die Früherkennung eines Infektes. Es sollte immer auf die Beschaffenheit des Urins geachtet werden. Fällt er trübe oder flockig aus oder weist einen ätzenden oder faulligen Geruch auf, sollte vom Hausarzt unbedingt eine Urinprobe untersucht werden, um möglichst bald mit einer antibiotischen Behandlung beginnen zu können. Es gibt inzwischen auch Schnelltests, die eine Früherkennung bakterieller Harnweginfekte ermöglichen. Im Urin befinden sich massenhaft Leukozyten und/oder unterschiedliche Erythrozyten. Somit ist der Bakteriennachweis positiv und mit diesem typischen Urinbefund die Diagnose gesichert. Bei wiederholten Infekten muss nach weiteren Ursachen (Reizblase, Tuberkulose) gefahndet werden.

Harnweginfektionen im Alter

Wie kommt es dazu, dass in fortgeschrittenen Lebensjahren die Harnweginfekte zunehmen? Einerseits kann dies an mangelnder Körperhygiene liegen, was natürlich nicht heißt, dass ältere Menschen nicht auf Sauberkeit achten. Vielen fällt es schwer, in die Badewanne zu steigen; andere fürchten sich wegen Ausrutschgefahr davor, sich unter die Dusche zu stellen. Mit Waschlappen und Wasser gelingt die Reinigung zwar auch, doch wenn der Betroffene in seinen Bewegungen eingeschränkt ist, wird eine gründliche Reinigung schwierig. Für Menschen, die im Heim leben, haben vielleicht die Pfleger weniger Zeit, wie es eigentlich sein sollte. Dies können alles Faktoren sein, die Harnweginfekte begünstigen.

Andererseits liegt dem Infekt oft auch eine andere körperliche Störung zugrunde. Zuckerkranke sind beispielsweise weitaus anfälliger für Harnweginfekte. Auch Männer mit Prostatavergrößerung und Personen, bei denen mechanische Hindernisse vorliegen, so dass es zur Restharnbildung in der Blase kommt, sind von Infektionen häufiger betroffen.

Harnstau

Falls der Druck in der Blase größer wird als der Druck in den Harnleitern, kann der Harn

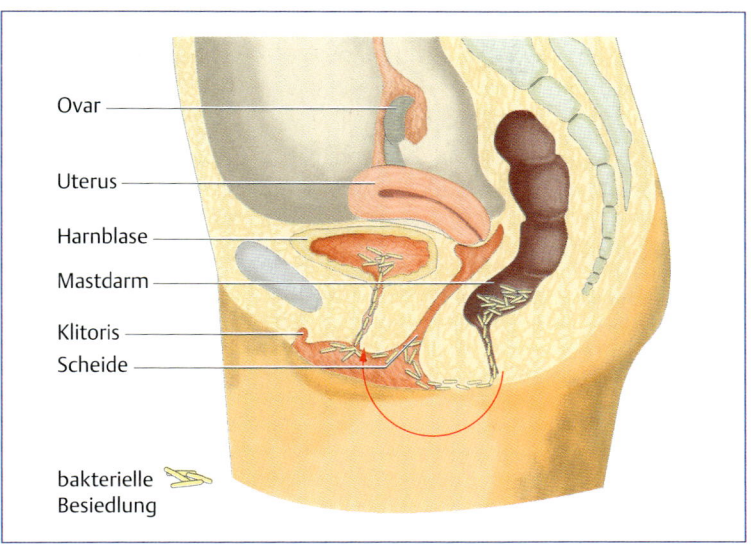

Ovar

Uterus

Harnblase

Mastdarm

Klitoris

Scheide

Entstehung eines bakteriellen Harninfekts.

bakterielle ✎ Besiedlung

nur schwer in die Blase laufen. Manchmal passiert es, dass der Urin zurück in die Nieren läuft, was man als Harnstau oder Reflux bezeichnet. Menschen mit Refluxproblemen sind einem größeren Infektionsrisiko (HWI) und der Gefahr ernsthafter Nierenschäden ausgesetzt. Männer sind häufiger davon betroffen als Frauen. Der Hauptgrund ist der Druck der Prostata auf die Harnröhre.

Nierenfunktionsstörungen

Sämtliche Formen der Blasenentleerungsstörungen können langfristig zu Nierenfunktionsstörungen – bis hin zur Dialysepflicht – führen. Bei Vorliegen einer kleinkapazitären Hochdruckblase oder bei chronisch erhöhten Restharnmengen müssen die Nieren ständig den Urin gegen den erhöhten Druck in der Blase produzieren, was auf Dauer zur Nierenschädigung führt. Rezidivierende Harnweginfekte mit Nierenbeteiligung (Nierenbeckenentzündung) verstärken zudem den Funktionsverlust der Nieren. Auch erhöhen diese Harnweginfekte das Risiko für das Auftreten von Nierensteinen, die wiederum dau-

erhaft zu Nierenfunktionsstörungen führen können.

Blasenentzündung (Zystitis)

Eine Blasenentzündung ist eine infektiöse Entzündung der Blase und kann in jedem Alter auftreten, verstärkt jedoch in den Altersgruppen von 30 bis 40 und von 55 bis 65 Jahren. Frauen sind anfälliger für eine Blasenentzündung als Männer. In den letzten Jahren erhöhte sich auch bei jüngeren Frauen aufgrund häufigeren Geschlechtsverkehrs das Risiko einer Blaseninfektion oder -reizung. Eine Blasenentzündung dauert gewöhnlich knapp eine Woche, ist schmerzhaft und unangenehm und häufig auch mit Inkontinenz verbunden. Es handelt sich dabei meist um eine Dranginkontinenz, die noch lange andauern kann, selbst wenn die Blasenentzündung abgeheilt ist.

Symptome

Bei der Blasenentzündung ist die Schleimhaut, die die Blase auskleidet, geschwollen und entzündet. Weil sie durch den Urin ge-

Komplikationen

reizt wird, besteht der Drang, diesen alle paar Minuten loszuwerden. Häufig kommt es zu schmerzhaftem Harndrang mit erschwertem Wasserlassen. Selbst wenn nur wenige Tropfen abgehen, ist dies mit einem unangenehmen Brennen und Stechen begleitet. Ein weiteres Symptom ist ein dumpfer, anhaltender Schmerz im Unterleib, direkt vorn über dem Schambein. Nicht selten blutet die entzündete Blasenschleimhaut, wodurch sich der Urin verfärbt. Eine Zystitis wird oft auch von Fieber begleitet.

Ursachen

Für eine Blasenentzündung kommen verschiedene Ursachen infrage:

- Eine Infektion durch Kolibakterien, die vom Dickdarm über den After eingeschleust werden (Auslöser: Geschlechtsverkehr, Reiten, Radfahren, enganliegende Jeans, schlechtsitzende Unterwäsche/Stringtangas, Schaumbäder, parfümierte Seifen, Intimsprays, Reinigungstücher, Talkumpuder).
- Vaginitis, bei der die vaginale Schleimhaut gereizt und entzündet ist. Darunter leiden Frauen nach der Menopause (Auslöser: abnehmende Östrogenproduktion).
- Blasensteine, eine Katheterisierung, ein schlecht sitzender Tampon, ein Diaphragma oder eine Spermien abtötende Salbe kann Reizungen oder auch Schwierigkeiten beim Entleeren der Blase verursachen.
- Rauchen
- unvollständige Entleerungen der Blase (Harnstagnation)
- Druck der Gebärmutter auf die Blase in den ersten Monaten der Schwangerschaft, veränderte Scheidenflora (z.B. bei Schwangerschaften)
- Kälteeinwirkung
- vergrößerte Vorsteherdrüse (Blasenkarzinom)

> Eine Spülprophylaxe ist immer besser als jede Form der medikamentösen Therapie!

Vorbeugung

- Trinken Sie täglich mindestens zwei Liter Flüssigkeit (Wasser oder auf Wasser basierende Getränke) bzw. am besten noch mehr als sonst (mindestens drei Liter).
  Dadurch wird der Urin verdünnt und Blase und Harnröhre werden durchgespült sowie ein Teil der Krankheitskeime herausgespült. Sehr gut eignen sich dazu spezielle Blasen- und Nierentees. Herz- und Nierenkranke dürfen solche Flüssigkeitsmengen aber nicht trinken.
- Verzichten Sie während Ihrer Erkrankung auf Kaffee, Alkohol und stark gewürzte Speisen.
  Sie würden Ihre empfindliche Blasenschleimhaut nur zusätzlich reizen.
- Zögern Sie den Toilettengang nicht unnötig heraus.
  Evtl. eingedrungene Bakterien werden so zügig wieder hinausgefördert.
- Entleeren Sie Ihre Blase immer vollständig, damit kein Restharn zurückbleibt.
  Verbliebener Resturin kann Bakterien als Nährboden zur Vermehrung dienen.
- Wischen Sie nach jedem Stuhlgang und jeder Harnentleerung von vorn nach hinten, also von der Harnröhrenöffnung in Richtung After.
  Nur so werden mit dem Toilettenpapier keine Darmbakterien zur Harnröhre verschleppt.
- Waschen Sie Ihre äußeren Genitale täglich, am besten nur mit lauwarmem Wasser.
  Falls Sie ein Waschmittel benutzen, wählen Sie ein besonders mildes Produkt ohne Parfümstoffe. Auf Intimsprays sollten Sie ganz verzichten.

- Auch an heißen Tagen sollten Sie den nassen Badeanzug sofort nach dem Schwimmen ausziehen.

  Denn Nässe entzieht dem Körper Wärme und kühlt die Schleimhäute aus. Den Krankheitskeimen haben ausgekühlte Schleimhäute nur noch wenig entgegenzusetzen. Das Risiko einer Blasenentzündung steigt.
- Halten Sie Ihren Unterleib immer warm und schützen Sie ihn vor Unterkühlungen.

  Vor allem Unterleib und Füße dürfen nicht auskühlen. Setzen Sie sich auch an lauen Sommerabenden nie ohne ein Kissen auf einen Stein. Sofort würde nämlich die Durchblutung Ihrer Schleimhäute abnehmen und Ihre Abwehrkräfte schwinden.
- Tragen Sie luftdurchlässige Unterwäsche. Das beste Material ist kochfeste Baumwolle. Wechseln Sie Ihre Wäsche täglich. Slip und vor allem Jeans sollten nicht zu eng sitzen.
- Stärken Sie Ihre Abwehrkräfte.
- Gesunde und ausgewogene Mischkost, Vitamine und Abhärtung des gesamten Organismus können dem Immunsystem helfen, so manche Blasenentzündung schon im Vorfeld abzuwehren. Trinken Sie Gerstenextrakt, Natriumcarbonat oder Kaliumpermanganat aufgelöst in Wasser. Sie säuern den Urin an und machen ihn widerstandsfähiger.
- Während der Monatsblutung sollten Sie Tampons und Binden häufig wechseln. In ihnen können sich leicht Bakterien ansammeln und vermehren.

  Wenn Sie Vorlagen tragen, waschen Sie sich bei jedem Wechsel.
- Bekämpfen Sie die Bakterien direkt:

  Auf natürliche Weise erreichen Sie dieses Ziel mit Bärentraubenblättern oder mit dem Extrakt aus dieser Heilpflanze. Der Inhaltsstoff Arbutin bremst das Wachs-

tum der Bakterien bzw. tötet diese ab und lässt so eine Entzündung der Blasenschleimhaut schneller und besser abklingen. Oder trinken Sie Preiselbeersaft. Die Beeren enthalten Tannin in konzentrierter Form, die die Ansiedlung von Kolibakterien verhindern.

- Vermeiden Sie heiße Vollbäder.

  Sie können Entzündungen auslösen.
- Gehen Sie nach dem Geschlechtsverkehr auf die Toilette und waschen Sie sich. Benutzen Sie ein Kondom.

  Am besten verzichten Sie sogar ganz auf Geschlechtsverkehr, solange Sie von einer Blasenentzündung geplagt werden.

Behandlung

Auch eine einfache Entzündung der Blasenschleimhaut sollte sofort und konsequent behandelt werden. Denn sonst besteht die Gefahr, dass die Entzündung bis ins Nierenbecken aufsteigt. Eine Nierenbeckenentzündung ist eine ernste Erkrankung, die die Nieren schädigen kann. Eine einfache Blasenentzündung eignet sich auch für die

---

Arztbesuch oder Selbstbehandlung?
- Tritt bei Ihnen zusätzlich Fieber auf?
- Enthält Ihr Urin Spuren von Blut?
- Bemerken Sie zusätzlich Kreuzschmerzen?
- Nehmen Ihre Beschwerden auch nach drei Tagen Selbstbehandlung nicht ab?
- Treten die Beschwerden immer wieder auf?
- Sind Sie schwanger?
- Sind Sie in den Wechseljahren?

Wenn Sie auch nur eine Frage mit »Ja« beantwortet haben, sollten Sie einen Urologen oder Frauenarzt aufsuchen.
Nur wenn Sie alle Fragen mit »Nein« beantworten, können Sie sich selbst behandeln.

Komplikationen

Selbstbehandlung. Um nichts Ernstes zu verschleppen, überprüfen Sie aber vor Beginn Ihrer Therapie, ob Sie sich selbst behandeln dürfen oder ob Sie doch lieber zum Arzt gehen sollten. Der Test auf Seite 127 wird Ihnen dabei helfen.

Wenn Sie nach drei Tagen Selbstbehandlung keine Besserung spüren, sollten Sie sich vorsichtshalber vom Arzt untersuchen lassen. Dafür benötigt er von Ihnen den so genannten Mittelstrahlurin. Bei der Laboruntersuchung kann er erkennen, welche Bakterienstämme Ihre Blasenschleimhaut entzündet haben. Um Komplikationen zu vermeiden, wird der Arzt Ihnen möglicherweise Antibiotika verschreiben. Viele Menschen wollen eigentlich lieber »natürlich« behandelt werden. Aber manchmal sind eben »schwerere Geschütze« nötig. Schnell und wirkungsvoll bekämpfen Antibiotika die Bakterien und töten sie ab, bevor sie größeren Schaden anrichten können. Blasen- und Nierentees können die Behandlung unterstützen und die Bakterien aus der Blase ausschwemmen.

Komplikationen

Die häufigste Komplikation bei Blasenentzündungen ist die Entzündung des Nierenbeckens und der Niere. Sie entsteht, wenn sich Bakterien im Urin durch die Harnleiter nach oben ausbreiten. Die charakteristischen Symptome sind hohes Fieber sowie Schmerzen im Lendenbereich, gewöhnlich auf einer Seite stärker als auf der anderen. Sie birgt das Risiko einer dauernden Vernarbung der Nieren, was zu einem Nierenversagen führen kann. Die Diagnose erfolgt über eine Urinanalyse.

Chronische Zystitis

Unter chronischen Zystitiden versteht man chronische Erkrankungen der Harnblase, die durch folgende Symptome gekennzeichnet sind: häufiges Wasserlassen, starker, schwer zu unterdrückender Harndrang und anhaltende Schmerzen im Beckenbereich.

Es gibt verschiedene Formen chronischer Zystitiden, wie die Interstitielle Zystitis (IC), die überaktive Blase (OverActive Bladder, OAB), die Strahlenzystitis und die chronisch wiederkehrenden Harnweginfekte. Chronische Zystitiden sind keine Infektionskrankheiten. Auch die Neigung zu chronisch wiederkehrenden Harnweginfekten ist nicht ansteckend.

Interstitielle Zystitis (IC)

Die Interstitielle Zystitis wird nicht durch Bakterien verursacht und ist sehr selten. Sie entwickelt sich schleichend und wird daher teilweise erst sehr spät und in der Regel mit einer aufwendigen Ausschlussdiagnose gestellt. Das heißt, es werden zunächst andere mögliche urologische, gynäkologische und internistische Erkrankungen ausgeschlossen. Hierdurch kann die Diagnosestellung sehr langwierig und mit aufwendigen Untersuchungen verbunden sein (wie Blasenspiegelung, Urodynamik, Biopsie).

Frauen und Männer in unterschiedlichem Alter können an einer IC erkranken. Dabei werden die Schleimhaut der Blase sowie der Blasenmuskel geschädigt, und sie kann mit ihrem langwierigen Verlauf von der Blase auf den gesamten Urogenitalbereich übergehen. Die IC äußert sich durch häufige Entleerung der Blase von kleinen Harnmengen am Tag. Meist ist nur ein Tröpfeln möglich, da die Blase leer ist. Die Blasenkapazität lässt deutlich nach und liegt unter 250 ml. Die Betroffenen haben ein starkes Druckgefühl, das von Schmerzen und Pressen begleitet ist. Schmerzen treten im gesamten Urogenitalbereich auf. Die Heftigkeit der Schmerzen wird zum Hauptproblem für die Betroffenen. Im frühen Krankheitsstadium kann auch ein vermehrtes nächtliches Wasserlassen das erste Symptom sein.

Noch komplizierter ist eine positive Beeinflussung durch die vorhandenen Therapien. Es gibt die Möglichkeit der oralen medikamentösen Therapie sowie invasiver Eingriffe in Form von endourologischen Operationen und der offenchirurgischen Therapie. Mit der EMDA (Elektromotive Medikamenten-Applikation) steht eine schonende Therapiemöglichkeit zur Verfügung. Bei dieser Behandlungsmethode werden Medikamente direkt in die Blasenwand eingebracht. Die Arzneien richten sich gezielt gegen die Schmerzen und chronische Entzündung des Blasengewebes. Weiterhin besteht gleichzeitig die Möglichkeit, eine Blasendehnung (Cystodistension) für die Erweiterung der Blasenkapazität vorzunehmen.

Leben mit Inkontinenz

Tipps und Tricks für den Alltag

Viele Patienten leiden unter den Beschwerden – Warum gerade ich?

Obwohl Blasenschwäche keine lebensbedrohliche Erkrankung ist, bedeutet sie für die Betroffenen seelischen Stress, Schlaflosigkeit und eine Belastung für zwischenmenschliche Beziehungen. Sie kann Ängste und Depressionen auslösen, bis hin zum völligen sozialen Rückzug. Die Betroffenen werden zu »Stubenhockern«. Experten gehen davon aus, dass in Deutschland Millionen von Frauen unter unwillkürlichem Harnverlust beim Husten, Niesen oder Lachen leiden. Weltweit sind es mehr als 200 Millionen Menschen. Doch in der Öffentlichkeit ist das Thema wenig präsent.

Ziehen Sie sich nicht in die Isolation zurück, sondern ändern Sie Ihr Alltagsverhalten!

Nutzen Sie die Möglichkeit einer Selbsthilfegruppe und profitieren Sie von den Erfahrungen anderer Betroffener. Suchen Sie auch das Gespräch mit Ihrem Partner, damit Sie gemeinsam mit der Krankheit leben lernen. Sie werden überrascht sein, wie viel Verständnis Sie finden. Lassen Sie nicht zu, dass die Symptome der Inkontinenz Ihren gesamten Alltag bestimmen, sondern nehmen Sie weiterhin am öffentlichen Leben teil.

Planen Sie Ihre Wege so, dass jederzeit eine Toilette in Ihrer Nähe ist? Vermeiden Sie sportliche Aktivitäten aus Angst vor Harnverlust? Sorgen Sie sich, ob Sie nach Urin riechen oder man Flecken sieht?

Dann wird es höchste Zeit, etwas zu unternehmen! Scham und Unsicherheit quälen Sie. Sie tabuisieren das Ganze. Aber Sie verpassen damit die Chance, Ihr Problem aktiv anzugehen und leiden weiter unter Ängsten, Schuldgefühlen und Depressionen. Um sich nicht unnötig zu quälen, sollten Sie die Scham überwinden, Mut fassen und zumindest mit dem Hausarzt über Ihre Beschwerden reden. Denn er kann neben Medikamenten unterschiedliche nicht medikamentöse Methoden sowie Allgemeinmaßnahmen empfehlen, mit denen sich die Symptome lindern lassen. Zudem gibt es verschiedene Hilfsmittel, die das Leben in dieser schwierigen Situation erleichtern können. Unter Umständen wird Ihr Hausarzt Sie auch an einen Urologen überweisen.

Auch wenn es schwerfällt: Sie sollten all Ihre Kraft und ihren Mut zusammennehmen und Ihr Problem angehen. Denn Sie haben ja in diesem Ratgeber erfahren, dass es eine ganze Reihe von Möglichkeiten gibt, die

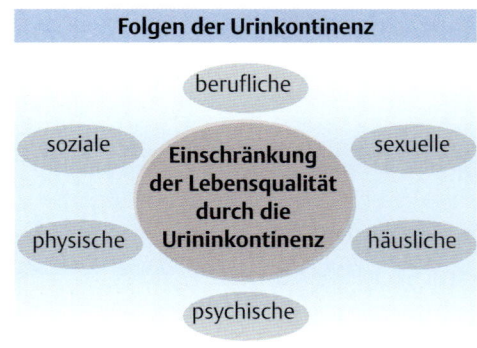

Folgen der Urininkontinenz.

So sollten Sie das Problem angehen:

▪ Frühes Abklären von Ursachen und Behandlungsmöglichkeiten durch einen Facharzt.
▪ Infos über und Suche nach geeigneten zuverlässigen Kontinenzhilfsmitteln.
▪ Gute Planung und Vorbereitung von Freizeitaktivitäten und Reisen.
▪ Angemessene Gestaltung der Wohnung.
▪ Menschen finden, mit denen man über Inkontinenz und die damit verbundenen Belastungen reden kann.
▪ Wege suchen, trotz Inkontinenz eine erfüllte Partnerschaft und Sexualität zu leben.
▪ Unterstützende Angebote nutzen (Selbsthilfegruppen, psychologische Beratung/Therapie, Entspannungstraining).
▪ Abklärung der Übernahme der Kosten für therapeutische Maßnahmen und Hilfsmittel durch die Krankenkasse.

Blasenfunktionsstörungen zu beheben bzw. mit ihnen zu leben, ohne dass ihre sozialen Kontakte darunter leiden müssen und Ihre Lebensqualität beeinträchtigt wird. Mehr darüber können Sie auch in dem Buch »Multiple Sklerose – das Leben meistern« erfahren (erschienen im TRIAS Verlag).

Tipps und Tricks zur Blasenentleerung bei Reflexinkontinenz

Vor allem bei der Reflexinkontinenz kann versucht werden, die unkontrollierte Blase durch mechanische Reize zu bestimmten Zeiten zu entleeren, damit es nicht zu unfreiwilligem Urinabgang kommt. Auch wenn die Blasenmuskulatur sich nicht mehr von selbst zusammenzieht, kann in bestimmten Fällen eine Blasenentleerung mithilfe einiger Handgriffe angebracht sein.

Blasenklopftraining

Durch das so genannte Blasenklopftraining kann die Blase in gewissen Abständen entleert werden, so dass das unfreiwillige Einnässen ausbleibt. Dabei werden Unterbauch und Blase mit der Hand durch Klopfen leicht erschüttert und die Blase zur Entleerung gereizt. Führen Sie das Blasenklopftraining zunächst nur nach fachgerechter Anleitung durch Ihren Arzt aus – so einfach, wie es sich anhört, ist es nicht. Eine Entleerung durch diese Methode ist allerdings nur möglich, wenn sich nicht gleichzeitig mit dem

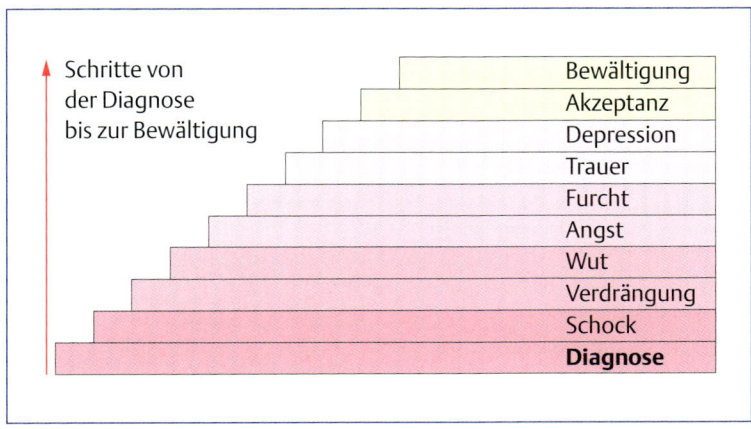

Schritte von der Diagnose bis zur Bewältigung

Bewältigung
Akzeptanz
Depression
Trauer
Furcht
Angst
Wut
Verdrängung
Schock
Diagnose

Von der Diagnose bis zur Bewältigung.

Leben mit Inkontinenz

Blasenmuskel auch die Schließmuskulatur der Harnröhre zusammenzieht.

Der Credé-Handgriff

Hat die Blase ihre Kontraktionsfähigkeit verloren, d. h. der Blasenmuskel zieht sich nicht mehr zusammen, kann versucht werden, sie mittels Druck von außen zu entleeren. Dazu wird in der Regel der Credé-Handgriff eingesetzt, bei dem man mit der Hand Druck auf die Blase ausübt. Dadurch wird der Blaseninnendruck größer als der Harnröhrendruck – der Urin kann abgehen. Wenn Sie dann noch kräftig mit der Bauchmuskulatur pressen, dürfte eine Blasenentleerung in den meisten Fällen möglich sein. Der Nachteil dieser Methode der mechanischen Blasenentleerung ist, dass häufig Urin in Harnleiter und Nieren zurückfließt, was zu Infektionen im Nierenbereich führen kann. Daher gilt auch hier: Sie müssen den Credé-Handgriff in jedem Fall von Ihrem Arzt lernen.

Tipps und Tricks zum gezielten Trink- und Blasentraining

Ein gezieltes Trink- und Blasentraining hilft Ihnen, sich Gewohnheiten beim Wasserlassen abzugewöhnen, die zur Reizblasenproblematik beitragen oder diese verschlimmern. Solche Gewohnheiten sind z.B. die vorsorgliche Blasenentleerung, weil man einkaufen gehen möchte oder gerade in der Nähe einer Toilette ist. Durch häufige vorsorgliche Blasenentleerung wird der Blasenmuskel geschwächt, und die Blase verliert die Fähigkeit, größere Urinmengen zu speichern. Mit der Zeit meldet sich die Harnblase immer früher mit Harndrang. Ziel des Blasentrainings ist es, der Drangempfindung zu widerstehen und das Wasserlassen hinauszuschieben. Mit einem Trink- und Blasentraining müssen Sie jedoch Geduld haben. Gewöhnlich brauchen Sie Wochen bis Monate, um sichtbare Erfolge

zu erzielen. Zusätzlich zum Blasentraining wird häufig die Einnahme eines Medikamentes verschrieben. Dieser kombinierte Therapieansatz verbessert den Behandlungserfolg.

Wie kann ich meine Blase trainieren?

- Dem ersten Drang nicht nachgeben, zögern Sie das Wasserlassen hinaus.
- Entleeren Sie die Blase regelmäßig zu festgelegten Zeiten, unabhängig vom Dranggefühl und ohne den Harnstrahl zu unterbrechen, z.B. zunächst jede Stunde.
- Vergrößern Sie den Abstand zwischen zwei Blasenentleerungen allmählich, so dass die Blasenkapazität größer wird und ein Dranggefühl nur noch alle zwei bis drei Stunden auftritt.
- Führen Sie zu Beginn ein »Blasenprotokoll«.
- Um zusätzlich den Schließmechanismus Ihrer Blase zu stärken, empfiehlt sich Beckenbodengymnastik.
- Suchen Sie erst die Toilette auf, wenn die Harnmenge schätzungsweise 300 ml beträgt.
- Entleeren Sie die Blase bei jedem Toilettengang vollständig.
- Protokollieren Sie einmal pro Monat mithilfe eines Miktionstagebuches Ihr Trink- und Miktionsverhalten.
- Trinken Sie aus großen Gläsern.
- Trinken Sie innerhalb von 24 Stunden 1 bis 2 Liter. Stellen Sie Ihre Tagesmenge an Flüssigkeit schon morgens gut sichtbar bereit. So können Sie besser kalkulieren, wie es um Ihr Pensum steht.
- Versuchen Sie, am Morgen viel und am Abend wenig zu trinken, um nachts nicht durch Harndrang geweckt zu werden.
- Verzichten Sie auf Kaffee, schwarzen Tee oder Cola, da diese Getränke harntreibend wirken.
- Bedenken Sie, dass sich der Flüssigkeitsbedarf bei Hitze erhöht.

- Ernähren Sie sich ausgewogen und ballaststoffreich (viel Gemüse und Vollkornprodukte). Das ist gesund und hilft, Verstopfungen vorzubeugen.

Wie viel soll ich täglich trinken?

Menschen mit Harninkontinenz neigen dazu, weniger zu trinken, um nicht ständig »rennen« zu müssen. Sie meinen, damit ihre Beschwerden besser in den Griff zu bekommen. Doch das ist ein Trugschluss. Auch wenn es widersinnig klingt: Ausreichend viel trinken hilft! Wer zu wenig trinkt, hat einen konzentrierten Urin, der den Blasenmuskel reizt, so dass es zu weiteren gesundheitlichen Problemen kommen kann. Die Gefahr von Infektionen steigt und Blasensteine können rascher entstehen.

Welche Getränke sollte ich meiden?

Es gibt Getränke, durch die die Blasentätigkeit angeregt wird – so genannte harntreibende Getränke. Dazu gehört u.a. Kaffee. Auch Bier, Cola und manche Teesorten wirken harntreibend. Diese Wirkung mag für manche Krankheiten durchaus sinnvoll sein, bei Harninkontinenz sollten Sie auf diese Getränke jedoch verzichten.

Wird die Harninkontinenz allerdings durch eine Blasenentzündung verursacht, sollten Sie möglichst viel harntreibenden Tee trinken, damit die Blase häufig entleert wird und Bakterien rascher ausgeschieden werden.

Warum soll ich ein Miktionstagebuch führen?

Vielleicht wird Ihr Arzt Ihnen empfehlen, ein Miktionstagebuch zu führen. Sie können dies natürlich auch bereits vor dem ersten Arztbesuch ausprobieren. Darin können Sie minutiös eintragen, an welchem Tag Sie zu welcher Uhrzeit wasserlassen mussten oder Harndrang verspürten. Dort tragen Sie auch

> **HINWEIS**
>
> Am Tag sollten ca. 2,5 Liter Flüssigkeit aus Nahrung und Getränken aufgenommen werden.

die Flüssigkeitsmengen ein, die Sie zu sich nehmen und ausscheiden. Außerdem werden auffällige Beobachtungen wie Harndrang, Schmerzen und Urinverlust ergänzt. Sie sollten alles notieren, was mit der Harnentleerung zu tun hat.

Interessant ist sowohl für Sie als auch für den Arzt, wie viel Urin Sie bei der jeweiligen Harnentleerung ausscheiden. Sie müssen das Volumen natürlich nicht genau beziffern, aber Sie können sicherlich einschätzen, ob es eine große, normale oder geringe Menge war. Achten Sie auch darauf, in welchen Situationen Sie unfreiwillig Harn verlieren. Interessant sind Angaben über die Stärke des Harndrangs und darüber, ob Sie es immer schaffen, die Toilette zu erreichen, wenn Harndrang auftritt. Falls Sie Inkontinenz-Hilfsmittel nutzen, ist es wichtig, wie oft Sie diese wechseln müssen.

Das Miktionstagebuch ist für Sie und Ihren Arzt bei der Diagnose und der Behandlung Ihrer Blasenfunktionsstörung eine wertvolle Hilfe. Sie werden feststellen, dass Sie bei sorgfältiger Führung dieses Protokolls bereits nach wenigen Tagen ein genaues Bild über Ihr Miktionsverhalten besitzen und wahrscheinlich bestimmte immer wiederkehrende Muster erkennen können – beispielsweise die Uhrzeiten, zu denen Sie täglich zur Toilette gehen. Vielleicht stellen Sie auch Gemeinsamkeiten zwischen den Situationen fest, in denen Harndrang oder unfreiwillige Harnentleerung auftreten. All das kann Ihnen bereits helfen, bestimmte Situationen zu

Leben mit Inkontinenz

vermeiden oder zu bestimmten Zeiten vorsorglich zur Toilette zu gehen.

Tipps und Tricks zur richtigen Kleidung

Als oberstes Gebot für die Kleidung von inkontinenten Patienten gilt: sie sollte leicht zu öffnen sein und nicht zu eng sitzen, damit im Bedarfsfall Inkontinenz-Hilfsmittel benutzt werden können. Keine Angst! Sie können auch bei Harninkontinenz modische Kleidung tragen. Oft unterscheiden sich die Kleidungsstücke für Inkontinenz-Patienten nur durch ein paar unauffällige Kleinigkeiten von »normaler« Kleidung. Manche Zubehörteile, wie zusätzliche Reißverschlüsse, können sogar als modische Extravaganz ausgegeben werden.

Als Material eignen sich Stoffe, die möglichst die Feuchtigkeit abweisen, aber auch luftdurchlässig sind. Besonders geeignet sind Baumwollstoffe, jedoch gibt es inzwischen auch Stoffe aus Synthetikfasern, die diese Kriterien erfüllen. Wichtig ist außerdem, dass die Kleidung pflegeleicht und robust ist, da es sich leider nicht immer vermeiden lässt, dass die Kleidungsstücke nass werden.

Vor allem ältere Menschen, die nicht mehr so beweglich sind, müssen die Kleidung unproblematisch öffnen können. Komplizierte Verschlüsse wie Haken sind daher abzulehnen. Am schnellsten und einfachsten sind Reiß- und Klettverschlüsse zu öffnen. Für Frauen, die am liebsten Röcke tragen, bieten sich Wickelröcke an, die sich an der Öffnung auseinanderschlagen lassen. Hosen, die über einen Gummizug verfügen, sind ebenfalls recht praktisch, da sie sich schnell abstreifen lassen. In Hosen können allerdings auch vorn oder hinten Lätze eingenäht werden, die mit Klettverschlüssen am Bund befestigt sind und

heruntergeklappt werden. Der Hosenbund bleibt beim Wasserlassen an seinem Platz, so dass die Hose nicht herunterrutschen kann. Dieses System eignet sich besonders für Personen, die in ihrer Bewegungsfreiheit eingeschränkt sind.

Für Träger von am Bein befestigten Urinauffangbeuteln eignen sich weitgeschnittene Hosen, die entlang der Beine einen Reißverschluss haben. Solche Hosen sind z. B. in Ausrüstungsläden für Wanderer und Bergsteiger in modischen Farben und Formen erhältlich.

Tabuthema Unterwäsche

Normale Unterhosen sind für Patienten mit Harninkontinenz häufig ungeeignet, da sie meist zu klein, zu eng und vor allem zu schwer anzuziehen sind. Für Männer bieten sich Unterhosen mit Eingriff an, weil sie nicht erst mühsam heruntergezogen werden müssen. Unterhosen für Frauen sollten in jedem Fall möglichst weit geschnitten sein. Außerdem sind spezielle Strumpfhosen erhältlich, bei denen im Bereich von Gesäß und Scheide der Stoff ausgespart ist. Zu Inkontinenz-Hilfsmitteln werden von den Herstellern meist passende Unterhosen angeboten, die leicht gewechselt werden können. Spezielle Unterwäsche in diversen Größen und Ausführungen fängt den Harn auf, ohne durchzunässen. Diese ist bei 90 °C waschbar und in Drogerien oder im Fachhandel erhältlich.

Tipps und Tricks für die richtige Toilettenausstattung

Vor allem für ältere Menschen, die in ihrer Bewegungsfreiheit eingeschränkt sind, sowie für Behinderte, die unter Harninkontinenz leiden, ist die Ausstattung der Toilette von großer Bedeutung. Es gibt eine Reihe von Möglichkeiten, die sanitären Einrichtungen alters- oder behindertengerecht auszustatten.

HINWEIS

Als oberste Regel gilt: Die Toilette muss schnell und leicht erreichbar sein, da der Harndrang häufig nur für kurze Zeit unterdrückt werden kann.

Bei der Einrichtung der sanitären Anlagen spielt die Größe des Raumes eine wichtige Rolle. Viele Toiletten sind zu klein, so dass sie keine ausreichende Bewegungsfreiheit bieten, um sich schnell der Kleidung zu entledigen. Eine Toilette sollte immer angenehm temperiert sein, denn Kälte löst Harndrang aus. Das Schlafzimmer des Patienten sollte nicht allzu weit von der Toilette entfernt sein, damit diese auch nachts rasch erreicht werden kann.

Eine ganze Reihe von Hilfsmitteln im sanitären Bereich erleichtert Personen, die in ihrer Bewegungsfreiheit eingeschränkt sind, die Entleerung der Blase und ermöglicht es dem Patienten, auch ohne fremde Hilfe die Toilette aufzusuchen. An der Wand kann beispielsweise ein Stützgriff angebracht werden, der das Hinsetzen und Aufstehen vereinfacht. Demselben Zweck dient eine Gehhilfe, die vor der Toilette angebracht wird. Erhöhte Toilettensitze oder spezielle Aufsätze ermöglichen Patienten die selbstständige Blasenentleerung. Es gibt auch Griffe, die an der Toilette befestigt werden und den Oberkörper des Patienten während des Sitzens stützen. Als Letztes soll noch der Toilettenstuhl erwähnt werden, der beispielsweise nachts ins Zimmer des Patienten gestellt werden kann. Fragen Sie Ihren Arzt nach solchen Hilfsmitteln, lassen Sie sich in Sanitärfachgeschäften beraten und erkundigen Sie sich bei Ihrer Krankenkasse nach den Möglichkeiten der Kostenerstattung.

Behindertentoilettenschlüssel

Seit 1986 gibt es in Deutschland den »Euroschlüssel«, einen einheitlichen Schlüssel für die Behindertentoiletten. 1993 brachte der CBF Darmstadt e. V. die erste Auflage des LOCUS heraus. Diese Broschüre verzeichnet inzwischen ca. 6 700 Toiletten, darunter fast 500 in Österreich, der Schweiz, England und Barcelona. Ein Großteil kann mit dem »Euroschlüssel« geöffnet werden. Der EURO-Toilettenschlüssel wird zentral vom CBF Darmstadt e. V. vertrieben. Es wird darauf geachtet, dass der Schlüssel nur Behinderten ausgehändigt wird, die auf behindertengerechte Toiletten angewiesen sind. Das sind schwer Gehbehinderte, Inkontinente, Rollstuhlfahrer, Stomaträger, Blinde, Schwerbehinderte, die hilfsbedürftig sind und ggf. eine Hilfsperson brauchen; ebenso Betroffene von MS, Morbus Crohn, Colitis ulcerosa und chronischen Blasen- und Darmerkrankungen. Auf jeden Fall erhalten Sie den Schlüssel, wenn Sie das Merkzeichen aG, B, H, BL oder G und mindestens 70 Prozent im Schwerbehindertenausweis haben.

Tipps und Tricks zur Hygiene und Körperpflege

Der Hautpflege sollten Sie bei Inkontinenz besondere Aufmerksamkeit schenken. Denn durch häufigen Kontakt mit Urin wird die Haut stark gereizt. Das häufige Waschen tut ein Übriges. Es kann zu Rötungen, Schwellungen oder Entzündungen kommen. Besonders bei bettlägerigen und pflegebedürftigen Patienten mit Inkontinenz treten bei mangelnder Hygiene leicht offene Druckgeschwüre auf. Die Haut älterer Menschen wird zudem schlechter durchblutet, was sie anfälliger für Infektionen macht. Daher erfordert sie eine intensive Pflege.

Wichtig ist das korrekte Waschen. Gelangt Urin auf die Haut, sollte dieser möglichst

Leben mit Inkontinenz

schnell abgewaschen werden, um Hautreizungen vorzubeugen. Nach Möglichkeit sollte nach jedem Harnverlust eine Reinigung erfolgen. Das Wasser sollte nicht zu warm und die Waschlotion pH-neutral sein. Bei Anfälligkeit auf Pilzinfekte kann dem Wasser etwas Zitronensaft oder Essig zugegeben werden. Nach dem Waschen abtrocknen, ohne zu rubbeln.

Kompliziert ist die Hautpflege im Intimbereich nicht, sie erfordert nur etwas Zeitaufwand. Nicht nur das regelmäßige Waschen ist wichtig; die Haut sollte auch eingerieben werden, um ein Austrocknen zu verhindern. Zur Intimpflege werden daher fetthaltige Emulsionen, Cremes oder Salben verwendet. Diese schützen die Haut vor schädlichen äußeren Einflüssen. Falls die Schleimhäute im Intimbereich dünn, trocken und infektanfällig sind, können auch hormonhaltige Cremes oder Scheidenzäpfchen benutzt werden. In vielen Fällen reicht es schon aus, wenn die Haut nach der Reinigung mit einer Babycreme gepflegt wird. Vor dem Eincremen muss die Haut aber gut abgetrocknet werden, damit die Creme einziehen kann. Verträgt der Patient eine Salbe nicht, sollte evtl. nach Rücksprache mit dem Arzt das Produkt gewechselt werden. Zu erkennen sind allergische Reaktionen z.B. an einer Rötung oder Juckreiz.

Tipps für die richtige Inkontinenzhilfe

Statt kompetenten Rat zu suchen, behilft man sich häufig mit provisorischen Mitteln. Viele nehmen zunächst Damenbinden, die völlig ungeeignet sind, weil sie den Urin nicht richtig aufsaugen und dann unangenehm riechen. Männer schicken ihre Frauen vor oder erzählen dem Apotheker von der Schwiegermutter, für die sie spezielle Inkontinenzvorlagen besorgen müssen. Andere kaufen sich Babywindeln oder legen sich einfach ein paar Lappen in die Hose, in der Hoffnung, dass das schon reichen wird.

Dabei gibt es spezielle Inkontinenzhilfen – je nach Schweregrad der Harninkontinenz –, z.B. Einlagen oder Windelhöschen, die den Urin speichern, trocken halten und eine Geruchsbildung verhindern. Bei minimaler Inkontinenz reicht die Verwendung einer normalen Slipeinlage. Kleine, hochsaugfähige Einlagen sind wesentlich diskreter und verfügen trotz ihrer geringen Größe über ein hohes Aufnahmevolumen. Es gibt aber auch spezielle Einlagen, die den Urin geruchsneutral auffangen. Für Personen mit häufiger auftretendem unfreiwilligem Urinabgang bieten sich saugfähige Inkontinenz-Slips oder Einlagen für die Unterwäsche an. Während die Einlagen entweder direkt in die normale Unterwäsche oder in spezielle elastische Netzhöschen eingelegt werden, wird der Inkontinenz-Slip mit Klebestreifen verschlossen. Der Inkontinenz-Slip, auch als Windelhose bezeichnet, wird meistens nur in schwereren Fällen von Harninkontinenz benutzt.

Vor Geruchsbelästigungen für Ihre Mitmenschen brauchen Sie sich bei all diesen Systemen nicht zu fürchten. Die Saugschicht ist so aufgebaut, dass sie den Urin schnell aufnimmt und die Haut trocken bleibt. Ob Slipeinlage oder Windelhöschen – im Aufbau ähneln sich alle Produkte. Am wichtigsten ist der Saugkern aus Zellstoff und fein verteiltem Superabsorber-Granulat. Es kann nicht nur das 50-fache seines eigenen Gewichts an Urin aufnehmen, es bindet auch den Geruch. Über dem Saugkern liegt ein schnell trocknendes Vlies. Für die Rückseite wird luftdurchlässiges, textilartiges Material verwendet, das hautfreundlich ist und das Schwitzen im Einlagenbereich vermindert.

Natürlich müssen die Einlagen oder Slips regelmäßig gewechselt werden, dies ist jedoch nicht nach jedem unfreiwilligen Urinabgang nötig. Sie sollten allerdings darauf achten, kein zu großes Inkontinenz-Hilfsmittel zu wählen. Denn dann kann es passieren, dass Sie es zu selten wechseln, Ihre Haut Schäden davonträgt und sich die Gefahr von Infektionen erhöht. Da die Hilfsmittel für den Einmalgebrauch bestimmt sind, müssen sie nach der Verwendung in den Hausmüll entsorgt werden.

Was ist bei der Wahl des Inkontinenz-Hilfsmittels zu beachten?

Treffen Sie die Auswahl des für Sie geeigneten Hilfsmittels in jedem Fall in Absprache mit Ihrem Arzt. Er wird die Vor- und Nachteile der einzelnen Hilfen mit Ihnen besprechen, so dass Sie das für Sie richtige Hilfsmittel wählen können. Natürlich sollten Sie den Arzt auch über Ihre Vorlieben und Abneigungen informieren und ihm mitteilen, wie Sie Ihr Leben gestalten. Wenn Sie körperlich aktiv sind, einem Beruf nachgehen oder Sport treiben wollen, spielt dies bei der Entscheidung für eine Inkontinenzhilfe eine große Rolle. Vielleicht lehnen Sie bestimmte Hilfsmittel auch von vornherein ab, weil sie Ihnen unangenehm erscheinen. Bei den zahlreichen Auswahlmöglichkeiten gibt es auch für Sie eine geeignete Inkontinenzhilfe.

> Generell unterteilt man Inkontinenz-Versorgungen in
> ▪ aufsaugende Materialien,
> ▪ ableitende Systeme,
> ▪ instrumentelle Harnableitungen.

Sie haben natürlich auch die Möglichkeit, bestimmte Inkontinenz-Hilfen einfach einmal auszuprobieren. Häufig haben Ärzte oder Sanitätshäuser Muster, oder Sie können sich diese direkt von den Herstellern schicken lassen, um die Hilfsmittel zu testen. Vielleicht sagt Ihnen eine Hilfe dann am Ende doch zu, obwohl Sie sie vorher gefühlsmäßig abgelehnt haben. Lassen Sie sich auch nicht von einer zunächst schwierig erscheinenden Handhabung abschrecken. Vieles ist nach kurzer Anleitung problemlos erlern- und anwendbar.

Kriterien für die Auswahl der Inkontinenz-Hilfsmittel

▪ Wie viel Sicherheit soll gegeben werden?
▪ Welche Inkontinenzart (Harn- und/oder Stuhlinkontinenz) liegt vor?
▪ Welche Menge und welche Beschaffenheit hat die Ausscheidung?
▪ Wann tritt die Inkontinenz auf (z. B. nur in der Nacht)?
▪ Wie ist die Mobilität des Betroffenen?
▪ Ist der Betroffene aufgrund seiner geistigen und körperlichen Verfassung in der Lage, die Inkontinenz-Versorgung selbst vorzunehmen?
▪ Wie ist die Hautbeschaffenheit des Betroffenen?

Anforderungen an die Inkontinenz-Versorgung

Das Hilfsmittel sollte
▪ der Form und dem Grad der Inkontinenz angepasst sein,
▪ die Therapie unterstützen,
▪ geräuscharm und optisch unauffällig sein,
▪ aus hautfreundlichem Material bestehen,
▪ Ausscheidungen möglichst sicher aufnehmen und dicht gegen Gerüche sein,
▪ einfach in der Handhabung sein, damit sich der Betroffene möglichst selbst versorgen kann.

Leben mit Inkontinenz

Welches Inkontinenz-Hilfsmittel verleiht mir beim Sport Sicherheit?

Es gibt Hilfsmittel, die den Urin noch in der Blase oder Harnröhre stoppen. So kann bei leichteren Formen der Stressinkontinenz ein Tampon aus Schaumstoff hilfreich sein. Die Frau führt diesen – wie einen normalen Tampon – selbst in die Scheide ein. Der Tampon hebt die Harnröhre und Blase nach oben und verhindert so, dass etwa beim Husten oder bei starker Anstrengung Urin abgeht. Doch sollte er nur zeitweise, bei starker Belastung des Beckenbodens – wie Wandern, Joggen und Tennisspielen –, getragen werden. Bei dauerhafter Anwendung trocknet die Scheide sehr stark aus.

Wann eignet sich ein Pessar als Inkontinenz-Hilfsmittel?

Für ältere Frauen mit ausgeprägter Senkung der Gebärmutter, die sich nicht mehr operieren lassen wollen, ist ein Pessar geeignet. Ebenso bei Frauen mit leichtem Harnverlust aufgrund einer schwachen Beckenbodenmuskulatur. Das Pessar ist in Form eines Ringes, Würfels (Ring- oder Würfelpessar) oder flügelförmigen Tampons erhältlich, das in die Scheide einführt wird – wie ein Tampon. Es stützt die Harnröhre, hebt den Beckenboden an und verhindert so, dass die Gebärmutter auf die Blase und die Harnröhre drückt. Das Ringpessar lässt sich eigenständig einsetzen. Schalen- und Würfelpessare müssen vom Arzt viermal im Jahr gewechselt werden. Wichtig ist bei allen Pessaren, dass sie richtig passen. Andernfalls kommt es leicht zu Druckstellen und Infektionen.

Wann eignet sich eine Krankenunterlage als Inkontinenz-Hilfsmittel?

Die Krankenunterlage, die ins Bett gelegt wird und den Harn dort auffängt, wird als alleiniges Inkontinenz-Hilfsmittel nur verwendet, wenn körpernahe Einlagen und Slips aufgrund von Hautproblemen nicht getragen werden können.

Was ist ein Penisring?

Für Männer, die unter Harnverlust leiden, gibt es die Möglichkeit eines Penisringes. Dies ist ein weicher Ring, der gegen die Bauchwand um den Penis angebracht wird und so den Harnverlust stoppt. Beim Wasserlösen sollte dieser abgenommen und nachher wieder angelegt werden. Ob ein Penisring sinnvoll ist, sollte mit dem Urologen abgeklärt werden, da es zu Druckgeschwüren und schlimmstenfalls Nekrosen kommen kann.

Wie funktioniert ein Harnröhrenstöpsel?

Frauen können nach vorheriger Anleitung einen Harnröhrenstöpsel (Urethral plug) in die Harnröhre einführen, der diese sicher verschließt und Harnverlust verhindert. Die Plugs sollten jedoch nicht nachts getragen werden und erfordern bei regelmäßiger Anwendung eine Verlaufskontrolle beim Arzt. Harnröhren-Plugs dienen auch der passiven Unterstützung des Beckenbodentrainings und Stimulation im Beckenbodenbereich.

Wie werden Auffangsysteme für Urin eingesetzt?

Bei Männern sind unter den Urin-Auffangsystemen vor allem die Kondomurinale beliebt. Diese werden über den Penis gestreift und mit einem Klebestreifen befestigt. Auslaufender Urin wird über einen Ablaufschlauch in einen Auffangbeutel weitergeleitet, der unauffällig, beispielsweise mit einer Manschette am Bein oder am Bett, befestigt wird. Das Kondom sollte alle 24 Stunden gewechselt werden, der Beutel kann ausgeleert und daher einige Tage benutzt werden. Die Ablaufschläuche sind meistens etwas starr, so dass ein Abknicken und damit ein Harnstau verhindert werden. Kondome oder Auffangbeutel sind mit einer Rückflusssperre versehen, die den Rücklauf von Urin unmöglich machen.

Auch für Frauen existiert ein Auffangsystem. Es besteht aus einem weichen Kunststoffeinsatz, der in die Scheide eingeführt wird und genau das Harnröhrenende abdeckt. Der Urin wird am Ende der Harnröhre aufgefangen und durch einen Schlauch in einen Sammelbeutel geleitet. Patientinnen berichten jedoch immer wieder über ein Fremdkörpergefühl. Viele Experten raten von diesem Hilfsmittel ab.

Kleine und größere Urinale gibt es in allen möglichen Arten. Gewöhnlich handelt es sich um eine Flasche. Bei Frauen muss auf den Flaschenhals eine der weiblichen Anatomie angepasste Erweiterung angebracht sein. Es gibt aber auch Flaschen, die von vornherein auf die Bedürfnisse von Frauen ausgerichtet sind. So gibt es ein Urinal, das aus einem dem weiblichen Körper angepassten Plastikring besteht, der vorne mit einem Griff ausgestattet ist. Über den Ring wird ein Plastikbeutel mit einer elastischen Öffnung gezogen, in den dann uriniert wird. Anschließend wird der Beutel abgenommen, wasserdicht verschlossen und an einem geeigneten Ort entleert. Der große Vorteil ist, dass dieses Urinal in jede Handtasche passt.

In Sanitätsgeschäften gibt es inzwischen für unterwegs auch so genannte Uri-Bags (faltbare Urinale) für Frauen und Männer, die beispielsweise im Stau echten Stress ersparen.

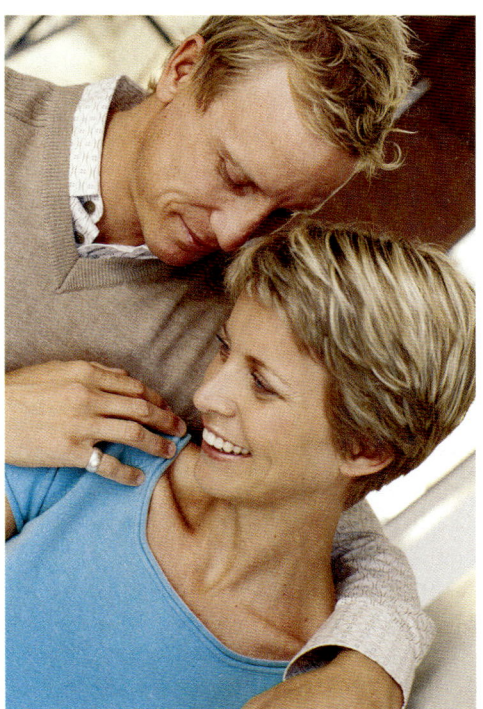

Tipps und Tricks zum Verhalten im Beruf und am Arbeitsplatz

Ist die Ausübung des Berufs weiter möglich?

Prinzipiell ja. Es kommt jedoch immer darauf an, welche Ursache die Harninkontinenz hat, wie schwer sie ist und welcher Beruf ausgeübt wird. Zum Beispiel sollten Frauen, die unter einer Stressinkontinenz leiden, keine Tätigkeiten verrichten, die mit schwerem Heben und Tragen verbunden sind. Liegt die Ursache der Inkontinenz in einer schwerwiegenden Erkrankung oder Behinderung, muss jeweils im Einzelfall gemeinsam mit dem Arzt überlegt werden, ob eine weitere Ausübung des Berufs noch möglich ist.

Was mache ich, wenn am Arbeitsplatz die sanitären Einrichtungen nur unzureichend sind?

Es gibt viele Berufe, bei denen Toiletten nicht jederzeit und im gewünschten Zustand verfügbar sind, z. B. in Bauberufen oder im Außendienst. Sie müssen dann gemeinsam mit dem Arzt entscheiden, ob Sie Ihren Beruf dennoch weiterhin ausüben können und wollen. Bei nur geringer Harninkontinenz werden Sie sich mit solchen Situationen vielleicht abfinden können, bei schwerer Harninkontinenz wird die Sache komplizierter. Wenn Sie ein

Leben mit Inkontinenz

geeignetes Inkontinenz-Hilfsmittel auswählen, wird aber dennoch in vielen Fällen eine weitere Berufsausübung möglich sein.

Wie schaffe ich es, dass keiner meine Harninkontinenz bemerkt?

Tragen Sie Kleidung, die Sie schnell ausziehen können, ohne umständliche oder schwer erreichbare Verschlüsse und Knöpfe. Entscheiden Sie sich außerdem für luftdurchlässige und pflegeleichte Kleidung.

Wenn die Notwendigkeit besteht, Inkontinenz-Einlagen oder -Slips zu tragen, kann es am Arbeitsplatz ein wenig problematisch werden, diese zu wechseln und zu entsorgen. Notfalls nehmen Sie Plastiktüten oder luftdicht verschließbare Plastikbehälter mit, die Sie in Ihre Tasche packen können. Wenn Sie Ihre Tasche nun mit auf die Toilette nehmen, können Sie in aller Ruhe und ohne dass es jemand merkt, die Inkontinenz-Hilfsmittel wechseln, in die Plastiktüte oder den Plastikbehälter packen, mit nach Hause nehmen und dort wegwerfen.

Soll ich mit den Kollegen oder Vorgesetzten über die Inkontinenz sprechen?

Gerade der Arbeitsplatz ist für Menschen mit überaktiver Blase ein besonders heikler Bereich. Hier verbringt man die meiste Zeit – daher ist die Möglichkeit besonders groß, dass andere etwas mitbekommen. Vertraut man sich daher besser gleich seinen Kollegen und Vorgesetzten an, um von vornherein peinliche Situationen zu vermeiden? Oder läuft man Gefahr, sich durch allzu große Offenheit Karrierechancen zu verbauen? Auch jemand, der eine gehobene Stellung in einem Betrieb innehat, wird sicherlich nur ungern über die Harninkontinenz sprechen wollen.

Wie offen Sie mit Ihrer überaktiven Blase umgehen, hängt natürlich in erster Linie von

> **HINWEIS**
>
> Es gibt vieles zu bedenken, bevor Sie sich auf der Arbeitsstelle jemandem anvertrauen. Überlegen Sie es sich also gut. Eine eindeutige Antwort auf diese Fragen gibt es nicht.

Ihrem Verhältnis zu Ihren Kollegen ab. In einer freundschaftlichen Atmosphäre lässt sich leichter darüber sprechen als in einer ohnehin schon angespannten. Wenn Sie sich nicht sicher sind, wie Ihre Kollegen reagieren, sollten Sie das Gespräch erst suchen, wenn es sich nicht mehr vermeiden lässt. Wenn Sie sich entschließen, Ihre Kollegen einzuweihen, suchen Sie das offene, klare Gespräch. Je unverkrampfter Sie selbst das Thema angehen, desto überzeugender werden Sie am Arbeitsplatz vermitteln können, dass Ihre überaktive Blase Ihre Leistungsfähigkeit nicht beeinträchtigt.

Die meisten Menschen, die von Ihrer Harninkontinenz erfahren, werden sicherlich Verständnis für Ihre Situation aufbringen. Sie werden wahrscheinlich verwundert sein, dass Sie den Mut aufbringen, über Ihr Problem zu reden. Wenn Ihre Kollegen trotzdem anders reagieren, sie sich von Ihnen abwenden oder es Ihnen nur noch bedingt zutrauen, die bisher erledigte Arbeit zu bewältigen, sollten Sie in jedem Fall noch einmal das Gespräch suchen und nach den Gründen fragen. Vielleicht erfahren Sie dann, warum Ihre Kollegen so reagieren.

Kann ich bei Harninkontinenz Sport treiben?

Körperliche Bewegung ist nicht nur möglich, sondern bei manchen Inkontinenz-Formen sogar erwünscht, um beispielsweise die Beckenbodenmuskulatur zu stärken. Sie sollten bei Stressinkontinenz jedoch auf Sportarten verzichten, die den Beckenboden zu sehr belasten.

Welche Sportarten sind geeignet?

Sie sollten bei Stressinkontinenz Sportarten ausüben, bei denen der Beckenboden entlastet, am besten sogar gestärkt wird. Neben einigen Formen der Gymnastik und Yoga ist dies Radfahren, Schwimmen, (Nordic) Walking oder Wandern. Sportarten wie Hüpfen, Springen und schnelle Drehungen sollten Sie meiden! Ungünstig sind beispielsweise Ballsportarten, Aerobic oder Karate. Auch Jogging gilt als ungeeignet.

Versuchen Sie – wenn möglich – auch in Ihrem Alltag mehr Bewegung zu bringen. Nehmen Sie lieber die Treppe statt den Aufzug. Lassen Sie Ihr Auto öfter in der Garage stehen und fahren Sie mit dem Fahrrad. Machen Sie einen abendlichen Spaziergang zu einer lieben Gewohnheit. Jeder kleine Schritt ist wichtig! Schon 5 Minuten zügiges Spazierengehen am Tag aktiviert Ihren Organismus.

Kann ich bei Harninkontinenz zum Schwimmen?

Besonders Schwimmen ist ein geeigneter Sport. Aber vielleicht wagen Sie es nicht, schwimmen zu gehen, weil sie dabei unfreiwilligen Urinabgang befürchten und im Wasser keine aufsaugenden Hilfsmittel einsetzen können. Doch auch für diesen Zweck stehen Hilfen zur Verfügung. Beispielsweise können Männer zum Schwimmen einen Penisring anlegen. Frauen können einen Harnröhrenstöpsel oder ein Tampon aus Schaumstoff in die Harnröhre einführen, der diese sicher verschließt und Harnverlust verhindert.

Kann ich bei Harninkontinenz ins Theater, Kino und Konzert?

Selbstverständlich! Es gibt nichts, was dagegen spricht. Sie sollten nur darauf achten, dass Sie ein Inkontinenz-Hilfsmittel wählen, das saugstark genug ist. Falls Sie dennoch Angst vor Urinverlust haben, können Sie es auch so einrichten, dass Sie kurz vor dem Ausgehen noch einmal zur Toilette gehen und unterwegs nichts trinken. Aber bitte versagen Sie es sich nicht, etwas zu trinken, wenn Sie Durst haben!

Kann ich bei Harninkontinenz in Urlaub fahren?

Viele Patienten mit überaktiver Blase befürchten, dass sie nie wieder in Urlaub fahren könnten. Eine absolut falsche Vorstellung. Natürlich können Sie in Urlaub fahren. Wenn von medizinischer Seite nichts dagegen spricht, sind Ihrer Reiselust im In- und Ausland keine Grenzen gesetzt. Sie müssen Ihren Urlaub nur sorgfältiger planen als vorher und – falls Sie unter einer weiteren Behinderung leiden – natürlich darauf achten, dass Sie an Ihrem Urlaubsort geeignete Bedingungen vorfinden.

TIPP

- Teilen Sie sich das Trinken den Tag über sinnvoll ein. Trinken Sie vor dem Ausgehen weniger, danach aber umso mehr.
- Suchen Sie sich Plätze am Rand, falls Sie während der Vorstellung raus müssen.
- Benutzen Sie ein Hilfsmittel, wenn Sie sich damit sicherer fühlen.

Leben mit Inkontinenz

Was muss ich im Urlaub beachten?

Informieren Sie sich über den Hygienestandard Ihres Urlaubslandes. Wenn Sie häufig die Toilette aufsuchen müssen, sollten Sie ein Land mit einem guten Standard wählen.

Sichern Sie bei Ihrer Reiseplanung ab, dass Sie auch unterwegs schnell und problemlos eine Toilette erreichen können. Planen Sie längere Autofahrten mit Karten, auf denen Raststätten verzeichnet sind. Reservieren Sie auf Flugreisen Plätze in der Nähe der Bordtoilette oder am Gang. Achten Sie bei Busreisen darauf, dass es eine Toilette gibt.

Erkundigen Sie sich vorher, z.B. bei Ihrer Apotheke oder bei der Gesellschaft für Inkontinenzhilfe, ob Sie in Ihrem Urlaubsland die von Ihnen verwendeten Inkontinenz-Hilfsmittel problemlos erhalten können. Ist dies nicht der Fall, nehmen Sie genügend Hilfsmittel mit in den Urlaub. Falls Sie besondere Pflegemittel, z.B. für die Haut, benutzen, packen Sie diese ebenfalls ein. Wenn Sie Medikamente nehmen, lassen Sie sich rechtzeitig von Ihrem Arzt eine ausreichende Menge für die Reise verschreiben. Vergessen Sie auch Ihre allgemeine Reiseapotheke nicht. Mit entzündungshemmenden Medikamenten, Pflastern, Arzneien gegen Übelkeit und Durchfall, Mücken- und Sonnenschutz sind Sie gegen unliebsame Überraschungen gut gewappnet.

Dauert die Anreise zu Ihrem Urlaubsort länger, können Sie für unterwegs auch Einmal-Waschlappen oder feuchte Hygienetücher mitnehmen. In Ihrem Handgepäck sollten auf alle Fälle Slip-Einlagen, Ersatz-Unterwäsche und Einmal-Waschlappen greifbar sein. Sie werden sich so sicherer fühlen, auch wenn Sie das Hilfsmittel gar nicht brauchen.

Trinken Sie ausreichend! Versuchen Sie nicht, Ihre Flüssigkeitszufuhr einzuschränken, um weniger häufig auf die Toilette zu müssen. Gerade in warmen Ländern brauchen Sie mehr Flüssigkeit. Es können sonst Kreislaufprobleme drohen. Dies gilt umso mehr, wenn Sie im Urlaub körperlich aktiv sind.

Kleiden Sie sich auch im Urlaub angemessen. So verhindern Sie zusätzliche Komplikationen durch Erkältungen oder Blasenentzündungen.

Was muss ich bei meiner Ernährung beachten?

Achten Sie auf eine gesunde, ballaststoffreiche Ernährung. Nehmen Sie ausreichend Flüssigkeit zu sich. Reduzieren Sie möglichst harntreibende Getränke wie Kaffee, schwarzen Tee, Limonade und Alkohol. Verzichten Sie auf das Rauchen. Nikotin kann die Blasenmuskulatur zusätzlich negativ beeinflussen. Ein Grund für Belastungsinkontinenz kann auch Übergewicht sein.

Vitamine

Achten Sie darauf, dass Ihre Ernährung ausreichend Vitamine enthält. Obwohl es jede Menge Vitaminpräparate zu kaufen gibt, werden Vitamine vom Körper besser aufgenommen und verwertet, wenn sie Teil der täglichen Nahrung sind. Wichtig für ein gutes Funktionieren des Harnsystems sind folgende Vitamine:

- **Vitamin C** (Asorbinsäure) hilft beim Aufbau von Kollagen, dem elastischen Stützgewebe. Es ist genau das, was der Beckenboden braucht. Außerdem hilft es dem Körper, Eisen zu verwerten. Die benötigte Tagesmenge beträgt 60 mg. Vitamin C ist in frischem Obst enthalten, besonders in schwarzen Johannisbeeren und Zitrusfrüchten, in Salat und kurz gekochtem Gemüse wie Spinat, Brokkoli und Rosenkohl.

- Ein Mangel an **Folsäure** kann zu Blutarmut führen, die sich in Müdigkeit und Konzentrationsschwierigkeiten äußert. Folsäure kann aus Leber, Orangen, Blattsalat sowie Brokkoli, Wirsing und Stangenbohnen aufgenommen werden. Das Gemüse darf allerdings nicht zu lange gekocht werden, da die Folsäure sonst zerstört wird.
- **Vitamin B12** kommt in keiner Pflanze vor. Alle tierischen Produkte enthalten Vitamin B12, am höchsten ist die Konzentration in Leber, Fleisch und Geflügel. Vegetarier nehmen es mit Eiern, Milch und Käse zu sich. Eine mangelnde Versorgung von Vitamin B12 schädigt das Blut und das Nervensystem.
- **Vitamin E** ist das wichtigste Antioxidans, von dem alle Zellen des Körpers profitieren. Besonders reichlich vorhanden ist es in pflanzlichen Ölen, vor allem in Weizenkeimöl, aber auch in Nüssen und Sprossen, Vollkornmüsli, Butter und Eiern.
- **Vitamin D** (»Sonnenscheinvitamin«) wird von den Hautfetten durch die Einwirkung ultravioletter Strahlen hergestellt. In den Wechseljahren hilft es (zusammen mit Kalzium) Osteoporose zu verhindern. Vitamin D wird nur zu einem geringen Teil über die Nahrung aufgenommen. Spuren findet man in Fischölen wie in Sardinen, Thunfisch und Lachs.

Mineralstoffe

Nur zwei Mineralstoffe sind von besonderer Bedeutung:

- **Kalzium** sorgt für die Gesundheit der Knochen. Es kommt in Milchprodukten und Sardinen vor. Wenn in den Wechseljahren der Östrogengehalt im Blut abnimmt, wird vermehrt Kalzium mit dem Urin ausgeschieden. Auch Medikamente mit Steroiden führen zu einer Reduzierung des Kalziums. Da 70 Prozent des aufgenommenen Kalziums durch den Darm wieder ausgeschieden werden, muss von den entsprechenden Nahrungsmitteln viel gegessen bzw. getrunken werden.
- **Eisen** nimmt eine Schlüsselstellung bei der Sauerstoffversorgung der Körperzellen durch den Blutfarbstoff Hämoglobin ein. Die häufigste Form der Anämie (Blutarmut), unter der meist Frauen leiden, beruht auf einem Eisenmangel. Eisenmangel hat zwar keine direkte Auswirkung auf die Harninkontinenz, doch es schwächt die Muskeln, insbesondere die des Bauchraumes. Dies kann eine Harninkontinenz begünstigen.
  Die wichtigsten Eisenlieferanten sind Fleisch und Leber. Mit großem Abstand folgen Haferflocken, Vollkornprodukte, Gemüse, Hülsenfrüchte, Wasserkresse, getrocknete Feigen, Sardinen und Schokolade.

Zahlt die Krankenkasse Inkontinenz-Hilfsmittel?

Grundsätzlich haben Versicherte Anspruch auf Hilfsmittel, wenn diese dazu dienen, den Erfolg der Krankenbehandlung zu sichern, einer drohenden Behinderung vorzubeugen oder eine Behinderung auszugleichen (Sozialgesetzbuch Fünftes Buch).

Welche Hilfsmittel werden problemlos von den Krankenkassen erstattet?

Meist gibt es keine Probleme bei der Kostenerstattung von Hilfsmitteln wie Kathetern und Urinsammelbeuteln, bei Pessaren und dem Harnröhrenstöpsel. Auch Kondomurinale werden meist ohne weitere Probleme ersetzt. Der Arzt muss Ihnen diese Hilfsmittel allerdings verschrieben haben. Aus der Verordnung muss hervorgehen, dass das Inkontinenz-Hilfsmittel im Rahmen der Behandlung einer Erkrankung notwendig ist. Dabei spielt es keine Rolle, ob sich der Betroffene in häuslicher Umgebung aufhält oder in einem Alten- und Pflegeheim

Leben mit Inkontinenz

untergebracht ist. Inkontinenz selbst wird nicht als Erkrankung angesehen.

Folgende Indikationsbereiche kann der Arzt angeben:

- Wegen Inkontinenz zur Ermöglichung der Teilnahme am gesellschaftlichen Leben.
- Wegen Inkontinenz im Zusammenhang mit der Behandlung eines Dekubitus.
- Wegen Inkontinenz zur Prävention von Hauterkrankungen bei MS oder bei einer anderen schweren Funktionsstörung.
- Wegen Inkontinenz zur Vermeidung und Verminderung von Pflegebedürftigkeit bei MS oder bei einer anderen schweren Funktionsstörung.

Wie sieht es mit der Kostenerstattung für aufsaugende Hilfsmittel aus?

Hier ist die Sachlage etwas komplizierter. Die gesetzlichen Krankenkassen sehen die aufsaugenden Inkontinenz-Hilfsmittel als Gebrauchsgegenstände des täglichen Lebens an, die nicht erstattungsfähig sind. Allerdings gibt es auch Ausnahmen. Die Krankenkassen akzeptieren in der Regel eine Kostenerstattung, wenn die Hilfsmittel aufgrund von Hauterkrankungen, wie Wundliegen oder

Achtung:

Hilfsmittel dürfen nicht mit Heilmitteln verwechselt werden! Heilmittel sind persönlich erbrachte medizinische Leistungen (insbesondere Leistungen der Physio-, Sprach- und Beschäftigungstherapie).

Entzündungen, eingesetzt werden. Auch bei schweren Behinderungen, bei denen ohne den Einsatz dieser Hilfsmittel Hauterkrankungen zu befürchten wären (z.B. bei Lähmungen), werden die Kosten normalerweise ersetzt. Als dritte und letzte Möglichkeit erstatten die Kassen meist die Kosten, wenn die Mittel eingesetzt werden müssen, damit der Betroffene am sozialen Leben teilnehmen kann.

Sie sehen, eine Kostenerstattung ist durchaus möglich, denn in den meisten Fällen wird einer der drei Punkte zutreffen. Sie sollten sich also nicht allzu leicht von Ihrer Krankenkasse mit dem Argument abspeisen lassen, die Hilfsmittel seien Gebrauchsgegenstände und daher nicht erstattungsfähig. Sprechen Sie auch mit Ihrem Arzt über die Erstattungsmöglichkeiten.

Wie hoch ist die Zuzahlung für Inkontinenz-Hilfsmittel?

Auch wenn die Krankenkassen den Hauptteil der Kosten übernehmen, müssen sich die gesetzlich Versicherten bei jedem Hilfsmittelrezept mit einer Zuzahlung beteiligen, sofern sie davon nicht befreit sind. Dabei gilt für Hilfsmittel, die zum Verbrauch bestimmt sind (wie Inkontinenzhilfen) eine besondere Regelung. Erkundigen Sie sich bei Ihrer Krankenkasse!

Inkontinenz-Hilfsmittel sind als außergewöhnliche Belastung auch steuerlich absetzbar. Voraussetzung ist allerdings auch hier, dass das Hilfsmittel vom Arzt verordnet wurde.

Sexuelle Funktionsstörungen – Tabuthema Sexualität

Durch eine chronische Erkrankung ändert sich oftmals die Einstellung zum eigenen Körper. Bei jedem ist eine positive Haltung gegenüber dem eigenen Körper und damit ein ausgeglichenes Selbstwertgefühl ein wichtiger Faktor für ein entspanntes und glückliches Sexualleben. Eine glückliche und ausgefüllte Partnerschaft schenkt Kraft und Energie – und hilft, besonders schwere Zeiten zu überstehen. Dabei ist eine erfüllte Sexualität für Inkontinenz-Betroffene genauso wie für gesunde Menschen ein grundlegendes Bedürfnis. Doch leider wirkt sich die Inkontinenz häufig auf das Liebesleben aus und kann zu Sexualstörungen führen. Diese stellen dann nicht nur ein individuelles Problem des Betroffenen dar, vielmehr entwickeln sich hieraus immer wieder erhebliche Partnerschaftskonflikte. Daher ist es wichtig, den Dingen ins Auge zu sehen und die Problemlösung aktiv anzupacken.

> **HINWEIS**
>
> Sexuelle Funktionsstörungen treten häufig gleichzeitig mit Störungen der Blasenfunktion auf.

Bei Blasenfunktionsstörungen kann es zu – für die Betroffenen peinlicher – Inkontinenz kommen. Die Angst, während des Geschlechtsverkehrs die Kontrolle über Blase und Darm zu verlieren, belastet und hemmt viele, diesen ungestört zu genießen. Deshalb ist ein wenig Planung erforderlich. Vielleicht hilft es schon, eine Stunde vor dem Sex ganz wenig oder nichts mehr zu trinken. Auch die Einnahme verordneter Medikamente kann (in Absprache mit dem Arzt) darauf abgestimmt werden.

Ist Sex bei Harninkontinenz überhaupt möglich?

Selbstverständlich! Wichtig ist jedoch, dass Sie mit Ihrem Partner über Ihre Befürchtungen und Ängste, die bei Harninkontinenz gerade im Hinblick auf die Sexualität vorhanden sind, sprechen. Es sollte kein Problem sein, vor und nach dem Geschlechtsverkehr bestimmte Vorkehrungen zu treffen, um eine befriedigende Sexualität zu ermöglichen.

Wie bereitet man sich bei Harninkontinenz auf den Geschlechtsverkehr vor?

Ist die Inkontinenz nur leicht ausgeprägt, können Männer auf Kondome zurückgreifen, die neben dem Sperma auch möglicherweise austretende Urintropfen auffangen. Für Frauen gibt es solch ein Mittel zwar nicht, andererseits ist es unwahrscheinlich, dass es gerade während des Geschlechtsverkehrs zu unfreiwilligem Urinabgang kommt. Zudem sollten Sie vor dem Sex Ihre Blase entleeren und eine Stunde zuvor nichts trinken.

Menschen mit starker oder schwerer Harninkontinenz können außerdem eine Inkontinenz-Unterlage für das Bett benutzen und Handtücher zurechtlegen. In diesen Fällen muss der Partner jedoch genau über das Problem Bescheid wissen.

Was tun, wenn doch etwas Urin abgeht?

Machen Sie sich keine Sorgen. Zu Infektionen kommt es durch die Berührung mit Urin nur in den allerseltensten Fällen. Beide Partner sollten nach dem Verkehr jedoch in jedem Fall ihre Blase entleeren, den Intimbereich gründlich reinigen und einige Gläser Flüs-

Exkurs

Sexuelle Störungen treten zudem im Verlauf einer **Multiplen Sklerose** bei bis zu 80 Prozent aller Betroffenen auf, zu Beginn allerdings deutlich seltener. Männer sind häufiger betroffen als Frauen.

So leiden viele der MS-Erkrankten unter sexueller Unlust, einem gestörten Gefühlsempfinden, Erektions- und Ejakulationsstörungen oder auch einem fehlenden Orgasmus. Diese Beschwerden sind auf Empfindungsstörungen in der Genitalregion, die eine passende sensorische Stimulation verhindern, zurückzuführen. Ursache kann aber auch eine Unterbrechung der Reflexbögen sein, die die Erektion bewirken. Primäre Sexualstörungen sind Symptome, die direkt durch die pathologischen Vorgänge bei MS hervorgerufen werden. Als sekundäre Sexualstörungen werden diejenigen bezeichnet, die als Folge anderer MS-Symptome auftreten, während die nachrangigen durch die vielfältigen psychischen Reaktionen auf die Erkrankung zustande kommen.

MS-betroffene Frauen klagen oft über eine verminderte Libido sowie Störungen der Orgasmusfähigkeit, z. B. aufgrund herabgesetzter Sensibilität im Genitalbereich oder Schmerzen beim Verkehr. Auch Überempfindlichkeiten von Vagina und Klitoris oder eine trockene Vagina, die beim Geschlechtsverkehr Missempfindungen oder Schmerzen auslösen, treten bei betroffenen Frauen häufig auf. Männer leiden meist an einer erektilen Dysfunktion oder an einer zu frühen oder fehlenden Ejakulation. Zudem erschweren motorische Defizite (Spastik, Paresen) den Sexualverkehr. Die Fatique kann zudem ein vermindertes Lustempfinden oder eine frühzeitige Ermüdbarkeit bewirken.

Die erektile Impotenz des Mannes kann verhältnismäßig gut medikamentös beeinflusst werden. Zur Behandlung wird vor allem Sildenafil, Vardenafil und Tadalafil eingesetzt. Bekannte Kontraindikationen mit möglichen lebensbedrohlichen Komplikationen sind eine vorbestehende koronare Herzkrankheit, frische Herz- und Hirninfarkte sowie eine Vormedikation mit Nitraten oder Molsidomin. Es besteht auch die Möglichkeit der Anwendung von Hormonpräparaten in Form von östrogenhaltigen Salben wie Tibolon.

Eine verzögerte oder fehlende Libido dagegen ist bei Frauen und Männern schwerer zu behandeln. Chemische Substanzen, außer Antidepressiva bei nachgewiesener Depression, sind hier nicht wirksam.

sigkeit trinken, um etwaige Bakterien hinaus zu spülen. Viel problematischer als die Reinigung kann die Scham für den von Harninkontinenz Betroffenen sein. Hier helfen nur ein klärendes, behutsames Gespräch zwischen den beiden Partnern und jede Menge Verständnis für das Problem.

Besteht ein Risiko einer Harnweginfektion beim Geschlechtsverkehr mit einem inkontinenten Partner?

Die Übertragung eines Harnweginfektes auf den Partner ist nur theoretisch möglich. Praktisch wird dies bei einem gesunden Menschen kaum vorkommen, da Harnweginfekte meist durch Keime aus der eigenen Analregion ausgelöst werden. (Das gilt natürlich nicht für sexuell übertragbare Erkrankungen, wie die Gonorrhö, die auch Symptome im Harntrakt hervorrufen können.)

Viele Frauen, auch viele gesunde Frauen, leiden unter Harnweginfekten nach dem Geschlechtsverkehr, was die Freude an der sexuellen Betätigung schmälern kann. Diese Harnweginfekte entstehen durch das Hinaufmassieren von Keimen aus der Analregion in die kurze Harnröhre der Frau. Das geschieht umso öfter, je häufiger der sexuelle Kontakt stattfindet (»Flitterwochen-Blasenentzündung«). Wenn Ihnen dies schon mehrfach passiert ist, sollten Sie vor jedem Verkehr die Schamregion mit einem Waschlappen reinigen und auch Ihren Partner bitten, dies zu tun. Nach dem Geschlechtsverkehr sollten Sie Ihre Blase entleeren, damit schwemmen Sie die Keime aus, und sich nochmals reinigen. In hartnäckigen Fällen müssen Sie auch mal nach jedem Verkehr eine Einmaldosis eines Antibiotikums einnehmen. Sprechen Sie mit Ihrem Frauenarzt darüber.

Ist Sex auch mit Katheter möglich?

Ja, sogar mit einem Katheter, der durch die Harnröhre zur Blase führt, ist Sex möglich. Beim Mann kann dies allerdings etwas problematisch sein, denn der Katheter muss vom Auffangbeutel gelöst, dann am Penis befestigt und mit einem Kondom umschlossen werden. Sprechen Sie am besten mit Ihrem Arzt über diese Möglichkeit, denn völlig risikolos ist der Geschlechtsverkehr in diesem Fall nicht. Trägt die Frau einen transurethralen Dauerkatheter, stellt sich dieses Problem nicht, da Scheiden- und Harnröhrenöffnung voneinander getrennt sind. Bei Frauen mit einem Dauerkatheter, der durch die Bauchdecke nach außen führt, ist sexueller Kontakt selbstverständlich ohne weiteres möglich. Nur sollte zuvor der Auffangbeutel entfernt und der Katheter mit Pflaster an der Bauchdecke befestigt werden. Bei entsprechender Stellung wird kein Druck auf Katheter oder Sammelbehälter ausgeübt. Beim intermittierenden Katheterismus sollte kurz vor dem Sex die Blase entleert werden.

Ist die Sexualität genauso befriedigend wie vor der Inkontinenz?

Warum sollte sie es nicht sein? Der Sex kann sogar noch befriedigender sein als zuvor, da sich in der Partnerschaft noch mehr Vertrauen entwickelt, wenn die Partner gemeinsam die Probleme bewältigen, die aufgrund der Harninkontinenz beim Sex auftreten können.

Was tun, wenn der Partner Geschlechtsverkehr ablehnt?

Auch in diesem Fall ist zunächst ein klärendes Gespräch notwendig. Fragen Sie Ihren Partner nach seinen Gründen für die Ablehnung des Geschlechtsverkehrs. Gelingt es Ihnen nicht, seine Ängste aus der Welt zu räumen,

Leben mit Inkontinenz

bestehen Sie nicht weiter darauf. Denken Sie daran, dass es auch eine ganze Reihe anderer Sexualpraktiken gibt, die ebenso befriedigend wie Geschlechtsverkehr sein können.

Können Selbsthilfegruppen helfen?

In einer Selbsthilfegruppe treffen sich regelmäßig Menschen, die dasselbe Problem haben. Dort besteht die Möglichkeit, offen über alle Schwierigkeiten zu sprechen und sich auszutauschen. Denn sie werden dort Menschen finden, die das Gleiche durchlebt haben. Sie stoßen auf Verständnis und Unterstützung. Diese Personen können Ihnen bei der Bewältigung Ihrer Probleme helfen. Es kann Ihnen aber auch schon Mut machen, wenn Sie feststellen, dass Sie mit Ihrer Inkontinenz nicht allein dastehen, und Sie können vom Selbstbewusstsein einiger Gruppenmitglieder profitieren. Außerdem erfahren Sie dort praktische Tipps für das tägliche Leben mit der Inkontinenz. Auch Neues im medizinischen und hygienischen Bereich wird gemeinsam diskutiert. Und man lernt nette Leute kennen, mit denen man auch außerhalb der Gruppe etwas unternehmen kann.

Natürlich kostet es zunächst Überwindung, zu einem solchen Treffen zu gehen und dort auf unbekannte Menschen zu stoßen. Doch sie alle haben ein gemeinsames Problem, das verbindet und Rückhalt geben kann. Und Sie wissen, dass Sie sich nicht schämen müssen, denn die anderen kennen Ihre Schwierigkeiten nur all zu gut. In einer Selbsthilfegruppe können Sie offen miteinander sprechen. Jeder, der über seine persönlichen Erlebnisse mit der Krankheit spricht oder sein Wissen über Blasenschwäche weitergibt, hilft anderen, die Mauer aus Scham und Angst zu überwinden und das Tabu zu brechen.

Aber auch als pflegender Angehöriger können Sie Unterstützung durch die Selbsthilfegruppe erhalten. Vielleicht existiert sogar eine Angehörigengruppe, wo Sie sich mit anderen austauschen können und Rat und Hilfe für die Pflege erhalten.

Rund drei Millionen Deutsche sind Mitglied in einer der bundesweit über 70 000 bis 100 000 existierenden Selbsthilfegruppen. Viele Gruppen veranstalten monatliche Treffen, zu denen ab und zu professionelle Helfer, wie Psychologen oder Ärzte, eingeladen werden. Auch immer mehr Apotheker bieten Selbsthilfegruppen ihre Fachkompetenz an, informieren beispielsweise über Medikamente und Hilfsmittel.

Wer Kontakt mit Gleichgesinnten sucht, findet Adressen von regionalen Selbsthilfekontaktstellen z. B. in der Datenbank der NAKOS (Nationale Kontakt- und Informationsstelle zur Anregung und Unterstützung von Selbsthilfegruppen) unter www.nakos.de. Auch die Gesellschaft für Inkontinenzhilfe kann Ihnen Adressen von Inkontinenz-Selbsthilfegruppen in Ihrer Nähe mitteilen. Auf der Internetseite der Deutschen Kontinenz Gesellschaft e. V. finden Sie ein Verzeichnis mit Selbsthilfegruppen und Beratungsstellen in Ihrer Umgebung. Die Gesellschaft ist darüber hinaus ein guter Ansprechpartner für alle Fragen rund um das Thema Harninkontinenz.

Wissen in Kürze

Häufig gestellte Fragen und Antworten

Was versteht man unter Inkontinenz?

Unter Inkontinenz versteht man das Unvermögen, Harn und Stuhl zurückzuhalten. Die Harninkontinenz ist weit verbreitet, die Stuhlinkontinenz seltener.

Wie funktioniert unsere Blase?

Jedes Mal, wenn wir essen oder trinken, absorbiert unser Körper Flüssigkeiten. Die Nieren filtern die Abfall- bzw. Schadstoffe aus unserem Blut und produzieren ununterbrochen Urin. Von den Nieren tröpfelt der Urin laufend in die Harnblase, wird dort gespeichert und die Blase dehnt sich dadurch allmählich aus. Ist die Blase voll, erreicht ein Signal das Gehirn. Dieses gibt dem großen Blasenmuskel die Anweisung, sich zusammenzuziehen, und wir verspüren den Drang, auf die Toilette zu gehen. Schließlich entspannen sich die Beckenbodenmuskeln und lassen den Urin durch.

Wie viel Milliliter Urin kann eine Blase fassen?

Die Blase eines erwachsenen Menschen kann zwischen 300 ml und 500 ml Urin fassen. Bereits bei 150 ml Füllmenge ist ein Harndrang zu spüren.

Wie viel Liter Urin werden täglich in der Niere gebildet und ausgeschieden?

Die Niere scheidet täglich ca. 1,5 Liter Urin aus.

Wie oft entleeren wir normalerweise täglich unsere Blase?

Das ist abhängig von Körperbau, Alter, Ernährung und Aktivitätsniveau. Im Großen und Ganzen beträgt die Frequenz jedoch 4- bis 8-mal am Tag, gelegentlich besteht auch nachts das Bedürfnis. Wer allerdings viel trinkt, muss auch häufiger auf die Toilette.

Wie funktioniert die Harnkontrolle?

Die menschliche Blase ist ein dehnbares Hohlorgan aus Muskelgewebe und Schleimhaut. Ein muskuläres Verschlusssystem unter Beteiligung der Beckenbodenmuskulatur sorgt dafür, dass der Harn zurückgehalten wird. Die willentliche Blasenentleerung wird durch Sensoren in der Blasenwand, die mit dem Gehirn in Verbindung stehen, gesteuert.

Warum verlieren wir nicht ständig Urin?

Die Blase besitzt einen inneren und einen äußeren Schließmuskel. Der äußere Schließmuskel umschließt wie ein Ring die Harnröhre. Bei Harndrang kann im Gegensatz zum inneren Schließmuskel dieser äußere Schließmuskel willentlich geöffnet werden.

Warum wird über das Thema Blasenschwäche so wenig berichtet?

Die Betroffenen empfinden ihre Erkrankung als peinlich und verdrängen oder verschweigen daher ihre Blasenprobleme. Auch glauben manche Frauen noch immer, Belas-

Wissen in Kürze

tungsinkontinenz sei eine »normale« Alterserscheinung, mit dem sie sich abfinden müssen. Viele Frauen versuchen über Jahre, ihr Problem zu verstecken und behelfen sich mit Einlagen und anderen Hilfsmitteln, bevor sie einen Arzt um Rat fragen. Auch viele Ärzte sprechen das Thema von sich aus nicht an. Daher ist eine gezielte Aufklärungsarbeit der Medien und der Industrie notwendig, um das Thema zu enttabuisieren.

Wie viele Menschen sind in Deutschland von Blasenschwäche betroffen?

Über zehn Millionen Menschen leiden in Deutschland unter Blasenschwäche. Somit ist Harninkontinenz in etwa so häufig wie Heuschnupfen. Aufgrund der steigenden Lebenserwartungen wird ein Anstieg der Inkontinenzpatienten prognostiziert.

Wie viele Frauen in Deutschland leiden an einer Harninkontinenz?

In Deutschland leiden nach Schätzungen der Deutschen Kontinenz Gesellschaft fünf Millionen Frauen an verschiedenen Formen und Ausprägungen der Harninkontinenz und sind wesentlich häufiger davon betroffen als Männer. Acht von zehn harninkontinenten Frauen leiden unter unwillkürlichem Harnverlust beim Husten, Niesen, Lachen oder beim Sport.

Wie viele Frauen lassen sich wegen ihrer Harninkontinenz vom Arzt behandeln?

Da das Thema sehr tabuisiert und mit Scham verbunden ist, gehen nur etwa 15 Prozent der Betroffenen zum Arzt und lassen sich behandeln.

Ist die Harninkontinenz ein typisches Frauenleiden?

Ja, wenn es um eine bestimmte Form geht: Viele jüngere Frauen leiden nach Geburten unter einer Belastungsinkontinenz. Durch Schwangerschaft und Geburt wird der Beckenboden geschwächt. Eine andere Form der Krankheit, die Dranginkontinenz, betrifft mehr Männer und eher ältere Menschen.

Wie verbreitet ist Blasenschwäche bei Männern?

Männer reden normalerweise nicht viel über Blasenschwäche und ihre damit verbundenen Probleme. Deshalb scheint sie seltener vorzukommen, als dies der Fall ist. Tatsächlich ist sie relativ weit verbreitet, insbesondere bei Männern, die eine vergrößerte Prostata haben oder sich einer Prostata-Operation unterziehen mussten. Es gibt jedoch auch andere Ursachen.

Ist Blasenschwäche nicht etwas, das nur ältere Menschen betrifft?

Nein! Eine von vier Frauen über 35 Jahre hat eine schwache Blase. Ursache sind oft Schwangerschaft, Geburt oder eine mangelhafte Beckenbodenmuskulatur. Bei Frauen in den Wechseljahren häufen sich ebenfalls die schwächeren Blasen. Starker Zigarettenkonsum und übermäßiger Genuss von Kaffee, Tee oder Alkohol sind für die Blase ebenfalls nicht förderlich. Jedoch kann Blasenschwäche selbst bei jungen Mädchen nach anstrengenden Sportaktivitäten vorkommen. Das Alter ist also nicht der einzige Faktor für diese Beschwerden.

Welche Ursachen hat die Blasenschwäche?

Die Ursachen für eine Blasenschwäche sind vielfältig. Beispielsweise können Geburten, starke körperliche Belastungen, Übergewicht oder degenerative Alterserscheinungen zu einem Erschlaffen der Beckenbodenmuskulatur führen. Auch neurologische Erkrankungen, bestimmte Medikamente, häufige Harnweginfekte oder Prostatavergrößerungen können zu einer Blasenschwäche führen.

Als MS-Patient bin ich von einem häufigen Wechsel zwischen Inkontinenz und Harnverhalt betroffen. Wie kommt es dazu?

Ist die Übertragung der Nervenimpulse zwischen Gehirn und Harnblase geschädigt, nehmen die Betroffenen den Füllstand ihrer Blase nicht mehr wahr. So wechseln sich Phasen des Harnverhalts mit Phasen von Inkontinenz ab.

Kann es beim Geschlechtsverkehr zu Urinverlust kommen und was kann ich tun, um das zu vermeiden?

Urinverlust beim Geschlechtsverkehr ist sehr selten. Daher sollte Blasenschwäche Ihr Liebesleben nicht beeinträchtigen. Wenn Sie sich wegen möglichem Urinverlust Sorgen machen, sollten Sie vorher Ihre Blase entleeren und vor dem Geschlechtsverkehr harntreibende Flüssigkeiten, wie kohlensäurehaltige Getränke und Kaffee, meiden.

Was versteht man unter imperativem Harndrang?

Unter imperativem Harndrang versteht man das Unvermögen, die willkürliche Harnentleerung noch für einige Zeit zu unterdrücken. Diese Form der Blasenfunktionsstörung entspricht meist einer Detrusor-Hyperaktivität, also einer Übererregbarkeit der Dehnungsfühler der Blase mit vorzeitig einsetzender Aktivität des Detrusormuskels.

Was versteht man unter Pollakisurie?

Eine zu häufige Harnentleerung (mehr als 3- bis 4-mal über 24 Stunden bei üblicher Trinkmenge) nennt man Pollakisurie. Ihr zugrunde liegen irritative Reize im Bereich der Blase (häufig Blasenentzündungen) oder eine Detrusor-Überaktivität, wobei sich häufiger nur kleine Harnmengen entleeren.

Was versteht man unter einer Reizblase?

Die Reizblase wird auch hyperaktive Blase genannt. »Hyperaktiv« heißt »überaktiv«. Es handelt sich also um eine Blasenfunktionsstörung, bei der plötzlich ein starker Drang zum Urinieren entsteht und mit einem unkontrollierten und unfreiwilligen Verlust von Urin einhergeht. Betroffene schaffen es dann häufig nicht, rechtzeitig eine Toilette zu erreichen.

Welches sind die Ursachen für eine Reizblase?

Es sind verschiedene Ursachen möglich. Dazu gehören krankhafte Veränderungen im Bereich der Blase, der Harnröhre und dem kleinen Becken. Außerdem können chronische Harnweginfekte, Östrogenmangel und neurologische Grunderkrankungen für eine Reizblase verantwortlich sein. Oftmals sind die Ursachen jedoch unbekannt.

Wissen in Kürze

Wie erkenne ich eine überaktive Blase?

Bei einer überaktiven Blase zieht sich der Harnblasenmuskel bereits während der Blasenfüllung zusammen. Die Folge sind häufiger, zum Teil sehr starker und plötzlicher Harndrang (auch nachts) und evtl. eine Dranginkontinenz.

Wer ist von den Symptomen der überaktiven Blase am häufigsten betroffen?

Obwohl die überaktive Blase häufiger ältere Menschen betrifft, leiden Männer und Frauen aller Altersgruppen weltweit unter den Symptomen. Die Anzahl wird auf 100 Millionen Menschen geschätzt. Eine in der EU und Kanada durchgeführte Studie (EPIC) ergab, dass 13,9 Prozent der über 40-Jährigen – also einer von sieben – an den Symptomen der überaktiven Blase leidet.

Welche Auswirkungen kann die überaktive Blase auf die Lebensqualität der Betroffenen haben?

Die Auswertungen der EPIC-Studie zeigen, dass Menschen mit Symptomen der überaktiven Blase höhere Raten von Arbeitslosigkeit und Depression aufweisen als Nichtbetroffene. Die Symptome der überaktiven Blase können demnach zu massiven Einschränkungen im täglichen Leben führen und die Lebensqualität stark beeinträchtigen. Manche Menschen mit überaktiver Blase gehen z. B. weder auf Partys, in Restaurants oder zu Sportveranstaltungen. Sie ziehen es stattdessen vor, zu Hause zu bleiben, wo sie die Toilette so oft wie nötig aufsuchen können, ohne ungewollt die Aufmerksamkeit auf sich zu lenken oder peinliche Zwischenfälle durch ungewollten Harnverlust zu erleben. Einige Betroffene müssen nachts mehrmals aufstehen, um die Toilette aufzusuchen und haben dadurch keinen ungestörten, erholsamen Schlaf. Viele Betroffene vermeiden Intimität, da sie fürchten, Urin zu verlieren und durch unangenehmen Geruch aufzufallen.

Welche Verhaltensänderungen zeigen Menschen mit überaktiver Blase häufig auf?

Menschen mit überaktiver Blase, die sich nach draußen trauen, entwickeln oft sorgfältig durchdachte Strategien, um mit ihren Symptomen umgehen zu können. Manche reisen oder gehen nur in Gegenden einkaufen, in denen sie leicht erreichbare öffentliche Toiletten kennen. Andere sitzen grundsätzlich nur auf Gangplätzen in Kinos, Flugzeugen oder öffentlichen Sammelplätzen, da es leichter ist, schnell aufzustehen, um zur Toilette zu gelangen. Einige Betroffene nehmen immer Kleidung zum Wechseln mit, falls es zu ungewolltem Harnverlust kommt. Einige Betroffene haben sogar Behältnisse dabei, für den Fall, dass keine Toilette erreichbar ist.

Wodurch kann die Beckenbodenmuskulatur geschwächt werden?

Der Beckenboden kann durch Geburten geschwächt werden. Auch Bindegewebsschwäche, Übergewicht, eine schlechte Körperhaltung, jahrelanges schweres Tragen, Operationen und sogar Medikamente können die Elastizität der Muskeln des Beckenbodens herabsetzen.

Wie groß ist die Muskulatur des Beckenbodens und was ist seine Aufgabe?

Der Beckenboden hat die Größe eines Handtellers, nimmt aber in Verbindung mit Bauch, Rücken und Beinmuskulatur eine Schlüsselfunktion für die aufrechte Körperhaltung ein.

Wie viele Frauen leiden an einer Absenkung von Blase und Gebärmutter?

Spätestens ab den Wechseljahren leidet jede dritte Frau in Deutschland an einer Absenkung von Blase oder Gebärmutter.

Kann zwischen einer Blasensenkung und MS auch ein Zusammenhang bestehen?

Eher nicht, da Blasensenkungen durch eine Schwachstelle der weiblichen Anatomie des Beckenbodens bedingt sind. Allerdings können sich durch die Senkung der Blase MS-bedingte Blasenentleerungsstörungen verstärken.

Gibt es verschiedene Formen von Harninkontinenz?

Es gibt zwei Hauptformen: die Dranginkontinenz (außergewöhnlich häufiger und starker Harndrang mit Harnverlust) und die Belastungsinkontinenz (unwillkürlicher Harnverlust beim Husten, Niesen, Lachen). Außerdem gibt es noch eine Mischform der beiden sowie die Überlaufinkontinenz (mit ständigem, tropfenweisem Urinabgang) und die Reflexinkontinenz (bei gleichzeitiger Störung des Zentralen Nervensystems).

Was ist Dranginkontinenz und wie äußert sie sich?

Wenn man häufiger als normal, also beispielsweise mehr als achtmal am Tag, zur Toilette geht und einen nicht zu beherrschenden Harndrang verspürt, spricht man von einer Dranginkontinenz. Der Drang ist so stark, dass es die Betroffenen oftmals nicht mehr rechtzeitig auf die Toilette schaffen. Schon während sich die Blase füllt, kommt es zu einem unfreiwilligen Entleerungsreiz. Der Harnverlust erfolgt unmittelbar vor oder nach einem starken Harndrang. Die Betroffenen müssen zwar oft wasserlassen, können dabei aber nur geringe Urinmengen entleeren. Das Wasserlassen kann brennen, starke Schmerzen im Unterleib sind ebenfalls nicht selten. Ursachen können häufige Harnweginfekte, aber auch bestimmte neurologische Erkrankungen sein. Etwa jede fünfte Frau mit Harninkontinenz leidet unter einer Dranginkontinenz. Männer sind doppelt so häufig von einer Dranginkontinenz betroffen. Sie tritt vor allem auch bei älteren Menschen auf.

Was ist eine Stress- oder Belastungsinkontinenz?

Diese Form ist bei Frauen am häufigsten und tritt auf, wenn man bei körperlicher Anstrengung, wie z. B. beim Sport, oder Anspannung, wie Husten, Niesen oder Lachen, plötzlich unwillkürlich Urin verliert. Das liegt daran, dass durch die körperliche Belastung der Druck im Bauchraum erhöht wird und die Verschlusskraft des Schließmuskelapparates nicht mehr ausreicht.

Wie entsteht eine Belastungsinkontinenz?

Entscheidend für die Entstehung sind die Druck- und Spannungsverhältnisse im Unterleib. Wird die Beckenbodenmuskulatur geschwächt und senkt sich die Gebärmutter ab, fehlt der Harnröhre genügend Spannung, um bei ansteigendem Druck im Bauchraum durch Belastungen den Blasenschließmuskel bei gefüllter Blase geschlossen zu halten. Gründe für eine derartige Schwächung der

Wissen in Kürze

Beckenbodenmuskulatur können z.B. hormonelle Veränderungen während der Wechseljahre, Schwangerschaft, Geburt sowie Übergewicht sein.

Was kann ich gegen Belastungsinkontinenz tun?

Wichtig ist ein aktives und regelmäßiges Beckenbodentraining. Zur Unterstützung gibt es so genannte Vaginalkegel, die in die Scheide eingeführt und durch aktive Muskelanspannung dort gehalten werden. Manchen Frauen fällt es schwer, ihre Beckenbodenmuskulatur bewusst anzuspannen. Hier können so genannte Biofeedback-Verfahren helfen, mit denen man das Training kontrolliert oder auch Geräte, mit denen der Beckenboden elektrisch stimuliert werden kann. Darüber hinaus gibt es auch Medikamente sowie eine Vielzahl unterschiedlicher Operationsmöglichkeiten bei Belastungsinkontinenz.

Was ist eine Mischinkontinenz und wie häufig ist sie?

Die Mischinkontinenz zeichnet sich durch das Vorliegen von Symptomen der Belastungs- und der Dranginkontinenz aus. Ihr zugrunde liegen eine überaktive Blase und gleichzeitig ein defekter Verschlussmechanismus des Blasenausgangs. Etwa jede dritte Frau mit Harninkontinenz leidet unter einer Mischform.

Was ist eine Überlaufinkontinenz?

Aufgrund einer Verengung der Harnröhre, einer vergrößerten Prostata oder einer Fehlfunktion der Blasenmuskulatur ist die Blase stets prall gefüllt und kann sich beim Wasserlassen nicht komplett entleeren. Es kommt zur Restharnbildung. Die Blase füllt sich immer mehr, bis der Blasenmuskel überdehnt wird und unkontrolliert kleine Urinmengen abpresst.

Was ist eine Reflexinkontinenz?

Ursache ist eine unzureichende Informationsweitergabe über den Füllungszustand der Blase zwischen dem Zentralen Nervensystem und der Blase, z.B. bei einer Unterbrechung der Nervenbahnen in der Wirbelsäule.

Wie diagnostiziert der Arzt eine Harninkontinenz?

Zunächst fragt Sie der Arzt, seit wann, in welchen Situationen und wie oft es zu Harndrang kommt, wie stark und plötzlich er auftritt und ob und wie oft Sie ungewollt Harn verlieren. Dann untersucht er den Beckenboden und überprüft den Urin auf mögliche Infektionen. Häufig erfolgt noch eine Ultraschalluntersuchung der Harnwege. In der Regel wird der Arzt Sie bitten, ein Miktionstagebuch zu führen. Meist kann der Arzt dann abklären, welche Form der Blasenschwäche vorliegt und eine Behandlung vorschlagen. Nur wenn diese Diagnosemöglichkeiten keinen Erfolg bringen oder der Arzt noch keine eindeutige Entscheidung treffen konnte, wird er verschiedene Funktionsmessungen, wie z.B. eine Blasenspiegelung oder eine Blasendruckmessung, vornehmen.

Wie kann ich mich auf das Arztgespräch vorbereiten?

Überlegen Sie sich, welche Erwartungen Sie an eine Therapie haben und mit welchen Worten Sie das Gespräch am besten beginnen möchten. Machen Sie sich auch im Vorfeld Gedanken darüber, welche Fragen Ihnen der Arzt stellen wird und was Sie antworten. Schließlich sollten Sie sich auch einige Fragen überlegen, die Sie an den Arzt richten möchten.

Was ist ein Miktionstagebuch und wozu dient es?

In ein so genanntes Miktionstagebuch tragen Sie ein, wie viel Sie täglich trinken, wie oft Sie Harndrang verspüren, wie oft Sie zur Toilette gehen müssen, wie häufig es zu ungewolltem Harnverlust kommt und wie viele Einlagen Sie am Tag brauchen. Das Miktionstagebuch hilft Ihnen und Ihrem Arzt, einen Überblick über Ihre Blasenentleerung zu erhalten und auch Therapiefortschritte deutlich zu machen.

Ich trinke täglich viel Wasser und muss häufig zur Toilette. Habe ich eine Reizblase?

Natürlich hat eine überdurchschnittliche Flüssigkeitsaufnahme zur Folge, dass man öfters zur Toilette muss. Im Allgemeinen ist es gesund, viel Wasser zu trinken. Allerdings trinken vor allem ältere Menschen oft zu wenig. Falls Sie jedoch ganz plötzlich die Toilette aufsuchen müssen und manchmal den Urin nicht mehr halten können, sollten Sie ihre Symptome vom Arzt abklären lassen.

Soll ich weniger trinken, wenn ich an einer Reizblase leide?

Auf keinen Fall. Der Urin ist bei Flüssigkeitsmangel konzentrierter und kann den Blasenwandmuskel zusätzlich reizen. Ein gesundes Trinkverhalten trägt in den meisten Fällen zur Besserung des Leidens bei, da die Blase dadurch trainiert wird, um wieder ein größeres Volumen zu fassen.

Wie kann ich mich vor einer Reizblase schützen?

Um das Risiko, an einer Reizblase zu erkranken, positiv zu beeinflussen, sollten Sie z.B. immer genügend trinken sowie Übergewicht und Verstopfung vermeiden.

Ich habe nicht mehr als üblich getrunken, muss aber trotzdem häufiger als zweimal pro Nacht zur Toilette. Ist das normal?

Zerebrale Läsionen und Rückenmarkläsionen oberhalb des sakralen Miktionszentrums, beispielsweise bei MS, führen zu mangelnder zentraler Unterdrückung des Miktionsreflexes. Die Folge sind eine spastische Blase mit imperativem Harndrang, erhöhter Miktionsfrequenz, vermehrtem Wasserlassen in der Nacht und Dranginkontinenz.

Kann ich auch vorbeugend etwas gegen Blasenschwäche tun bzw. gibt es auch nichtmedikamentöse Behandlungsmöglichkeiten?

Wichtig ist, dass Sie die Funktion Ihrer Blase und die Ursache Ihrer Beschwerden verstehen. Bereits kleine Änderungen der Lebensgewohnheiten, wie zum Beispiel eine zeitlich geplante Flüssigkeitsaufnahme, das Führen eines Miktionstagebuches oder ein Blasentraining, können die Beschwerden deutlich reduzieren. Auch Entspannungsübungen wie Autogenes Training und eine gezielte Stärkung der Beckenbodenmuskulatur können helfen.

Welche Nebenwirkungen können bei einer medikamentösen Therapie auftreten?

Am häufigsten werden eine leichte Mundtrockenheit und Verstopfung beobachtet, die aber meist nicht sehr stark und nur vorübergehend sind.

Gibt es bei MS allgemeine Kriterien, wann mit einer ISK begonnen werden soll?

Eine MS-bedingte Blasenfunktionsstörung mit anhaltend hohen Restharnmengen stellt

Wissen in Kürze

ein erhöhtes Gefährdungsrisiko für chronische Harnweginfekte dar, so dass MS-Patienten geraten wird – sofern sie dazu in der Lage sind – sich in die Technik der intermittierenden Selbstkatheterisierung (ISK) einweisen zu lassen.

Wie kann ich beim ISK den imperativen Harndrang unterdrücken?

Sie sollten die tägliche Trinkmenge über den Tag auf kleine Portionen verteilen, die ISK-Frequenz am Tag erhöhen oder Medikamente einsetzen, die den Detrusor etwas hemmen.

Kann ich trotz ISK noch berufstätig sein?

Natürlich! Was sollte dagegen sprechen? Bei richtig erlernter Technik und der üblichen ISK-Frequenz von 3- bis 5-mal täglich fallen höchstens zwei ISK-Ereignisse in die normale Arbeitszeit und erfordern jeweils nur wenige Minuten auf der Toilette der Arbeitsstelle. Ansonsten hängt es natürlich vom Beruf und der berufsbedingten Umgebung ab.

Sind Urin-Teststreifen zur Bestimmung von Infektionen für einen Laien ratsam?

Ja, durchaus. Neben der Beachtung der Beschaffenheit des Urins (übel riechend oder trübe) können Teststreifen Hinweise auf eine Infektion geben. So verändern Bakterieninfektionen im Urin u. a. den Nitritgehalt und den pH-Wert, was die Teststreifen anzeigen.

Wann ist eine Operation der richtige Schritt zur Inkontinenzbehandlung?

Eine Operation ist angebracht, wenn alle anderen Möglichkeiten nicht zum gewünschten Erfolg führen. Die Operation ist zwar nach wie vor die wirksamste, aber auch die aufwändigste Form der Behandlung. Es gibt mehr als 100 operative Methoden. Die Erfolgsraten eines chirurgischen Eingriffs liegen zwar zwischen 60 und 90 Prozent, aber nur jede zweite Frau ist mit dem Ergebnis wirklich zufrieden. Am bekanntesten ist die TVT-Methode, die bei Belastungsinkontinenz angewandt wird.

Kann es durch Anal-Tampons zu Problemen im Darmtrakt kommen, da der Stuhl aufgestaut wird?

Die meisten Anal-Tampons quellen etwas auf und verstärken dadurch mitunter den Stuhldrang. Aufgrund des erhöhten »Auslasswiderstandes« erhöht sich der erforderliche Druck seitens des Enddarms und der unterstützenden Bauchmuskulatur – deswegen kann es hinterher vermehrt zu einsetzenden krampfartigen Schmerzen kommen.

Kann ich bei Blasenschwäche Damenbinden benutzen?

Das ist nicht empfehlenswert. Urin ist dünnflüssiger und verlässt den Körper schneller und in größeren Mengen als Blut. Daher ist eine andere, schneller wirkende Absorptionstechnologie notwendig, um Urin schnell und sicher aufzunehmen. Außerdem werden die Bakterien im Urin in Ammoniak versetzt, wodurch ein bestimmter Geruch entsteht, der eine besondere Form von Geruchsbindung erfordert. Es gibt spezielle Produkte, damit Sie sich trocken und sicher fühlen, vor Hautreizungen und -infektionen geschützt werden und kein Geruch entsteht. Diese gibt es in Apotheken, Sanitätshäusern, Supermärkten und Drogerien.

Ich muss nachts ständig Einlagen/Windeln tragen, da ich unter Dranginkontinenz leide. Was muss ich hier beachten und gibt es evtl. noch andere Möglichkeiten?

Für Männer sind mitunter Kondomurinale in der Nacht besser. Mitunter helfen auch blasendämpfende Medikamente am Abend, die dann nur über Nacht wirken. Da feuchte Windeln zu »Windeldermatitis« führen können, ist penible Hautpflege wichtig (wie beim Säugling!). Ansonsten kann es zu einer Hautschädigung durch Feuchtigkeit unter Ausschluss von Luft, mit Sekundärinfektionen durch Hautpilze und Bakterien kommen.

Seit kurzem bekomme ich über meine Krankenkasse andere Inkontinenzvorlagen geliefert, mit denen ich aber nicht klarkomme. Was kann ich tun?

Wenn Sie schlechte Qualität erhalten oder die Vorlagen nicht passen, sollten Sie sich möglichst schriftlich sowohl an Ihre Krankenkasse als auch den Lieferanten wenden. Bestehen Sie darauf, verschiedene Produkte des Herstellers zu testen (viele Hersteller bieten Gratisproben an) und die für Sie passende Vorlage zu wählen. Ihre Krankenkasse ist verpflichtet, eine ausreichende Qualität der Vorlagen und eine korrekte Lieferung sicherzustellen.

Service

Adressen und Links

(gleichzeitig Basis für die Recherchen)

Bundesverband Deutsche Multiple Sklerose Gesellschaft e. V. (DMSG), Küsterstraße 8, 30519 Hannover E-Mail: dmsg@dmsg.de – www.dmsg.de

Deutsche Kontinenz Gesellschaft e. V., Friedrich-Ebert-Straße 124, 34119 Kassel, E-Mail: info@kontinenz-gesellschaft.de – www.kontinenz-gesellschaft.de

Selbsthilfeverband Inkontinenz e. V., Bahnhofstraße 14, 86150 Augsburg, E-Mail: info@selbsthilfeverband-inkontinenz.org – www.selbsthilfeverband-inkontinenz.org

Gesellschaft für Inkontinenzhilfe e. V. (GIH), Friedrich-Ebert-Straße 124, 34119 Kassel, E-Mail: info@gih.de – www.gih.de

Inkontinenz Selbsthilfe e. V., Berliner Straße 13–15, 35415 Pohlheim, E-Mail: kontakt@inkontinenz-selbsthilfe.de – www.inkontinenz-selbsthilfe.com

Medizinische Kontinenzgesellschaft Österreich (MKÖ), Speckbacherstraße 1, 6020 Innsbruck, kontinenz@telering.at – www.inkontinenz.at

Schweizerische Gesellschaft für Blasenschwäche, Gewerbestraße 12, 8132 Egg, info@inkontinex.ch – www.inkontinex.ch

CBF Darmstadt e. V. – Euro-Toilettenschlüssel –, Pallaswiesenstraße 123 a, 64293 Darmstadt, E-Mail: locus@cbf-da.de – www.cbf-da.de

Deutsche Gesellschaft für Urologie e. V. (DGU), Ürdinger Straße 64, 40474 Düsseldorf, E-Mail: info@dgu.de – www.dgu.de

Hilfreiche Internetadressen:
www.ag-beckenboden.de
www.aktiv-mit-ms.de
www.beckenbodenzentrum-suedhessen.de
www.blasengesundheit.de
www.dieblase.de
www.die-ueberaktive-blase.de
www.endlich-kontinent.de
www.gesundheitpro.de
www.inkontinenz-hotline.de
www.kompetenz-in-kontinenz.de
www.medical-service.de
www.medizininfo.de
www.ms-netz-hamburg.de
www.special-harninkontinenz.de
www.stressinkontinenz.de
www.ueberaktive-blase.de
www.uro-aktuell.de
www.urologenportal.de

Abkürzungen

BPH	Benigne Prostatahyperplasie
BPS	Benignes Prostatasyndrom
BSG	Blutsenkungsgeschwindigkeit
CRP	C-reaktives Protein
DGU	Deutsche Gesellschaft für Urologie
DMSG	Deutsche Multiple Sklerose Gesellschaft
DSD	Detrusor-Sphinkter-Dyssynergie
ED	Encephalomyelitis disseminata
EMDA	Elektromotive Medikamenten-Applikation
EPIC	European Prospective Investigation into Cancer and Nutrition
GIH	Gesellschaft für Inkontinenzhilfe
HWI	Harnweginfektion
IC	Interstitielle Zystitis
ICS	International Continence Society
IFK	Intermittierender Fremdkatheterismus
IK	Intermittierender Katheterismus
ISK	Intermittierender Selbstkatheterismus

MCU	Miktionszystourethrografie
MdB	Mitglied des Bundestages
MKÖ	Medizinische Kontinenzgesellschaft Österreich
MRT	Magnetresonanztomografie
MS	Multiple Sklerose
NAKOS	Nationale Kontakt- und Informationsstelle zur Anregung und Unterstützung von Selbsthilfegruppen
OAB	OverActive Bladder
PNS	Peripheres Nervensystem
SFK	Suprapubischer Fistelkatheter
TAI	Transanale Irrigation
TOT	Trans-Obturatorial Tape
TURP	Transurethrale Resektion der Prostata
TVT	Tension-free-Vaginal Tape
UMM	Universitätsmedizin Mannheim
UNO	Urologische Netzwerk Organisation
ZNS	Zentrales Nervensystem

Service

Glossar

Antagonist Substanz, die an einen Rezeptor bindet und dadurch dessen Aktivierung durch den Agonisten verhindert oder aufhebt, wie z.B. bei Arzneimittelwirkstoffen.

Anticholinergika Medikamentengruppe (auch Spasmolytika, Antispasmodika oder Antispastika genannt), die die Aktivität (das Zusammenziehen) der Blasenmuskulatur hemmt und krampflösend wirkt. Anticholinergika unterdrücken die Wirkung von Acetylcholin an der Muskulatur des Blasenkörpers und verhindern so unwillkürliche Kontraktionen.

Ataxie Gestörte Koordination von Bewegungsabläufen, z.B. schwankender Gang.

Antidepressiva Medikamente, die stimmungsaufhellend wirken und gegen Depressionen eingesetzt werden. In einigen Fällen werden sie auch zur Behandlung von Dranginkontinenz verschrieben.

Atrophie Gewebsschwund. In den Wechseljahren kann aufgrund von Östrogenmangel Gewebsschwund im unteren Harntrakt auftreten.

Augmentation Dieser Eingriff (körperliche Vergrößerungen) wird z.B. bei gutartigen Grunderkrankungen der Blase durchgeführt. Bei irreversiblem, funktionellem oder anatomischem Verlust der Blasenkapazität kann die Blase durch Darmsegmente augmentiert (erweitert) werden.

Beta-Interferone Medikamente zur Langzeittherapie der schubförmigen MS, die auf das Immunsystem wirken. Derzeit sind vier Beta-Interferone in Deutschland zugelassen: Avonex, Rebif, Betaferon und Extavia.

Alle Präparate müssen gespritzt werden, entweder subkutan (ins Unterhautfettgewebe) oder intramuskulär (in den Muskel). Der Unterschied zwischen den beiden Beta-Interferon-Arten liegt in der Herstellung: Interferon-beta-1a (Rebif, Avonex) wird aus Säugetierzellen, Interferon-beta-1b (Betaferon, Extavia) aus Bakterien gewonnen.

Biopsie Gewebeprobeentnahme. Durch die Untersuchung des entnommenen Gewebes kann zwischen gutartigen und bösartigen Geschwülsten unterschieden werden.

Blasenstein Ein Blasenstein ist eine Ablagerung im Inneren der Harnblase, die harmlos sein kann und oft gar nicht bemerkt wird. Allerdings kann sie auch zu unangenehmem Harndrang und trübem Harn führen.

Blasentamponade Hierbei handelt es sich um eine starke Blutung aus dem Harntrakt. Der geronnene Blutpfropf verstopft die Blase. Es kommt zu einem blutigen Harnverhalt mit starken Schmerzen. Die Beseitigung der Verstopfung erfolgt mittels (Spül)Katheter.

Blasentumor/Blasenkarzinom Bösartige Geschwulst an der Schleimhaut der Harnblase. Typische Anzeichen sind Blasenschmerzen, Harnblutungen, schmerzhafter Harndrang und Harnverhalt. Betroffen sind vor allem Männer im 6. und 7. Lebensjahrzehnt.

Detrusorinstabilität Funktionsstörung der Blasenwandmuskulatur, die zu Problemen der Harnentleerung führt.

Druckprofilmessung Gleichzeitige Messung des Drucks in Blase und Harnröhre über spezielle Sonden, um die Funktion des Blasenverschlusses festzustellen (Urethrozystotonometrie).

Dyssynergie Mangelndes oder fehlendes Zusammenspiel einzelner Muskeln.

Dysurie Erschwerte, schmerzhafte Harnentleerung.

Elektromyografie Methode zur Messung der Aktivität und Funktionsfähigkeit von Beckenboden und Schließmuskel im unteren Harntrakt.

Endoskop/Zystoskop Instrument zur Untersuchung von Hohlorganen (Niere, Harnleiter, Blase, Darm, Magen etc.).

Enuresis Fachausdruck für Bettnässen bei Kindern oder älteren Menschen. Medizinisch: Ungewollte, vollständige, normale Blasenentleerung am falschen Platz und zur falschen Zeit, die selten am Tag (*Enuresis diurna*), vor allem aber in der Nacht (*Enuresis nocturna*) auftritt, wobei organische Ursachen ausgeschlossen werden müssen.

Fatigue Chronische Müdigkeit oder Erschöpfung, die bei einer Reihe von Erkrankungen vorkommen kann, z. B. bei MS und Krebs.

Fistel Eine normalerweise nicht vorhandene Verbindung zwischen Blase und Scheide oder Harnleiter und Scheide.

Glatirameracetat (Copaxone®) Ein immunmodulatorischer Arzneistoff, der zur Behandlung der schubförmigen MS eingesetzt wird. Es handelt sich um ein Gemisch synthetischer Polypeptide mit (noch) nicht gänzlich erforschtem unbekanntem Wirkmechanismus. Da seine Zusammensetzung den Bestandteilen der Isolierung von Nervenzellen ähnelt, soll es die bei MS auftretenden Entzündungsreaktionen im Zentralnervensystem vermindern.

Hämaturie Krankhafte Ausscheidung von roten Blutkörperchen im Harn, Blutbeimengungen im Urin.

Harnflussmessung Diagnostisches Verfahren zur Bestimmung der Stärke des Harnstrahls, das zur Feststellung von Blasenentleerungsstörungen dient (Uroflowmetrie).

Harnröhrenentzündung/Harnröhreninfektion Die Harnröhrenentzündung wird in der Regel durch Bakterien, aber auch Pilze und Viren ausgelöst.

Harnsteine Harnsteine können im gesamten Harntrakt vorkommen, in der Niere (Nierensteine), der Blase (Blasensteine), dem Harnleiter und der Harnröhre. Das Material, aus dem sie bestehen, ist unterschiedlich, meist ist Kalzium enthalten.

Harnverhalt/Harnsperre Wenn die Blase beispielsweise durch eine Verengung nicht mehr entleert werden kann.

Hyperreflexie Gesteigerte Auslösung von Reflexen durch Ausfall hemmender Einflüsse auf den Nervenkontrollmechanismus.

Ileum-Conduit Klassische Form einer inkontinenten Harnableitung unter Verwendung eines Stück Dünndarms, das mit einem Beutelsystem zu versorgen ist.

Immunmodulatoren Stoffe, die das Immunsystem des Körpers beeinflussen (z. B. Interferone, Glatirameracetat). Immunmodulatorische Eiweiße, die bei Entzündungsreaktionen im Körper ausgeschüttet werden, können die Immunreaktionen sowohl verstärken als auch verringern.

Service

Immunsuppression Künstliche Unterdrückung des Immunsystems, z.B. bei Autoimmunerkrankungen oder nach Transplantationen.

Immunsystem Abwehrsystem. Komplexes funktionelles System des Körpers, um körperfremde Substanzen abzuwehren und anomale Körperzellen zu eliminieren.

Imperativer Harndrang Gefühl, die Blase sofort leeren zu müssen, verbunden mit der Unfähigkeit, den Harn zurück zu halten.

Kontraktilität/Kontraktion Bereitschaft eines Muskels, sich zusammenzuziehen und Spannung aufzubauen.

Konservative Behandlung Nicht operative Behandlungsformen. Bei Harninkontinenz sind dies vor allem Beckenbodentraining und Medikamente.

Läsionen Orte im Gehirn oder Rückenmark, an denen eine Zerstörung der Myelinscheiden stattgefunden hat. Sichtbar werden Läsionen im Gehirn bei einer MRT.

Liquor Nervenwasser; Flüssigkeit, die Rückenmark und Gehirn umspült.

Magnetresonanztomografie (MRT)/Kernspintomografie Computergestützte, bildgebende Untersuchungsmethode (z.B. vom Gehirn) auf der Basis elektromagnetischer Schwingungen. Mit ihr können frühzeitig durch MS verursachte Krankheitsherde nachgewiesen werden.

Miktion Natürlicher Vorgang der Blasenentleerung. Treten Störungen auf, spricht man von Miktionsstörungen.

Morbus Crohn Chronische, schubweise verlaufende Darmwand-Entzündung. Typische Krankheitszeichen sind Leibschmerzen wie bei einer Blinddarmentzündung mit Durchfällen ohne Blut.

Morbus Parkinson Eine der häufigsten Erkrankungen des zentralen Nervensystems die zu Störungen von willkürlichen und unwillkürlichen Bewegungsabläufen führt. Morbus Parkinson tritt vor allem bei älteren Menschen auf. Hervorgerufen wird die Krankheit durch das langsame, unaufhaltsame fortschreitende Absterben von bestimmten Nervenzellen im Gehirn, die eine Substanz (Dopamin) zur Übertragung von Signalen zwischen Nervenzellen produzieren.

Multiple Sklerose (MS)/Encephalomyelitis disseminata Chronisch entzündliche Erkrankung des zentralen Nervensystems, bei der es zur Entmarkung bestimmter Nervenfasern kommt. MS gilt als die »Krankheit mit 1000 Gesichtern«, denn sie kann bei den Betroffenen sehr unterschiedlich ausgeprägt sein.

Neuropathie Sammelbegriff für viele Erkrankungen des peripheren Nervensystems. Neuropathien als sekundäre Folgen anderer Erkrankungen (z.B. Diabetes mellitus) sind sehr häufig.

Neurotransmitter Im Nervensystem wirkende Substanz, die als Informations- und Signalüberträger fungiert und Muskeln und Nerven stimuliert. Impulse werden von einer Nervenzelle zur nächsten weitergegeben, indem diese Botenstoffe zwischen zwei Nervenzellen ausgeschüttet werden und an die passenden Rezeptoren der benachbarten Zelle andocken.

Noradrenalin Nebennierenmarkshormon, das als Neurotransmitter Signale von Nervenzellen weiterleitet.

Nykturie Vermehrtes Wasserlassen in der Nacht. Nykturie tritt verstärkt im Alter auf.

Obstruktion Bezeichnet in der Medizin den vollständigen Verschluss eines Hohlorgans durch Verlegung, Verschließung, Verstopfung oder Kompression (Einengung von außen).

Östrogen Östrogen und Progesteron sind die weiblichen Geschlechtshormone. Östrogen kann bei Frauen zur Therapie von Stressinkontinenz eingesetzt werden. Vor den Wechseljahren wird es hauptsächlich in den Eierstöcken produziert, nach den Wechseljahren im Fettgewebe. Nach der Menopause sinkt der Östrogenspiegel stark.

Off label-Use Verordnung eines zugelassenen Fertigarzneimittels außerhalb des in der Zulassung beantragten und von den nationalen oder europäischen Zulassungsbehörden genehmigten Gebrauchs, beispielsweise hinsichtlich der Anwendungsgebiete, der Dosierung oder der Behandlungsdauer. Man spricht auch vom zulassungsüberschreitenden Einsatz oder der zulassungsüberschreitenden Anwendung von Arzneimitteln.

Osteoporose Knochenabbau; Erkrankung, bei der es zu einer Ausdünnung der Knochensubstanz, Verminderung des festen Knochengewebes und erhöhten Bruchneigungen des Knochens kommt.

Paraparese Unvollständige Lähmung zweier symmetrischer Extremitäten.

Parasympathisches Nervensystem Teil des vegetativen, nicht willentlich steuerbaren Nervensystems.

Peripheres Nervensystem (PNS) Der Teil des Nervensystems, der außerhalb von Gehirn und Rückenmark, also dem Zentralen Nervensystem, gelagert ist.

Peristaltik Unwillkürliche Kontraktionen der Wände eines Hohlorgans. Im Harnwegsystem wird Harn über die Peristaltik durch die Harnleiter in die Harnblase transportiert.

Pessar In die Scheide eingeführte Einlage (Vaginalzäpfchen, Ring oder Schale) aus Hartgummi oder Kunststoff, die eine Senkung der Gebärmutter oder Harnblase zeitweise ausgleichen kann.

Phytopharmaka Medikamente aus pflanzlichen Wirkstoffen.

Plaques Entmarkungsherde an Nerven.

Pollakisurie Drang zum häufigen Wasserlassen, meist kleiner Urinmengen.

Pouch Harnableitungsverfahren. Ein aus Dünn- und/oder Dickdarm gebildetes Reservoir für Urin oder Stuhl, durch das entweder ein kontinentes Stoma oder die natürliche Kontinenz erhalten bleiben kann.

Progesteron Weibliches Geschlechtshormon, das vor allem in der zweiten Zyklushälfte gebildet wird (auch »Gelbkörperhormon« genannt) und deren Menge mit der Menopause sinkt.

Progredienz Vorrücken oder Voranschreiten.

Proktologie Die Proktologie (griechisch) ist ein Spezialfach für Krankheiten des Mastdarms und Afters.

Prolaps Abnorme Lage eines Organs oder Organteils, z. B. Senkung der Gebärmutter, bis sie fast aus der Scheidenöffnung austritt.

Prophylaxe Vorbeugende Maßnahmen, um einen Rückfall zu verhindern.

Prostatavergrößerung Gutartige Vergrößerung der Prostata, die unterschiedlich starke Beschwerden beim Urinlassen verursacht.

Prostatitis Entzündung der Prostata, meist durch Bakterien verursacht.

Pyelonephritis Nierenbeckenentzündung.

Querschnittslähmung Unterbrechung der spinalen Nervenleitung durch Verletzungen des Rückenmarks, Tumoren und andere spezielle Erkrankungen.

Reflux Rückfluss von Harn in die Harnleiter und Nieren.

Rektale Untersuchung Untersuchung des Mastdarms und der benachbarten Organe (z. B. Prostata) mit dem Finger.

Retention Verhalten, Zurückhalten.

Rezeptoren Eine spezialisierte Zelle, die bestimmte äußere und innere chemische oder physikalische Reize in eine für das Nervensystem verständlich Form bringt.

Rezidiv Rückfall/Wiederauftreten/erneutes Auftreten einer Erkrankung.

Sakrales Miktionszentrum Spezielles Nervenzentrum im Rückenmark, das die Funktion der Blasenentleerung und der Speicherung des Urins steuert.

Serotonin Im Nervensystem wirkende Substanz, die als Informations- und Signalüberträger von einer Nervenzelle zur anderen fungiert. Dieser so genannte Neurotransmitter beeinflusst u. a. die Kontraktion des Harnröhrenschließmuskels.

Sklerose Verhärtung von Gewebe oder eines Organs durch vermehrte Bildung von Bindegewebe. Eine Sklerose kann altersbedingt (Arteriosklerose) oder bei entzündlichen Prozessen (MS) auftreten.

Somatisches Nervensystem Kontrolliert sensorische Organe über die Skelettmuskulatur. Die meisten willkürlichen Bewegungen werden über das somatische Nervensystem gesteuert.

Spastik Krampfartige erhöhte und unkontrollierte Muskelspannungen bei Bewegungen oder durch äußere Reize. Dadurch ist die normalerweise perfekte Koordination von Beuge- und Streckmuskulatur gestört.

Sphinkterprothese Künstlicher Schließmuskel, der bei einer Operation eingesetzt werden kann und die Funktion des äußeren Schließmuskels übernimmt.

Spina bifida Offener Rücken; angeborene Spaltbildung der Wirbelsäule.

Strangurie Starkes Brennen oder Schmerzen beim Wasserlassen.

Striktur Hochgradige Verengung eines Hohlorgans, z. B. der Harnröhre.

Sympathikus Teil des vegetativen (sympatischen), nicht willentlich zu steuernden Nervensystems. Im Gegensatz zum Parasympathikus hat der Sympathikus eine aktivierende Funktion.

Sympathomimetika Arzneimittel, die die Wirkung des Sympathikus imitieren. Sie können beispielsweise dafür sorgen, dass der Blasenschließmuskel angespannt und die Blasenmuskulatur entspannt ist.

Symphyse Schambein, Beckenknochen

Tröpfelinkontinenz In diesem Fall kann die Blase nicht vollständig entleert werden und nach dem Wasserlassen tritt weiterhin tröpfelnd Urin aus.

TVT-Methode (TVT = Tension free Vaginal Tape = spannungsfreies vaginales Band) Bei diesem Inkontinenz-Operationsverfahren wird ein spezielles Kunststoffband spannungsfrei um die Harnröhre gelegt, wodurch deren Verschlusskraft wiederhergestellt wird.

Urämie Harnvergiftung, durch Nierenversagen verursachter Anstieg der sonst ausgeschiedenen Schlackenstoffe (Harnstoff, Stickstoff und andere Abfallprodukte des Stoffwechsels) im Blut.

Ureter Harnleiter. Die beiden Harnleiter verbinden die Niere mit der Harnblase, damit der in den Nieren gebildete Urin abfließen kann.

Urethra Harnröhre, durch die der Urin aus der Blase nach außen gelangt.

Urethra-Druckprofil Messung des Harnröhrendrucks im Vergleich zum Blaseninnendruck.

Urethral plug Harnröhrenstöpsel, der bei der Frau in die Harnröhre eingeführt wird und dadurch den Abfluss von Urin verhindert.

Urethritis Allgemeine Bezeichnung für eine meist durch Bakterien verursachte Blasen- und/oder Harnweginfektion (Nierenbecken, Harnleiter, Blase, Harnröhre).

Urethrozystotonometrie Siehe Druckprofilmessung.

Urinanalyse Urinuntersuchung zur Ermittlung der Harninhaltsstoffe, um festzustellen, ob eine Infektion vorliegt, Stoffwechselerkrankungen (wie Diabetes) zu diagnostizieren und Informationen über die Nierenfunktion zu erhalten.

Urodynamik Blasendruckmessung. Messung des Drucks in der Blase (Funktionsfähigkeit der Blasenmuskulatur) bei verschiedenen Füllungszuständen zur Differenzierung verschiedener Inkontinenzformen, Zystometrie.

Uroflowmetrie Siehe Harnflussmessung.

Urogramm Röntgenuntersuchung der Nieren und ableitenden Harnwege.

Urosepsis Lebensbedrohliche Komplikation einer Infektion der harnableitenden Wege durch den Übertritt von Bakterien aus dem Urin in die Blutbahn.

Zystitis Entzündung der Blasenschleimhaut oder der gesamten Blasenwand. Typische Anzeichen sind gesteigerter Harndrang, Schmerzen im Unterbauch und Blut im Urin.

Zystografie Röntgenkontrastdarstellung der zuvor entleerten Harnblase.

Zystoskopie Blasenspiegelung.

Service

Stichwortverzeichnis

Impressum

Liebe Leserin, lieber Leser,
hat Ihnen dieses Buch weitergeholfen? Für Anregungen, Kritik, aber auch für Lob sind wir offen. So können wir in Zukunft noch besser auf Ihre Wünsche eingehen. Schreiben Sie uns, denn Ihre Meinung zählt!

Ihr TRIAS Verlag

E-Mail Leserservice:
heike.schmid@medizinverlage.de

Adresse:
Lektorat TRIAS Verlag, Postfach 30 05 04, 70445 Stuttgart, Fax: 0711-8931-748

Bibliografische Information
der Deutschen Nationalbibliothek
Die Deutsche Nationalbibliothek verzeichnet diese Publikation in der Deutschen Nationalbibliografie; detaillierte bibliografische Daten sind im Internet über http://dnb.d-nb.de abrufbar.

Programmplanung: Carmen Alt
Redaktion: Julia-Shirin Mackert
Projektmanagement: Julia-Shirin Mackert

Umschlaggestaltung und Layout:
Cyclus · Visuelle Kommunikation, Stuttgart

Bildnachweis:
Umschlagfoto vorn: Getty Images/Dominique Loenicker
Fotos im Innenteil: Jupiter Images: S. 79, 86, 104, 139; Pixland: S. 68, 114
Die abgebildeten Personen haben in keiner Weise etwas mit der Krankheit zu tun.

Zeichnungen: Karin Baum: S. 131; Angelika Brauner: S. 15, 16, 29, 30, 50, 51, 52, 61, 90, 91, 99, 125, 130; Ingrid Engel: S. 26, 33; Melitta Meisner: S. 27, 64; Caroline Ronnefeldt: S. 27, 102, 105; Viorel Constantinescu nach Vorlage von Liane und Friedrich Hartmann: S. 60; Fraukes Welt: S. 28, 59

© 2010 TRIAS Verlag in
MVS Medizinverlage Stuttgart GmbH & Co. KG
Oswald-Hesse-Straße 50, 70469 Stuttgart

Printed in Germany

Satz: Fotosatz Buck, Kumhausen
gesetzt in InDesign CS3
Druck: Grafisches Centrum Cuno GmbH & Co. KG, Calbe

Gedruckt auf chlorfrei gebleichtem Papier

ISBN 978-3-8304-3828-1   1 2 3 4 5 6

Wichtiger Hinweis:

Wie jede Wissenschaft ist die Medizin ständigen Entwicklungen unterworfen. Forschung und klinische Erfahrung erweitern unsere Erkenntnisse, insbesondere was Behandlung und medikamentöse Therapie anbelangt. Soweit in diesem Werk eine Dosierung oder eine Applikation erwähnt wird, darf der Leser zwar darauf vertrauen, dass Autoren, Herausgeber und Verlag große Sorgfalt darauf verwandt haben, dass diese Angabe dem **Wissensstand bei Fertigstellung des Werkes** entspricht.

Die Ratschläge und Empfehlungen dieses Buches wurden vom Autor und Verlag nach bestem Wissen und Gewissen erarbeitet und sorgfältig geprüft. Dennoch kann eine Garantie nicht übernommen werden. Eine Haftung des Autors, des Verlages oder seiner Beauftragten für Personen-, Sach- oder Vermögensschäden ist ausgeschlossen.

Geschützte Warennamen (Warenzeichen) werden **nicht** besonders kenntlich gemacht. Aus dem Fehlen eines solchen Hinweises kann also nicht geschlossen werden, dass es sich um einen freien Warennamen handelt.

Das Werk, einschließlich aller seiner Teile, ist urheberrechtlich geschützt. Jede Verwertung außerhalb der engen Grenzen des Urheberrechtsgesetzes ist ohne Zustimmung des Verlages unzulässig und strafbar. Das gilt insbesondere für Vervielfältigungen, Übersetzungen, Mikroverfilmungen und die Einspeicherung und Verarbeitung in elektronischen Systemen.